疫情下 中医的哲学审视

主编 何清湖 陈小平

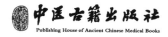

中医古籍出版社
Publishing House of Ancient Chinese Medical Books

图书在版编目（CIP）数据

疫情下中医的哲学审视 / 何清湖, 陈小平主编. —
北京 : 中医古籍出版社, 2021.11
　ISBN 978-7-5152-2314-8

　Ⅰ.①疫…　Ⅱ.①何…②陈…　Ⅲ.①中医学—医学
哲学—研究　Ⅳ.①R2-05

　中国版本图书馆CIP数据核字（2021）第186617号

疫情下中医的哲学审视

何清湖　　陈小平　　主编

策划编辑	杜杰慧	
责任编辑	张雅娣	
封面设计	韩博玥	
出版发行	中医古籍出版社	
社　　址	北京市东城区东直门内南小街16号（100700）	
电　　话	010-64089446（总编室）010-64002949（发行部）	
网　　址	www.zhongyiguji.com.cn	
印　　刷	廊坊市鸿煊印刷有限公司	
开　　本	710mm×1000mm　1/16	
印　　张	16.75	
字　　数	310千字	
版　　次	2021年11月第1版　2021年11月第1次印刷	
书　　号	ISBN 978-7-5152-2314-8	
定　　价	80.00元	

编 委 会

　　同舟共济，共克时艰。2020庚子鼠年前后，一场突如其来的新型冠状病毒肺炎疫情来势汹汹，迅速席卷了全球，其传播速度之快、感染范围之广、防控难度之大，远远超越了地理和政治的边界，超越了国籍、种族和意识形态。根据世卫组织的最新统计，截至今年二月末，全球累计新冠确诊病例数已超过了1亿这个严峻的节点，并有数百万人因为感染而不幸离世。在这场全人类与病毒的阻击战中，我国在党中央的正确领导和统筹指挥下进行了一场雄浑壮观史诗般的现代大国抗疫战。中华民族背水一战，力挽狂澜，经过艰苦卓绝的努力，以世所罕见的速度、规模和效率，取得了抗击新冠肺炎疫情斗争的阶段性战略成果，创造了人类同疾病斗争史上的又一个英勇壮举！

　　岐黄亮剑，扶危度厄。在此次抗击新冠肺炎疫情的过程中，中医药发挥了极为重要的作用。疫情暴发期间，先后有近800名中医专家、5000名中医医务人员逆行而上参与一线救治，交出了一份漂亮的"中医答卷"。同时，中医药不仅在早期的防控救治中积极干预，而且在重型、危重型患者救治中也深度介入，通过金花清感颗粒、连花清瘟胶囊、血必净注射液和清肺排毒汤、化湿败毒方、宣肺败毒方的中医药"三药三方"，有效地提高了新冠肺炎的救治率、减少了病死率并大大缩短了患者的病程，中医药成为中国抗疫方案中的一抹亮色。《抗击新冠肺炎疫情的中国行动》白皮书显示，中医药参与救治确诊病例的占比达到92%，湖北省确诊病例中医药使用率和总有效率超过90%。中医药不仅在我国得到了广泛认可与支持，而且通过同世卫组织合作，各种中成药、饮片、针灸等药品和器械以及中医药抗疫经验，还被广泛传播到了许多国家，充分彰显了中医药的特色和优势。

　　中医药的这种特色和优势，正是源自中医追求大医精诚、仁心仁术的崇高精神，正是源自中医几千年来与"瘟疫"不懈抗争中所流传下来的丰富的实践经验与宝贵的科学文献，正是源自中医以人为本、注重整体、辨证论治、扶正固本、灵活积极的防治理念，也正是源自中医博大精深、唯是唯新的哲学智慧之美。

目前，我国的生产生活秩序已经得到有序恢复，由病毒的暴发阶段转向较为稳定的控制阶段，逐渐进入了疫情防控常态化时期。面对复杂多变的未来形势和仍然潜藏的风险，以自然科学和人文哲学为基石共同构建的中医药也应在前行的道路中不断审视自我，反思在疫情结束后如何进一步发挥中医"治未病"思想以防微杜渐，如何深入挖掘中医药抗疫经典以史明鉴，如何提升中医药在当代的防治传染病能力以补足短板、突出所长，如何进一步发展中医药的创新能力以实现中医药的创造性转化与创新性发展等。经过反思，我们认为中医药在疫情结束后，重任在肩，大有可为！

近年来，我和我的"中国传统文化与中医"教学团队一直坚持在博士生课程中运用"头脑风暴法"进行教育教学改革，希望博士生们通过"头脑风暴"能"学有所思""思有所得""笃思明辨"，进而鼓励广大中医药青年人才坚定中医文化自信，投身中医事业发展，把个人的理想、信念、奋斗，自觉融入实现中华民族伟大复兴中国梦和中医药传承创新发展中医梦的伟大事业征程之中。通过教育教学改革，我们取得了丰硕的教学成果：共出版著作4部，发表相关论文10余篇。

本学期，"中国传统文化与中医"教学团队聚焦新型冠状病毒肺炎疫情，以"疫情下中医的哲学审视"这一主题开展教学，引导博士生结合历史上中医药防治瘟疫的典型案例以及中医药在此次抗疫过程中的实战演练，对中医药的发展进行深入思考和审视。博士生们各抒己见，不断碰撞出思想的火花。有的驻足历史与经典比较中医思维的优势与短板，有的以自身参与的中医抗疫实践经验为基础娓娓而谈中医药的使命与担当，有的则结合疫情结束后的大局变化探索中医如何守正创新……这本书，即是中医青年学者思想成果荟萃的结晶。

本书共撷取博士生优秀代表作55篇，以中医药"传承精华、守正创新"为基本逻辑，按时间顺序分为三大篇章，分别是：中医与抗疫之过去：史话中医哲学智慧与抗疫，中医与抗疫之现在：今遇"新冠"中医再建新功，中医与抗疫之未来：疫情后审视中医谋发展等。其中，第一篇章"中医与抗疫之过去：史话中医哲学智慧与抗疫"共由17篇论文组成，主要是通过中医药历代防治疫病的哲学思想和理论内涵着重阐述中医的千年抗疫之路；第二篇章"中医与抗疫之现在：今遇'新冠'中医再建新功"部分亦由17篇论文构成，主要展现中医药在新冠肺炎疫情阻击战中的科学和哲学实践；第三篇章"中医与抗疫之未来：疫情后审视中医谋发展"部分由21篇文章组成，重点展现了青年学者们对疫情结束后中医药在理论、医疗、健康、教育、文化传播等方面实现创新发展的感悟。本书系"湖南省研究生案例库建设项目（项目编号：4901，020000202017）""湖南省社科基金项目高校思想政治教育研究课题（课题编号：19B08）""湖南省学位与研究生教育教学改革研究课题（课题编号：JG2018B067）"和"2021年湖南省新文科研究与改革实践项目"的阶段性研究成果，受湖南省高校思想政治工作质量提升工程资助。

　　本书的付梓不仅能够为中医专业人士提供理论和学术指导，同时，还可供医药卫生事业管理人员和广大中医药爱好者阅读参考，亦可为高校教师开展教育教学方法改革提供借鉴。可以预见，疫情结束后，全球的政治经济文化生活都会遇到很多变化，也会引发各界的诸多思考。中医在此次抗击新冠肺炎疫情中大显身手，充分彰显了中医药的力量，疫情结束后，中医又该如何把握机遇、扬帆远航？希望此书的出版能启发更多的同道思考和探索。

湖南中医药大学　何清湖

2021年3月

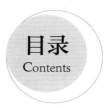

目录
Contents

第一篇　中医与抗疫之过去——史话中医哲学智慧与抗疫

第二篇　中医与抗疫之现在——今遇"新冠"中医再建新功

第三篇　中医与抗疫之未来——疫情后审视中医谋发展

1

第一篇

中医与抗疫之过去
——史话中医哲学智慧与抗疫

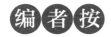

编者按

　　中医学是在古代朴素的唯物论和辩证法思想指导下，通过长期医疗实践逐步发展成的医学理论体系。在长期抗疫的历史过程中，中医药均发挥了重要作用。在此次新冠肺炎的中国救治方案中，中医药又担当了主力军角色，有效地发挥了疾病诊治作用，再一次用实践证明了中医学饱含着"深邃的哲学智慧和健康养生理念及实践经验"。

　　中医学的根深植于中华优秀传统文化之中，不断从传统哲学思想中汲取养料，蕴藏着丰富的哲学智慧，它的发展受到中国传统哲学中的阴阳五行学说、精气学说、五运六气学说、天人合一学说等思想的深刻影响，并与儒家、佛家、道家等学术思想融合，在服务大众健康的基础上，总结出独特的思想理论体系。翻看中医药发展史其实就是一部中华民族英勇抗疫史，中医学对疫病的认识经历了从稚嫩到日渐成熟的发展历程，从春秋战国时期，《黄帝内经》对疫病的最初论述，到历朝历代，专著迭出，学派林立，百家争鸣，从"厉气""时行之气""寒毒之气""乖戾之气""病气"的病因学认识，到"六经辨证""卫气营血辨证""三焦辨证"等理论体系的一步步建立、发展及完善，这些学术思想的形成无一例外的都是中华民族在与疫情抗争中，不断推陈出新，凝练智慧，总结出来的。在这一版块中，博士生们重点探讨了中医药人在长期抗疫的历史过程中所折射出的哲学智慧。

　　一切道术，必有本源，饱含先哲智慧的中医典籍是中医药根源所在，潜藏着巨大的研究价值和指导意义。在本版块收集的论文中，有同学通过系统梳理中医典籍文献中历代医家抗疫历史文化渊源，凝练出隔离疗法，消毒，未病先防，既病防传、防变及病后康复等传统中医防疫治疫先进思想；有同学通过理解《黄帝内经》中"法于阴阳，和于术数，食饮有节，起居有常，不妄作劳"等养生法则，提出人们当谨察阴阳，持法有术来指导饮食、劳作、起居等达到养生防病的目的，有同学通过研习防疫抗疫专著《伤寒论》所载预测预防观、辨证论治观、调护观，以发挥对新冠肺炎疾病诊治的指导作用，更有同学从中医学术思想中"五运六气"理论、"三因制宜"理论、中医"五辨思维"角度立论思考新冠肺炎疫情，打破思维，灵活运用，推演出此次新冠肺炎的发生和预后，突显了中医思维对新冠肺炎认识和诊治的重要作用。

中医学是一门生命科学，包含着宏观的哲学智慧。本版块还有同学从哲学的基本原理和方法论的角度对中医进行了理性的分析认识，有同学认为中医学是运用哲学思维进行理性认识的集大成者，以唯物主义和辩证法思想为指导，以中和、中庸之道作为思维方式，还有同学从马克思主义真理观的角度出发，探讨了中医科学性的合理内核，更有从《周易》"不易"的思维审视中医经典传承，从"变易"哲学思维审视中医药循证医学及基础研究，从"中和"哲学思维审视中西医结合、中西医并重。

历史证明，疫病不可能完全消亡。疫病之后，待阴阳失位，寒暑错时，会再有来者，所以，疫情与抗疫注定是人类历史不断向前发展的组成部分。中医药知识体系是一个值得我们不断深入挖掘的宝库，希望本版块的内容能够激励当代中医人士坚定中医文化自信，强化中医思维，使中医药在新时代背景下焕发出新的生机与活力。

（张田田）

从古至今，中医"抗疫"大有作为

从远古时期到现在，我国的中医药文化不仅是劳动人民与各种自然界疾病反复斗争的宝贵经验，也是在中国传统哲学思想熏陶下而形成的智慧结晶。对于中医理论体系的形成，从春秋战国时的雏形，再经过历代的临床实践中完善，直至今日，中医药在医药领域中占领着举足轻重的地位，并且走出国门，被全世界大部分国家所认可。习近平总书记指出："中医药是中国古代科学的瑰宝，是打开中华文明宝库的钥匙。"从古至今，中医药在预防和抗击疫病方面不仅形成了对疫病的专业的理论体系，并且积累了丰富的临床治疗经验，对疫病的相关副作用也疗效显著，中医抗疫大有作为。新冠肺炎从2019年末暴发到现在，在党中央和各级人民政府的领导及全国各族人民的共同努力下，中国的疫情较全世界的其他国家已基本控制，中国为什么会有如此成绩，主要归功于中西医结合、中西医药联用，[1]在抗击新冠疫情中，尤其是改善新冠肺炎的临床症状，例如发热、咳嗽、腹泻等作用显著，对防止疾病进一步发展优势明显，在全中国形成了中西结合"全覆盖""全过程"的战略布局，[2]是中国抗击新冠肺炎的特色和亮点。中医药为什么会有如此重要的作用和地位，主要与以下几方面密切相关。[3]

一、中医药的抗疫背景

1.古代中医药的抗疫史

人类的发展史也是人类与疾病的抗争史，为什么这么说呢，早期在殷墟的甲骨文中便有"疟疾""疾年"的记载，《周礼》中也有"以索室殴疫，大丧""民必疾疫，又随以丧"等疫病相关记载。[4]在西方医学尚未传入中国之前，从西汉至清末，中国发生了300多次重大的瘟疫，[5]中医药每一次对于疫情的防控都是其理论与治疗的不断创新。

2.丰富的古代朴素抗疫思想

先秦时期，人们早已认识到疫病的发生与季节变化密切相关，《周礼·天官·疾医》中记载："四时皆有疠疾，春时有瘠首疾，夏时有痒疥疾，秋时有疟疾，冬时有漱上气疾。"并且发现隔离对于疫情防控的重要性，湖北云梦出土的秦简中记载："甲有完城旦罪，未断，今甲疠，问甲何以论？当迁疠所处之。"西汉时期就有了政府设立的临时隔离处，用以治疗疫病患者，"民疾疫者，空舍邸第，为置医药"。在古代传统哲学思想的影响与指导下，中医药形成了"不治已病治未病""未病先防、既病防变"的防治观及"不相染者，正气存内，邪不可干，避其毒气"的防疫观等理论体系。

3.古代中医药理论的创新与发展

防疫理念初步形成，中医药在疫情防控中担任不可或缺的角色，中医药一次次将中华民族从大病大难中拯救出来，知势而为，逆势而上，应势而行，东汉末年，瘟疫流行，张仲景根据疫情撰写出《伤寒杂病论》，根据瘟疫等传染病的不同时期的症状确定不同的治则治法，使用辨证施治的方法来治疗疫病，其治疗思想为以后的疫病治疗奠定了扎实的基础，成为中医治疗瘟疫的典范之作，东晋时期葛洪《肘后备急方》中记录了"天花、沙虱病"等传染病的具体症状及其详细的治疗方法。唐代孙思邈在《千金要方》中记载了许多治疗传染病的方剂，并提出熏药法、消毒法等预防瘟疫的手段。金元明清时期是瘟疫流行的第二个高峰期，李东垣创制的"普济消毒饮"对于急性大头瘟毒的治疗极具特效，随着人痘接种术治疗天花不断发展，不仅在国内大范围推广，并成功地为全球治疗严重的传染病如天花，奠定了基础，到目前为止，天花基本已消灭，再者此时期《温疫论》提出了疠气致瘟学说，以及叶天士、吴鞠通等温病学名医辈出，卫气营血、三焦辨证的理论体系得以发展完善，为临床提供了更为全面的理论技术指导，自此我国对瘟疫的防治从理论到临床已逐渐成熟。

二、近现代中医药抗疫发展史

近些年特别是新中国成立以来，中医药表现突出，尤其是在几次重大传染性疾病中发挥着重大的作用，例如流行性脑膜炎，在20世纪50年代时，石家庄、北京、广州等地暴发流行，当时死亡率非常高，西医治疗效果不明显，在关键的时候中医药大显身手，中医师采用辨证论治治疗原则，以辛凉透邪、清气泄热法使大量的患者转危为安，成功控制疫病。屠呦呦，著名中医科学家，2015年诺贝尔医学奖获得者，多年致力于青蒿素治疗疟疾的研究，带领团队攻坚克难，解决了抗疟治疗效果差的世界难题，成功地挽救了全球数百万疟疾患者的性命，为中医药治疗疫病、中医药的科技和技术创新做出了巨大贡献。2003年SARS侵袭我国，在西医治疗欠佳的情况下，中医药介入，中西结合疗效显著提升，死亡率和复发率显著下降，得到全世界的认可。

三、建立及完善相关法规

新中国成立以后，党中央及各级人民政府全面加强对卫生事业及防疫工作的领导，建立健全相关法律法规，明确了以"预防为主""中西医并重"的治疗策略，全面开展预防接种，全面部署防疫工作。常见的传染病如"鼠疫""霍乱""麻疹"得到控制，"脊髓灰质炎"基本消灭，传染病的发病率降低，2003年严重急性呼吸综合征（SARS）、2013年人感染H7N9禽流感病毒，再到2019年的新型冠状病毒肺炎，运用中药代茶饮到使用"清肺排毒汤"作为"国家处方"的大力开展，[6]无一不显示中医药在疫情防控及治疗中的举足轻重的地位，中医药学是巨大的医学宝库，中医药抗疫疗效非凡。

四、中医多种治法综合运用

中医治法种类繁多，汤药、针灸、功法等各显神通，抗疫期间，除了常见的汤药外，针刺、艾灸、拔罐、按摩、功法、五行音乐等方法都派上用场。新冠肺炎期间，武汉江夏方舱医院是首个以中医院运营模式来进行管理临床治疗的方舱医院，在这里，人人使用中药汤剂，太极拳、八段锦是病人日常的运动方式，温灸、耳穴压豆、经络拍打对于减轻患者咳嗽、头痛、失眠等临床症状疗效显著。武汉雷神山医院，患者手麻无力的症状经针刺快速缓解，上海支援湖北医疗队，患者经艾灸治疗后体质明显改善，中医药对提高患者睡眠质量、恢复胃肠道功能、改善体质疗效显著，对于新冠肺炎的病情控制及康复也有重大作用。一些治愈患者可能出现的乏力、心慌、气短、抑郁等症状，经中医康复治疗后大大改善，中医功法太极拳、八段锦、六字诀、康复操等对病人舒缓情志、增强体质、恢复患病前的健康状态都大有疗效。

五、中医药传染病防治体系和中医药应急救治体系正逐步建立

《传染病防治法》第八条明确指出"国家发展现代医学和中医药等传统医学，支持和鼓励开展传染病防治的科学研究，提高传染病防治的显著作用。国家支持和鼓励开展传染病防治的国际合作"，这一明确规定标志着中医药从法律制度上被正式纳入中国传染病防治体系，中医药参与传染病防治的相关制度逐步建立并渐成体系[7]。国家中医药管理局组织中国各省申报中医传染病临床基地，[8]颁布实施《中医药防治传染病临床科研体系建设方案》，制定了包括政策调控系统、专家保障系统和临床科研系统。在"十二五""十三五"期间国家科技重大专项设置了"中医药应对突发传染病能力建设"项目，新冠肺炎发生后，国家中医药管理局推

出的《新型冠状病毒感染的肺炎诊疗方案（试行）》中，在全国范围内使用。国家卫生健康委和国家中医药管理局联合下发了《关于推荐在中西医结合救治新型冠状病毒感染的肺炎中使用"清肺排毒汤"的通知》，发布《关于在新型冠状病毒肺炎等传染病防治工作中建立健全中西医协作机制的通知》，要求更好地发挥中医药在新冠肺炎等传染病防治中的重要作用和地位。[9]中医药在灾后疫情控制、疾病的康复等方面有着不可或缺的保障作用，得到广大医务人员及患者的广泛认可。[10]

　　中医药在慢病与疾病中均占有重要地位，[11]中医把人与自然与社会看作统一的整体，不管是SARS病毒，还是新冠肺炎病毒，中医药赢得了全世界的认可，位置举足轻重，中医铁杆粉丝越来越多。中医药进入中小学生教材，从娃娃开始学习中医药，国家也多次发表重大举措推动中医药事业的传承和发展，习近平总书记在全国卫生与健康大会上重要讲话指明了方向，总书记着眼中医药所处的时代背景和发展方位提出总的要求，建立健全中医药法规，建立健全中医药发展的政策举措，建立健全中医药管理体系，建立健全符合中医药发展的评价体系、标准体系为保障，推动中医药充分发挥在治未病、重大疾病、疾病康复中的重要作用，[12]中医抗疫大有作为。

（刘林券）

参考文献

［1］黄明，杨丰文，张俊华，等.张伯礼：此次中医药抗疫过程的一些经验和反思［J］.天津中医药，2020，37（7）：722-725.

［2］吴丽丽，吴悠，刘铜华.中医药防治新型冠状病毒肺炎循证分析［J/OL］.世界科学技术——中医药现代化，2020［2020-08-11］.http://kns.cnki.net/kcms/detail/detail.aspxFileName=SJKX20200527000＆DbName=CAPJ2020.

［3］陈文玲，张瑾.中医药何以能在抗疫实践中大放异彩［J］.雷锋，2020（6）：52-55.

［4］杨浩宇，杨映映，张莉莉，等.中医疫病理论发展史对现代传染病诊疗的启示［J］.四川中医，2020，38（6）：5-7.

［5］胡镜清，张伯礼.发挥中医药特色优势，完善中西医并重的抗疫体系［J］.世界科学技术——中医药现代化，2020，22（3）：540-543.

［6］杨艳梅，黄姗，黄玉静，等.从武汉抗疫看中医药文化认同与新的医学模式［J］.中医药文化，2020，15（2）：1-7.

［7］胡安霞，段志光.我国中医药防治传染病制度体系研究［J/OL］.中国医学伦理学，2020（6）：52-55.

［8］苏芮，韩经丹，范吉平，等.国际中医中药杂志［J］.2015（3）：193-196.

［9］苏芮，郭玉红，刘清泉.中医药应急能力建设现状及相关政策研究［J］.中国中医急症，2019，28（9）：1665-1668.

［10］黄贻富，黄殷，董潇竹，等. 中药在灾害及突发公共卫生事件救援中的应急保障综述
　　　［J］. 中国当代医药，2017，24（30）：11–14.

［11］黄蓓. 中共中央国务院印发《关于促进中医药传承创新发展的意见》［J］. 中医药理杂
　　　志，2019，27（21）：191.

［12］王君平.《中华人民共和国中医药法》实施3周年：为中医药创新性发展提供法治保障
　　　［J］. 中国中西医结合杂志，2020，40（7）：890.

拨开迷雾论中医药抗疫之路

　　庚子鼠年前后暴发的新型冠状病毒肺炎目前已演变成一场全球范围的严重传染性疾病，成为当前影响人类健康的最新威胁。中国作为新冠肺炎的首个发现地，义不容辞地肩负起了大国使命。为了打赢这场抗疫阻击战，湖北省54万名医务人员及志愿者们率先同新冠病毒短兵相接；346支国家医疗队、4万多名援鄂医务人员于春节团圆之际，毅然决然地奔赴前线，逆行出征。秉承着大医精诚之心和家国使命感，舍生忘死，挽救了千千万万患者的生命，给病毒笼罩的漫漫寒夜带来了温暖与光明。[1]中医药由于早期介入和全程参与，也在此次疫情防治中获得了肯定的疗效。处于新型冠状病毒肺炎大面积控制，社会生产逐步恢复的当下，我们不得不开始思考我国自古瘟疫多发，古人抗疫的经验与教训对此次疫情有何启发？中医药在疫情起始阶段、防控过程中发挥了哪些积极作用值得我们发扬？现代化中医药到底该如何把握机遇，拓宽自己的生存空间，增强话语权，实现可持续发展？

一、自古治瘟名医辈出

　　中国是一个瘟疫多发的国家，短短一千多年间，有史书记载的、规模较大的瘟疫传染病就有七百多次，是传承了几千年的中医药一次次拯救中华民族于危难之际，也因此衍生了许多治疗瘟疫的名医与著作。

　　医圣张仲景在《伤寒论》序中提到"余宗族素多，向余二百，建安纪年以来，犹未十年，其死亡者，三分有二，伤寒十居其七"，表明东汉末年时期，疫疾肆虐，众多百姓死于伤寒疫症。张仲景本着医者"上以疗君亲之疾，下以救贫贱之厄，中以保生长全，以养其身"的仁心仁德，收集前人医方理论，创立了"六经辨证"体系，终著成四大经典之一的《伤寒论》。书中云"从春分以后，至秋分节前，天有暴寒者，皆为时行寒疫也……七月八月阳气已衰，为寒所折，病热亦微，

其病与温及暑病相似，但治有殊耳"。也就是说天气骤寒，易发"寒疫"，而此次新冠肺炎就属于"寒湿疫"。《伤寒论》中的有很多防治传染病的思想理论，也有相当一部分的经典名方沿用至今，新冠肺炎防控方案中推荐使用的麻杏石甘汤、白虎汤、半夏泻心汤等等就是出自此书。明清时期，瘟疫暴发流行，温病名家辈出。吴又可创立了瘟疫学说，领先西方世界200年，并著世界上最早的传染病专著——《温疫论》，其认为"戾气多从口鼻而入，递相传染"，从而形成地域性大流行。叶天士创立了"卫气营血"理论，提出"温邪上受，首先犯肺，逆传心包"。吴鞠通表明"凡病温者，始于上焦，在手太阴；上焦病不治则传中焦，胃与脾也；中焦病不治，即传下焦，肝与肾也"，并创建了"三焦辨证体系"。以上几位温病大家建设性地概括了温病的传播、发展和传变方式，这与新冠肺炎的传播途径、病变趋势大体相同。诸般有关瘟疫的治法放在现代化的今天也是值得推崇，更何况连细菌、病毒都没有大体概念的明清时期，实属让我辈肃然起敬！

二、古代抗疫方法多样化

早在公元10世纪前，中国古代的医学家们就发明了人痘接种术，也就是我们现在所用的减毒活疫苗前身。通过让从未患过天花的健康人去接触天花患者穿过的沾有病毒的衣服，或者即将痊愈的患者痘浆，来获取免疫天花的抵抗力。由于这种感染方式毒性较弱，健康人只被传染轻症天花，再通过中药扶助正气，减轻症状，从而达到预防重症天花的发生，减少死亡率的目的。后来人痘接种术被文化使者们传入西方，挽救了千千万万患者的生命。[2] 汉朝在麻风病流行的期间，曾设立了麻风病人收容所，用来隔离麻风病人，可见古人很早就开始使用隔离传染源的方法，去控制瘟疫的传播。各朝各代也明白对老百姓们科普瘟疫及相关医学知识至关重要，如清朝以政府为代表纂修了《医宗金鉴》，广为出版，此书浅显易懂、朗朗上口、切合实际、简明扼要，在民间流传甚广。清朝也在天花盛行时期加强边境、海域的疫情防控与管理，谢清高编著的地理著作《海录》中记载到"凡有海舶回国，及各国船到本国，必先遣人查看有无出痘疮者，若有则不许入口，须待痘疮平愈，方得进港内"。除此之外，每当有天灾瘟疫发生时，古代朝廷便会减轻赋税、开粮仓赈灾；抑或在当时的认知下，无法得知瘟疫的来源及控制病情传播，皇帝会下"罪己诏"来安抚民心，[3] 此二般非医药类抗疫方法，按下不提。

在中国饱受瘟疫摧残的同时，14世纪的欧洲也笼罩在令人闻风丧胆的黑死病的阴影中。黑死病是通过带有鼠疫杆菌的跳蚤、黑鼠等动物传播的传染性疾病，在黑死病降临之时，就算是基督教、天主教最虔诚的信徒，此刻对信仰的坚定也变得苍白无力。令人遗憾的是，不像中国，欧洲没有中医药的救赎。在那段时期，欧洲出现了一种新兴职业——鸟嘴医生，用来对抗这种恐怖的疾病。他们都会戴一个外表形似鸟嘴、前部放置香水的木质面罩，功用上有点像简陋版现代口罩。面罩虽然可以一定程度上防止黑死病的传染，但鸟嘴医生们信奉中世纪西方医学所提倡的"四体液病理学说"，临床治疗上热衷于采用放血疗法、手杖击打患者法，并将其统称为"驱魔大法"，致使有些患者被活活折磨死。[4]中世纪的欧洲没有任何一种方法可以有效治疗黑死病，1347年到1353年间，欧洲变成了人间炼狱，死亡人数超过了2500万，这个人数是当时欧洲人口总数的1/3，最后竟是由"群体免疫"——也就是英国政府对外宣称针对新冠肺炎的对策，来结束黑死病这个历史上最为神秘的疾病。[5]如此一对比，生在中国、拥有中医药的人民是多么幸运，就如网络上一句非常流行的表达爱国情结的话："此生无悔入华夏，来生还在种花家（中华家）。"

三、中医话语权的重要性

诸多抗击疫情的实践证明，千百年来中国人运用中医药治疗瘟疫是行之有效的。然而在2003年"非典"大暴发的早期，由于民间招摇撞骗的假中医、伪中医败坏名声、中医药文化传播途径较差，加之与西医的利益冲突等原因，中医药被完全排除在诊治"非典"的医学行列。哪怕是广州中医药大学第一附属医院已经证实中医药的干预相对于单纯的西医治疗，治愈患者数量以及疾病预后都不错，却仍旧不能全国推广，最后单用激素和抗生素导致很多非典患者出现股骨头坏死、肺纤维化、多重耐药等后遗症，[6]这实属中医药处于新世纪西医主导医疗体系的无奈以及丧失话语权的现实表现。危急关头下，邓铁涛、吕炳奎、林中鹏等中医大家不懈努力，向国家报告了中医在广东攻克"非典"的成功经验，温家宝总理做出批示后，中医才进入主战场。所幸经过"非典"的教训，这次新冠肺炎暴发初期，中医就参与治疗，本着整体观念、辨证论治的基本思想，因地制宜、因人制宜，反应迅速地制定了不同地区防控方案，推出健康人群服用的预防汤剂，也针对轻中重症、不同证型的患者，制定相应的治法方药。武汉市江夏方舱医院采取中西结合方法，收治病人564人，治愈出院395人，无一例转重症，并且无一医护人员感染。[7]从被"非典"排斥到被"新冠"接纳，无一不表明中医药话语权的提高。

四、突出中医特色，坚定文化自信

《素问·四气调神大论》曰："是故圣人不治已病治未病，不治已乱治未乱……夫病已成而后药之，乱已成而后治之，譬犹渴而穿井，斗而铸锥，不亦晚乎。"《金匮要略》云："夫治未病者，见肝之病，知肝传脾，当先实脾，四季脾旺不受邪，即勿补之；中工不晓其传，见肝之病，不解实脾，唯治肝也。"此两条经典论述涵盖了一名医术上等、技术精湛的高明医生该有的技术水平，即在未得病或者说亚健康状态下，医生就应该将疾病扼杀于摇篮中；抑或已经得病了，但病情尚轻，医者就应该预知疾病的下一步发展规律，及时用药物阻断，以防传变。而患者处于疾病晚期再去使用医疗技术干预，那就是属于"下工"的末流之辈的手段了，就好比口渴了才开始挖井，为时已晚。未病先防、既病防变、整体观念、辨证论治等都是中医药独有的特色，因为中医不同于西医，它运用哲学思维进行理性认识与实践，具有强烈的人文色彩和科学哲学性。在几千年历史发展的过程中，不断汲取哲学、文学、数学、天文、地理、军事学等多种自然和人文学科知识，同时又融进了中华民族优秀传统文化的血脉之中，成为传统文化不可分割的一个重要组成部分和载体。这也可以回答为何中医药可以有效地防治瘟疫，一是因为中医强调天人相应，以人为本，治疗中注重人体阴阳、五行、脏腑、气血的协调。二是强调整体观念，人体本身就是一个独立的小宇宙，通过药物等纠正人体功能的偏差，做到扶正与祛邪的平衡，增强人体自身免疫能力，提高抗病能力，从而战胜疾病。三是强调辨证论治，不像西医的单纯辨病论治，中医因人制宜，根据不同患者、不同病情进展阶段进行施治，做到千人千方。我们不否认西医在某些疾病方面拥有较大的优势，但更重要的是如何传承中医药精华的同时，发挥中医药自身优势与特色，发展中医优势病种，更好地服务于患者。因为医学的主体是病人，理应具有包容性，正如邓小平关于发展经济的"黑猫白猫论"，不管中医、西医，能治好患者疾病的就是好猫。

习近平总书记强调："中医要传承精华，守正创新。"党的十九大也明确提出"坚持中西医并重，传承发展中医药事业"的重要任务。[8]这无疑是给中医药的复兴以及话语权的增强，带来了新的机遇与挑战。如何让中医药绵延不绝，振兴发展，是时代的考验，也是我们这些中医药接班人的挑战。坚定中医药文化自信，才能让我们拨开"中医黑""中医无用论""废医验药"等等理论的迷雾，才能更好地利用中医理法方药救死扶伤，才能使医学在实践中不断提升，才能创造更大社会价值，更好地造福人类。

（彭岚玉）

参考文献

［1］习近平在全国抗击新冠肺炎疫情表彰大会上的讲话［N］.人民日报，2020-09-09（02）.

［2］关山远.天花覆灭一部人类合力抗疫史［J］.科学大观园，2020（07）：36-39.

［3］桑东辉.古代"抗疫"措施及伦理困境——以汉晋时期"时疫"为例［J］.武陵学刊，2020，45（06）：1-11.

［4］吴继金.历史上防控瘟疫的愚昧行为［J］.文史天地，2020（10）：15-20.

［5］李化成.14世纪西欧黑死病疫情防控中的知识、机制与社会［J］.历史研究，2020（02）：21-30.

［6］李红涛，韩婕.新冠中的非典往事：历史类比、记忆加冕与瘟疫想象［J］.新闻记者，2020（10）：15-31.

［7］史锁芳，刘清泉.从"江夏方舱中医模式"探讨中医药在新型冠状病毒肺炎治疗中的价值［J］.江苏中医药，2020，52（04）：11-14.

［8］《决胜全面建成小康社会，夺取新时代中国特色社会主义伟大胜利——在中国共产党第十九次全国代表大会上的报告》［J］.青海交通科技，2020，32（01）：2.

疫情"大考"下，是中医药人"仁、术、道"思想内涵的再一次生动实践

何为中医药人"仁、术、道"？"仁"乃仁心，药王孙思邈有"凡大医治病，必当安神定志，无欲无求，先发大慈恻隐之心，誓愿普救含灵之苦"的大医"仁心"论述，更有"普同一等""至亲之想"的医学仁义之说，"悬壶济世""杏林春暖""橘井泉香"等彰显医德仁爱的民间故事更是流传至今。"术"乃学术、技术，中医学历经千年先祖哲智，救疾扶厄，不断发展，蕴含有丰富的学术内涵，儿科鼻祖钱乙"专一为业，垂四十年"潜心治学，首创儿科经典著作《小儿药证直诀》和《礼记·曲礼》记载"医不三世，不服其药"，则折射出从医者研读医书的必要性。"道"乃规律、亦指道义，其包含着中国传统哲学智慧，中医之"道"是自然科学与社会科学相融的体系，"阴阳""五行""五运六气""天人合一"等无不蕴藏着哲学思想，"道"乃中医之神，"术"乃中医之形，中医讲求以道御术，以术载道，与哲学思想中以神御形，以术载神有异曲同工之妙，再者，中医药人更讲求以"爱人"之心，"修己"之术，以达"安人"之道。新年伊始，新型冠状病毒感染的肺炎以武汉为中心，迅速蔓延，席卷全国，"病无长少，率皆相似"，作为中医药传承者的中医药人，临危受命，再一次生动实践了中医药人"仁、术、道"思想内涵。

一、大疫当前，临危受命，不规风险，践仁弘道

"民吾同胞，物吾与之"。新冠疫情发生以后，党中央、国务院领导高度重视疫情防控工作，科学做出中西医结合、中西医并重治疗的重大战略决策，任命张伯

礼等3名中国工程院院士及数百名的中医专家组成中医医疗专家组奔赴武汉一线，以白袍做战甲，逆行出征，制定中医药预防、诊治、康复等方案，4900余名中医院临床医护工作者驰援武汉，不规风险，一心赴救，全程深入参与每日查房，病例讨论，制定救治方案，积极为患者提供心理疏导，传播中医预防、养生理念，并提供中医康复治疗方案。与此同时，全国各地的中医药同仁也在第一时间投入到抗疫的工作当中，把好身边人民群众健康的每一道关。此次抗疫中医药取得了举世瞩目的成绩，据相关数据显示，中医药治疗的总有效率达90%以上，中医药干预能有效缓解患者症状，减少轻型、普通型患者向重型发展演变，能够显著降低发病患者的死亡率，改善预后，提高治愈率。[1]正如张载在《正蒙·中正》所言："以爱己之心爱人，则尽仁。"中医药人正是本着"爱己之心爱人""笃于情，则视之犹己，问其疾苦，自无不到之处"以"爱人"之心，"修己"之术，以达"安人"之道。

二、辨脉审证，救疾扶厄，传承精华，创论新思

中医学是我们历代医家创造并留传至今的民族医学，是在几千年的临床实践中反复检验，具有系统的学术理论体系和丰富有效的治疗经验，为中华民族的繁衍生息做出了巨大的贡献。从春秋战国时期，《黄帝内经》等医学经典著作的问世，奠定了中医学的理论体系，到历朝历代，百家争鸣，"阴阳五行学说""五运六气学说""藏象学说""气血理论""经络学说""六经、卫气营血和三焦辨证学说"等的一步步出现及发展完善，这些学术思想的形成无一例外的都是中华民族在与疾病抗争中，不断推陈出新，凝练智慧总结出来的。

此次新冠肺炎疫情暴发，无可厚非也是中医药创论新思的一次挑战。从新冠肺炎病症来看，该病属于中医学"疫病"范畴，疫病最早体现于殷墟甲骨文"疾年"记载，历经千年所著相关医书学说无数，其中尤以张仲景《伤寒论》、吴又可《温疫论》对后世影响最为深刻。张仲景在《伤寒杂病论》中言"观其脉证，知犯何逆，随证治之"。作为深入介入抗疫一线的中医精英们，大量收集观察临床病例，在借鉴前人学术思想的基础上，辨证论治，创造性地提出了许多新的疫病中医学术理论。比如，雷神山医院病区主任、中医急诊与重症专家方邦江教授，[2]以中医为主救治了许多新冠肺炎患者，率先提出新冠肺炎"急性虚证"病机理论，并做出"全程补虚、全程泻下排毒、全程专药解毒"治疗法则，具有重要的临床指导意义。仝小林院士[3]在走访、实际诊治武汉多家定点医院患者的基础上，总结出"寒湿疫"的学术观点，提出"寒湿疫毒闭肺困脾"之病机，并提倡以"改善环境为标，祛除戾气为本"的治疗原则，所倡导的适用于武汉疫病中心区通用方及分期辨证论治治疗方案，取得了良好的疗效。国医大师周仲瑛[4]则认为新冠肺炎属于"瘟

毒上受"，病机为"湿困表里，肺胃同病，如遇素体肺有伏热者，则易邪毒内陷，变生厥脱"，治疗以表里双解、汗和清下四法联用为主。顾植山教授[5]基于"五运六气学说"，通过解析《黄帝内经》"三年化疫"理论，提出新冠肺炎乃因"丁酉失守其位""柔不附刚"则"地运不合，三年变疠"学术观点，并以此推演新冠肺炎病因病机为感受"伏燥"和"木疠"之气为主，为新冠肺炎治疗及今后重大疾病预测提供了宝贵的思路。当然，还有众多医家的学术思想等待我们去挖掘总结，也正是这一个个新兴的学术论点，才使得中医药再一次实现"术"的飞跃，并焕发出新光彩。

三、经此一"疫"，大有可为，守正创新，走出困境

当前，新冠疫情在我国境内已得到快速有效控制，这正是千千万万中医药人所追求的"安人"之道。不可否认的是中医药治疗在此次疫情防控中承担着"主力军"的角色，中医药在防治重大疫情方面具有巨大的优势和潜力。此外，岐黄之术在祖国大地亮剑的同时，也得到了国际社会越来越多的关注，中医药在服务人类健康卫生事业上大有可为。但我们也应该清醒地认识到，国际社会仍有诋毁中医药救死扶伤价值，污蔑中医药"无法科学化证明的"言论，中医药在社会化表达方面还存在很大的问题。

一是社会接受中医药理论传播的环境优势改变。由于中医药所承接的阴阳五行理论与古代农业社会文明联系密切，中医药失去环境表达的天然优势，较多人民群众认识中医的角度，从古代的治病活人转向养生保健领域，这就使得大批伪中医打着中医的"旗号"，曲解中医经典或无限夸大某种食物、功法作用，对中医药形象产生了恶劣的影响，如以"绿豆治百病大法"的张悟本等。二是中医药人自身对中医文化不自信，现有一部分中医药临床工作者，仍持有西医治疗为主、中医治疗为辅的态度，对中医药没有正确的价值认定，导致中医药在人民受众中普及、认同感及使用率较低。三是中医药在利用现代科学技术方面能力不高，中医药在国际社会存在争议的重要原因是：缺乏公认的疾病诊断标准，疗效评定体系。就拿此次疫情来讲，中医药虽有自身的标准和理论技能架构，但此次新冠疫情发生后，中医药对新病毒种类及性状特点的认识缺乏相应的技术支持手段，就已经失去了实现社会化表达的先机，再者疫情暴发后，由于没有依托现代科技发明新的诊断设备，中医药仍要靠传统望、闻、问、切进行诊断，而患者的隔离治疗，使得中医失去了很大一部分观察病例、施予治疗的机会。四是中医药在重大疫情应急管理体系方面不健全，导致总体参与度不够。目前中医传染病应急体系建设尚处于起步阶段，疫情发生以后，中医药能够深入介入新冠的救治更多的是得益于党中央的认可、调动，而

缺乏专业的应急中医专家组，没有成熟系统的中医应急介入流程，应急中药材及中成药制剂储备不足等问题，都限制了中医药在大众视野下大展拳脚，表现为总体参与度不足。

习近平总书记指出"中医药是打开中华文明宝库的钥匙"，倡导"坚持中西医并重"的发展模式，将发展中医药摆在更加突出的位置上，中医药发展迎来了天时、地利、人和的大好时机。而且，此次新冠疫情的暴发，中医药靠实力为自身的发展赢来了新的社会表达权利。"橘井汲后绿，杏林种时红。此萱复何忧？年年领春风。"以此勉励中医药传承者既要有洞察机遇的远见，又要坚定中医药文化自信，传承精华，守正创新，以包容和开放的心态接受现代生物医学技术，敢于在世界舞台讲好"中医故事"。

（张田田）

参考文献

［1］黄明，杨丰文，张俊华，等.张伯礼：此次中医药抗疫过程的一些经验和反思［J］.天津中医药，2020，37（07）：722-725.

［2］方邦江，李灿辉，陈业孟，等.中医疫病学实践和理论的发展创新——中外专家谈新型冠状病毒肺炎中医治疗启示［J］.中国中西医结合杂志，2020，40（11）：1285-1290.

［3］仝小林，李修洋，赵林华，等.从"寒湿疫"角度探讨新型冠状病毒肺炎的中医药防治策略［J］.中医杂志，2020，61（06）：465-470.

［4］叶放，吴勉华，程海波，等.国医大师周仲瑛教授《新型冠状病毒肺炎中医辨治方案》解读［J］.南京中医药大学学报，2020，36（2）：141-144.

［5］顾植山.五运六气看当前新型冠状病毒肺炎疫情［J］.世界中医药，2020，15（02）：144-149.

破局而立：加强中医药在神经重症医学的自信

2019年末至2020年初，新型冠状病毒在全国四散蔓延，重症患者普遍在发病一周后出现进行性呼吸困难、低氧血症，严重者可迅速进展为ARDS，甚至表现为脓毒血症、代谢性酸中毒、凝血障碍、感染性休克，严重威胁患者生命，且预后不佳。[1]新冠病毒来势凶猛，现代医学无法在数日内寻找到病毒的作用机制，没有特效药，没有疫苗，举国上下人心惶惶。

2020年1月23日至2月14日，新冠病毒肺炎疫情工作领导小组会议应中央指示提出强化中西医结合治疗，促进中医药介入诊疗的全过程，保证中医药的参与度及深入性，及时推广有效方药。[2]

2020年3月，中医药防治新冠肺炎的效果在中国疫情中得到全方位验证，中医走出国门，得到了世界各国的广泛认同。作为中国防控疫情方案的闪光点，中医药治疗新冠的经验，正在为国际社会防疫抗疫传授中国经验，提供中国智慧，展现了中国力量，助力人类建设命运共同体。[3]

中央指导组组长孙春兰副总理在《求是》中对此次中医药参与防疫抗疫凝练了"五个首次"，即"中医药在没有特效药和疫苗的情况下，首次有组织地大范围实施早期干预；首次全面管理一个医院；首次整建制接管病区；首次中西医全程联合巡诊和查房；首次在重型、危重型患者救治中深度介入"。[4]这既是对此次中医药抗击新型冠状病毒肺炎疫情工作的肯定，也反映了一个问题：在我国目前建立的体系完备、相互衔接的公共卫生应急管理体系中，中医药并没有第一时间真正介入并充分发挥其作用，特别是在急危重症患者的治疗中。

一、历史上，治疗急危重症是中医真正的优势

除了养生，中医的另一大特色就是救急。中医药作为传统医学泽被百姓苍生，在历史长河中承担了我国大部分的医疗任务，救治了大量的危急重症患者，为保证我国历代人民的健康做出了极大的贡献。"医关人命，阔天三尺"，医学初始，本为救死扶伤而设，《史记》记载了最早的危急重症救治医案——扁鹊救虢太子尸厥，令后世感叹中医"生死人"的奇效。《金匮要略》中张仲景提出了最早的心肺复苏术，提出了自缢后复苏的成功率与阴阳的关系；此后救治危急重症的病案或经验在《肘后方》《急救广生集》等论著中皆有迹可循。[5]

明清至建国初期，瘟疫流行，温病学说的兴起，把中医药救治外感急性热病的理论实践于临床，当时所创立的凉开三宝——安宫牛黄丸、紫雪丹、至宝丹，以及苏合香丸、大小定风珠、加减复脉汤等方剂，被公认为治疗神经危急重症如中风、类中风、真头痛的有效良方。"温邪上受，首先犯肺，逆传心包""卫之后方言气，营之后方言血"等揭示了温病的传变规律，因为认识到温病主要是温热之邪致病，最易伤及人体津液，故治疗时极其重视养阴增液之原则，是谓"留得一分津液，便有一分生机"。[6]根据古人对温病的认识和临床实践经验，后世医家总结了治疗温病的十法：解毒、清气、透营、凉血、化斑、通络、开窍、救脱、养阴、熄风，以此丰富完善了中医治疗急危重症的理论体系和治疗法则，尤其对神经重症中应用颇广。例如1956年流行性乙型脑炎在北京呈暴发流行，当时国家将乙脑作为重点防治任务。蒲辅周老先生遵从党的领导，遵循中西医合作原则，急患者之所急，

救患者于水火。乙脑患者重症多，暴发时值立秋前后，天气湿热，辨证属湿温，蒲老先生运用清热祛湿、芳香宣窍、通阳利湿的方药，如白虎加苍术汤、三仁汤等，[7]切中病机，有效地控制住病情。

在清末现代医学广泛传入中国之前，中医作为传统医学泽被百姓苍生，在历史长河中承担了我国大部分的医疗任务，是中华民族防疫治疫及救急救重的主力军。与同时代的现代医学相比，中医更早认识到了"急则治其标，缓则治其本"的治疗原则，对诸多危急重症治疗和慢性病调理均有显著效果，为保证我国历代人民的健康做出了极大的贡献。[8]

二、中医在急危重症治疗中的"弱化"假象

由于文化、政治、经济等诸多条件的限制和影响，中医在20世纪中叶前是大多数中国百姓治疗急危重症的首要选择，当代医家人才辈出，如萧龙友、施今墨、孔伯华、汪逢春、丁甘仁、曹颖甫、严苍山等大家驰名国内外。新中国成立后，全国各地均在研究运用中医药治疗急危重症，且成果喜人。如贵州遵义地区运用下法治疗急腹痛如肠痈；[9]重庆地区补益气阴法治疗感染性休克，天津地区抢救"三衰"——心衰、肺衰、肾衰，北京、石家庄地区治疗流行性乙型脑炎等，都取得了好的疗效，打破了中医"慢郎中"的印象。但由于现代医学的"科学"理念过于深入人心，僵化了医学的实践性与临床性，中医药虽有大量临床验案，但缺乏基础研究和循证研究，故中医药未得到现代重症医学家的认同。

20世纪70年代，人类的疾病谱发生了根本性转变，烈性传染病如天花、霍乱等基本得到控制；同时，现代医学在中国发展迅速，随着现代医学对临床危急重症的救治形成一套较为完整的处理体系，中医参与救急、救重的能力逐渐被削弱和萎缩，尤其是20世纪末，西方意识形态的不断涉入，对中国传统文化的挑战，中医人才的青黄不接，中医院现代技术设备投入不足、大量危重病人转运西医院，现代医学重症专家拒绝中医临床工作者参与救治，导致很多中医医师也就将工作重心转向了慢病防治，更加弱化了中医在急危重症的真正优势，以致中医"慢郎中"的标签又在国人的印象中刻下烙印。如今，随着社会的发展，慢性病发病率愈发增高，现代医学的不断普及，中药煎煮方式的限制，中医学善治慢性病的观念逐渐深入人心，甚至慢慢蚕食中医人治疗急危重症的信念。

三、中医在急危重症治疗中的作用需重新认识

德国政治家、病理学家、社会改革家鲁道夫·魏尔啸曾说："医学是门社会科学，政治从广义上讲就是医学罢了。"[10]由此可见，中医学的发展兴衰与社会政

治形势的变迁密切相关。20世纪80年代后，国家选择以发展中医急诊作为突破口重新兴盛中医学术。

中华中医药学会内科分会成立初始，全国中医急诊学术会议作为第一个中医学学术会议在上海召开。[11] 1983年1月，原卫生部中医司召开急诊工作座谈会时探讨如何开展中医急症工作，并最终决定成立七大急症协作组：中风、胸痹心痛、外感高热、厥脱、急性胃痛、血证和剂型改革。其中缺血性中风（脑梗死）、出血性中风（脑出血）就隶属于神经重症医学中的主要病种。

1984年以来，上述多项急症协作组为龙头，经过大量基础研究、文献探索和临床实践，陆续有重大成果产出，其中具有标志性的成果包括基于中风昏迷研究的清开灵注射液，基于厥脱证的参附注射液等，在临床得到了有效验证。

中医学的生命延续需要国家支持。2016年12月6日，国务院发表《中国的中医药》白皮书中指出：中医药发展上升为国家战略，中医药事业进入新的历史发展时期。随着国家对中医药事业的加大投入和社会不断发展，全国二级以上中医院都建立了一定规模的重症监护室，目的是拓展中医药在重症医学中发挥作用。

四、加强中医药在神经重症医学中的自信

神经重症医学作为重症医学的分支，其中设置的神经重症单元（NICU），主要任务是对重要器官及系统的功能支持与管理，神经重症专科颅内压的管理、神经重症合并出凝血功能障碍的管理、神经重症的超早期康复管理、神经重症并发症的管理等。[12]

笔者毕业于中西医结合临床专业，从事神经外科十余年，早期在接触神经急危重症如重症脑出血、重型颅脑损伤、中枢神经系统重症感染等患者时，严格按照现代医学神经急危重症疾病指南进行救治，由于神经重症患者大多意识障碍，围手术期气管切开后肺部感染、胃肠道功能紊乱导致鼻饲营养困难、长期使用抗生素导致细菌耐药、偏瘫肢体失用性肌萎缩、下肢深静脉血栓形成等并发症的出现，发现常规西医规范化治疗往往疗效欠佳。后期笔者大胆运用中医的整体观念，认识到中医治疗不是单纯祛邪外出，而是协调机体气血阴阳，沟通脏腑经络，达到"阴阳自和，必自愈，故不战，不汗出而解也"。

1.秉承"脾为后天之本"思想，指导呼吸衰竭诊治

神经重症患者往往合并意识障碍，随着病程的发展，极其容易并发呼吸衰竭，且病因繁多。最突出问题分别是呼吸肌疲劳、气道分泌物无法及时排除坠积于肺部、肺部通气障碍，组织器官氧合受限。[13]中医认为"脾胃乃后天之本，气血生化之源""脾为生痰之源，肺为贮痰之器""有胃气则生，无胃气则死"本虚标实

为该病的病理基础，但因其标实表现较为突出，按照"急则治其标，缓则治其本"的原则，中医临床工作者常先着眼于标实，同时配伍健脾之品以防进一步损伤正气，达到扶正气以助驱邪外出。

脾胃虚损是神经重症患者呼吸衰竭的重要病机之一，脾胃运化无力，水谷精微无以濡养肌肉，致呼吸肌疲劳、肺清肃功能差、痰液排出困难致气道堵塞，肺气宣降失司、人体气机升降失常。故应在现代医学抗感染、雾化排痰、扩张支气管和呼吸、营养支持的治疗基础上，秉承顾护胃气思想，土为金之母，强母以壮子，强健脾胃运化功能，提高呼吸肌群动力，促进痰液排出，改善呼吸中枢。

神经重症患者呼吸衰竭主要病位在肺，又因肺与大肠相表里，肺气不得宣降而大肠传导失司，易出现腹胀、便秘、腹泻等胃肠功能障碍，故此时应在清肺化痰的同时配合润肠通便之下法，宣肺、畅中、通下，从脏腑整体调治。此类患者多为痰湿内生后郁久化热或是感受邪热而表现为痰热证，但在长时间抗生素等苦寒之品的配合使用下，需谨记处方不可寒凉太过，以免苦寒碍胃，必要时可配以附子、肉桂顾护阳气。

久病多虚，神经重症患者治疗周期较长，此时五脏虚损则为主要矛盾，缓则治其本，其中脾胃亏虚为主要病机，故应注重健脾和胃，[14]常用香砂六君子汤、参苓白术散等加减，或酌情加用理气、消食之品。故中风后呼吸衰竭的治疗过程中需非常注意重视顾护胃气，注重五脏整体观念，临床验案表明仅单纯使用现代医学治疗奏效较难，配合中医辨证论治，往往可收获意外之喜。

2.合理运用扶正与祛邪，指导感染的防控

神经重症医学需注重感染的预防与控制，特别是在中枢神经系统感染中，由于血脑屏障的存在，故选择抗生素必须长时间大剂量使用，可能使机体出现菌群失调、多重感染、耐药性增加的趋势。[15]临床上神经重症患者可因疾病、药物不良反应、手术创伤等，导致机体功能损害，故大部分神经重症患者会出现五脏虚损，元气受损，甚则亡阴亡阳，此时可运用中医扶正与祛邪的两大原则，如行气活血、清热化痰、大补元气、回阳救逆等，或配合针灸、推拿等方法，提高患者生存率和治愈率。

3.中医外治法早期介入神经重症患者的康复治疗

神经重症患者常伴有意识障碍和肢体功能损害。研究表明，早期康复可以促进神经和肌肉的功能恢复，缩短住院时间并降低医疗费用，帮助患者回归社会和家庭，尽早实现个人价值。NICU早期康复开始时机目前推荐在神经功能稳定24小时后开始实施。笔者在神经重症患者治疗中早期运用针刺如体针、头针、梅花针叩刺、刮痧疗法、如意金黄散加跌打消炎散配合矾冰液外敷法、推拿、膏药、耳穴压豆等

中医外治法，配合关节松动术、呼吸肌训练、呼吸模式及咳嗽训练、吞咽功能训练等，可使废用肢体神经功能恢复，帮助患者提高自理能力，且疗效明显。[16]

笔者认为，中医药参与救治治疗神经急危重症患者的薄弱环节之一在于中医药临床工作者严重缺乏自信，临床自卑感重，行业僵化观念尚未打破。懂得灵活运用现代医学救急救重，却不敢运用中医药治疗危重症患者，更是无精力潜心研读经典，无信心运用经方化裁。中医人才青黄不接，中医优势囿于平庸，中医精髓逐渐失于传承。二是在于中医临床工作人员过度解读"未病先防"，《黄帝内经》提出"上工治未病"，强调中医治本，西医救急，但实际上变相的禁锢了中医人甚至是大众的思维，强调治本而非"只能"治本。

笔者认为认真研习习近平总书记发表的关于中医药事业发展的重要论述，落实党中央的中医药条例及有关的中医政策，是做好神经急危重症治疗工作的保证。广大中医临床工作者需广泛宣传中医药超早期介入治疗神经急危重症的实例，必须彻底清除中医不能救治急危重症的自卑感，进而加速中医事业的发展。

中医临床工作者应做好继承工作，认真学习历代医家治疗急危重症的经验。传承而不泥古，创新而不离宗，要想学好中医大家救治急症重症的经验，或请会诊，或请讲座，接受他们宝贵经验的同时自己领悟，培养人才的同时又能避免他们的经验失传。

中医处方剂型改革是开展中医药参与治疗神经急危重症的重要手段，特别是在给药途径上需要一个重大的改革。神经重症患者大多意识障碍无法自行服药，可通过鼻饲给药、灌肠、含漱、喷雾等方法，或配合现代先进治疗手段（经皮胃造瘘、空肠造瘘）等方法促进汤剂吸收，甚者通过支气管纤维镜中药汤剂直接肺泡灌洗局部治疗。剂型可多样化，除原有的汤剂、丸、膏方等，还可以将一些有效方剂改制成灌肠剂、输液剂等，这样既便于抢救用药也可以提高疗效。

总之，树立正确的治病观念，个体化救治是目前中医药治疗神经重症最独特的优势。中医药的独特优势，理论上，强调人与自然的协调统一；治疗上，讲究机体状态的整体调节和提高机体抗邪能力；治法上，运用方剂加减、个体化治疗、辨证论治、多种疗法如汤药、针灸、外治的协调治疗；效果上，多个中药、穴位的配伍，在多环节、多靶点共同调节人体失调的内环境，调整或逆转病理过程，具有有效、安全等优势。[17]

中西医各有所长，中医人应取长补短。季羡林认为"唯有东方的天人合一思想方能拯救人类"。[18]中医药工作者不应和光同尘，而需破局而立，继承精华，守正创新，加强在中医药急危重症患者治疗中的自信，推动中医药事业振兴发展。

（张占伟）

参考文献

［1］中山大学附属第三医院重型/危重型新冠肺炎推荐方案编写组.中山大学附属第三医院推荐救治重型/危重型COVID-19方案［J］.中山大学学报（医学科学版），2020，41（03）：321-338.

［2］广东省新型冠状病毒肺炎中西医结合防治专家共识（试行第一版）［J］.世界中医药，2020，15（05）：805-812.

［3］陆跃，邵晓龙，陈仁寿，等.在助力全球抗击疫情中推动中医药文化海外传播［J］.中医药文化，2020，15（03）：1-7.

［4］黄明，杨丰文，张俊华，等.张伯礼：此次中医药抗疫过程的一些经验和反思［J］.天津中医药，2020，37（07）：722-725.

［5］孙远征，王红琦，张森.基于中医"抗疫"背景浅谈中医药发展的机遇与挑战［J］.医学综述，2020，26（18）：3537-3540.

［6］陈腾飞，刘清泉.中医药与急诊重症医学［J］.中华中医药杂志，2016，31（09）：3412-3416.

［7］任培华，李振球，朱汉平，等.基于"温疫理论"探讨新型冠状病毒肺炎的中医证治规律［J］.暨南大学学报（自然科学与医学版），2020，41（02）：144-150，162.

［8］陈腾飞，刘清泉.《蒲辅周医案》特色研究［J］.北京中医药，2014，33（04）：271-273.

［9］雷载权.下法在急腹症方面的应用［J］.成都中医学院学报，1983，（02）：17-18.

［10］李恩昌，刘海客.政治医学诞生的必然性及其研究对象［J］.中国卫生事业管理，2005（04）：204-205+232.

［11］晁恩祥，姜良铎，王承德，等.中医急诊学科发展研究报告［J］.中国中医药现代远程教育，2010，8（17）：164-166.

［12］魏俊吉，康德智，赵元立，等.神经外科重症管理专家共识（2013版）［J］.中国脑血管病杂志，2013，10（08）：436-448.

［13］田浩林，韩为，鹿林，等.中医对脑卒中合并肺部感染的认识［J］.中医药临床杂志，2015，27（10）：1367-1369.

［14］李晓斌，薛雅娟，刘淑霞.刘淑霞教授运用顾护脾胃法治疗中风经验［J］.广西中医药，2009，32（04）：42-43.

［15］倪莹莹，王首红，宋为群，等.神经重症康复中国专家共识（上）［J］.中国康复医学杂志，2018，33（01）：7-14.

［16］潘智美.中医外治法治疗中风偏瘫的研究现状［J］.广西中医药，2010，33（01）：4-6.

［17］刘新，何岳珍，沈世林，等.重症医学救治中使用中医中药原则和方法［J］.中国中医急症，2016，25（01）：84-86.

［18］陈全福，张敏州，郭力恒，等.重症医学最具备中西医结合的优势突破点［J］.中国中西医结合杂志，2012，32（07）：869-871.

"三因制宜"理论视域下关于疫情防治的思考

2020年春节前后在湖北武汉市暴发的新型冠状病毒肺炎，简称新冠肺炎，英文名称为"COVID-19"[1]，其病原体是一种未在人类中发现的具有极高致病性的新型冠状病毒。新冠疫情作为百年一遇的重大公共卫生危机，其对全世界的冲击远远超出人们的预料。国内的疫情在通过全国各族人民齐心协力的全国动员、全民动员，以科学的方法、严密的组织、快速的行动抗疫后，得到有效的控制，拯救了大量民众的生命。纵观国内整个疫情的防治过程中，中医药的全程参与发挥了重要作用，成为国内疫情防治收效显著的亮点。

中华民族在上下五千年的历史长河中，创造了无数优秀的中华传统文化。其中，中医学蕴含了中华各族人民的无穷智慧，是中华民族长期与疾病斗争结果的呈现。随着历史长河的推进，中医学与其他优秀中医传统文化不断进行碰撞与交流，使得中医学的内容更加丰富。"三因制宜"理论从属于中医学防治原则，主要包括因时、因地和因人制宜；其主体思想是指"人以天地之气生"，人是自然界的产物，所以自然界的任何变化都会对人产生影响，如时令气候节律、地域环境等因素都会影响人的生理、病理变化，人本身的性别、年龄、体质等个体差异也会影响疾病的发生、发展与转归。

目前，虽然国内的疫情防控治理工作取得了稳定的成功，但放眼世界，仍有部分国家的疫情防控不甚乐观，值此全球命运共同体构建的新时代，如何在全国本土疫情传播基本控制，全球疫情大流行的后疫情时代的险峻形势下，实行好"外防输入、内防反弹"防控策略，是国内防控工作者需要思考的问题。作为一名医者，认真思考"三因制宜"理论，充分领悟其内涵——人与自然息息相通的思想，为疫情的防治奉献自己的力量，这也是当代中医人的使命。

一、以"因时"制疫

"因时制宜"之"时"指时令气候，主要是指根据时令气候的节律特点，来制定适宜的预防与治疗原则。其包含两层含义，其一为自然界的时令气候特点，其二则是指年月日等的时间变化规律。《灵枢·岁露论》有云："人与天地相参也，与日月相应也。"以自然界季节而言，由于季节间气候变化差异大，故对人体本身的生理机能的影响也有所不同，故在疾病的治疗与防控方面，也要根据时节的不同，选择不同的治则与方药。《素问·六元正纪大论》云："用寒远寒，用凉远凉，用温远温，用热远热，食宜同法。"以月令而言，又有"月生无泻，月满无补，月郭空无治，是谓得时而调之"的治疗原则；《素问·八正神名论》云："月始生，则血气始精，卫气始行；月郭满，则血气实，肌肉坚；月郭空，则肌肉减，经络虚，卫气虚，形独居。"提示对于疾病的治疗与防控也需考虑月相盈亏圆缺的变化规律。

新冠肺炎在中国肆虐的时间主要是冬季，寒冬时节，人体阴盛而阳气内敛，而自然界寒邪散于天，故中医辨证多为寒邪犯肺。冬季本就是呼吸系统传染性疾病的高发时节，虽然国内的疫情防控已基本得到有效控制，但国外仍然肆虐的疫情告诉我们此次新冠肺炎疫情可能要经历一个比较长的时期，即中医学中的"春、夏、长夏、秋、冬"五季都有可能会经历。如此长的时间，即使是同一种新冠肺炎，随着自然时间的推移，它在每个季节段的表现也会存在差异，此时中医辨证必须要考虑季节变化对病情产生的影响和差异。另外，新冠肺炎本身的预防期、发病前期、发病中期（疾病进展期）、发病后期（危重症期）、发病超后期（恢复期）不是一蹴而就的，而是一个相对较长的阶段。因此，对于目前疫情的防治也是需要分阶段来制定适宜的方案，如发病前期的疏风解表、宣肺利咽，发病中期的化痰燥湿、宣肺祛邪，以及发病后期的清热解毒、润肺止咳、化痰祛邪等，这是"因时制宜"原则的另一种阐释。故"因时制宜"指导我们在防疫过程中，根据不同的时节、疾病的不同阶段要采用不同的、适宜的防治方法，才能有效地对疫情进行防控，从而达到事半功倍的效果。

二、以"因地"制疫

"因地制宜"之"地"指地域，主要是指根据不同的地域环境特点，来制定适宜的预防和治疗原则。我国国土幅员辽阔，东西、南北纵横均超过5000米，不同的地域，地势有高低，气候有寒热、燥湿，水土有酸碱性质等差异，因此在我国境内利用中医药对新冠肺炎的防治方案不是全国统一的，是根据地域的不同有所差异的。

中国多个省份推荐的中医药治疗方案显示：各地对新冠肺炎的病邪特点概括不是全然一致的，主要有表邪、湿邪、温或热邪、毒邪、余邪未尽或气阴两虚等。地域、病邪等因素有差异，最后体现在不同地区的新冠肺炎表现也有所差异，故对各个地区新冠肺炎的防治原则也各有特点。如仝小林院士结合国内新冠疫情暴发的主要集中地区——湖北等地收集新冠肺炎患者的临床资料，基于在武汉定点医院、急诊留观、发热门诊、社区卫生服务中心实际观察并诊治的病例资料，将本次传染病的病名定为"寒湿疫"[2]，并以"寒湿疫"理论为基础，并拟定通用方——"武汉抗疫方"诊治；按照病程分为初期、中期、重症期和恢复期，分别以藿朴夏苓汤等、宣白承气汤等、参附汤等及六君子汤等方剂诊治。而国医大师熊继柏教授接诊了湖南省长沙市的若干病例，认为此次疫病的疠气应定性为"温热浊毒"[3]，并将病期分为轻症期、重症期、危重期和恢复期，分别予以桑贝小陷胸汤、宣白承气汤、三石汤和天麻温胆汤进行诊治。[4]由此可知，中医对于新冠疫情的防护在不同的地域也有不同的治则与方药，从而起到最佳的防护效果。

三、以"因人"制疫

"因人制宜"之"人"指人体、人群，主要是指根据病人的年龄、性别、体质等不同的特点，来制订适宜的治疗原则。《黄帝内经》有云："五疫之至，皆相染易，无问大小，病状相似。"另清代徐大椿《医学源流论》云："天下有同此一病，而治此则效，治彼则不效，且不惟无效，而及有大害者也，何也？则以病同人异也。"每个患者的年龄、性别、体质等不同的个体因素造成不同的患者有其不同的个体特点。所以新冠肺炎的侵袭，不同的患者既有不同的临床表现，也呈现出不同的病程变化，比如儿童的体质素有"脏腑娇嫩，形气未充""稚阴稚阳"之说，故在此次新冠疫情暴发时期，儿童群体是易感人群，且多为家庭聚集性病例，[5]故对于儿童，应做好营养的供给，日常生活中注意饮食及生活卫生，外出至人口密集场所时注意口罩的佩戴，并做好日常情绪疏导，避免造成儿童过于紧张的情绪反应。老年人群也是新冠肺炎的高发人群，因老年人基础疾病多，治疗期间并发症出现的概率较其他人群更高，所以老年组的新冠肺炎病死率也相对更高；同时老年人群本身有更高的情感需求，容易产生焦虑，故对于老年组人群在重视心理安慰与疏导的同时，也要注意增强体质，或根据老年人本身的身体情况，予以对应的养生保健，从而提高老年人对于疫情的防控能力，降低易感性。而普通人群的体质相对于儿童和老年人对于疾病的抵抗力和耐受力更高，在疫情期间，普通人群应该在日常生活中做好自我防护，同时注意劳逸结合，避免因生活、工作、情感等方面压力过大造成自体亚健康状态。而对于医学相关的从业人员，更应在工作中和生活中做好自我防护，正确地对待新冠疫情，在学会自我调节的同时给予患者足够的疏导。另外，在此次新冠疫情暴发期间，"因人制宜"还包含将确诊病例、疑似病例、易感人群等进行隔离，分别予以防治措施。国内无论是让疫源地流出的高危可能感染人群或是确诊新冠肺炎密切接触人群隔离14天、14+7天，还是封城等措施都体现了这一点，而这些措施的有利执行对于国内快速的控制疫情的发展与恶化都起到了至关重要的作用，故在疫情反弹时，"因人"制疫的政策与措施还是必不可少的。

四、小结

"三因制宜"的原则体现了中医治疗上的整体观念以及辨证论治应用的原则性和灵活性。而"三因制宜"中的"三"除了指代天时、地利与人和三个方面外，更有把人置身于天地之间，将天地混沌视为一体的思想体现，即中国古代哲学的气一元论或"道生一，一生二，二生三，三生万物"思想，此"三"则指天地人。由此可见，"三因制宜"具有立体感和多维性，所以在今后的疫情防控中不但要把疾病与天时气候、地域环境、患者个体诸因素全面考虑，更应该打破这种"三"的思维，多角度多方面的辨证的看待疾病，看待疫情。

（许晓彤）

参考文献

［1］国家卫生健康委关于修订新型冠状病毒肺炎英文命名事宜的通知［J］.现代养生，2020，20（Z2）：10.

［2］仝小林，李修洋，赵林华，等.从"寒湿疫"角度探讨新型冠状病毒肺炎的中医药防治策略［J］.中医杂志，2020，61（06）：465-470+553.

［3］熊继柏.国医大师熊继柏谈《湖南省新型冠状病毒肺炎中医药诊疗方案》［J/OL］.湖南中医药大学学报：1-6［2020-02-28］.http://kns.cnki.net/kcms/detail/43.1472.R.20200221.1859.008.html.

［4］陈青扬，刘佑辉，王伟，等.国医大师熊继柏对新型冠状病毒肺炎的辨治方略［J］.湖南中医药大学学报，2020，40（03）：267-270.

［5］张孝国，马艳，肖嘉安，等.济南地区儿童新型冠状病毒感染的肺炎临床特征［J/OL］.山东大学学报（医学版）.http://kns.cnki.net/kcms/detail/37.1390.R.20200316.2155.005.html.

基于六经辨证理论体系思考疫情下中医的使命

新型冠状病毒肺炎是暴发于2020年初的重大疫情，但其初始于2019年，因此世界卫生组织将其称为2019冠状病毒病（Corona Virus Disease 2019，COVID-19）[1]。虽然目前已有COVID-19疫苗，但不能确定病毒是否还会变异及疫苗的有效性，对疫情的防控仍然不能掉以轻心。国家卫生健康委员会在第四版《新型冠状病毒感染的肺炎诊疗方案》（以下简称《方案》）中补充了中医药防治COVID-19推荐药物，中医药被官方推荐治疗COVID-19。在随后的第五版《方案》中明确提出中医药防治COVID-19的用药细则[2]，在第六版《方案》与第七版《方案》中对中医药防治

COVID-19的辨证、分型、用药等方面又做了补充与修订。[3]全国各地区也分别发布了适合于各地的中医药防治COVID-19诊疗方案，加大了中医中药防治COVID-19的参与度，大量临床报道证实中医药在防治COVID-19中起到巨大作用。现今世界多数国家COVID-19疫情暴发，给全世界人民的生产生活带来严重影响，给生命健康带来威胁。

中医学是我国传统医学，中医防疫治疫已有数千年历史，参与历朝历代的疫情防治，对维持中华民族传承与发展起到巨大作用。张仲景所著的《伤寒杂病论》是一部防疫治疫的著作，其所提出的六经辨证诊断、治疗体系，对后世医家影响深远，在COVID-19的防治中也发挥了较大作用，值得全世界借鉴、学习。

一、六经辨证理论体系概要

早在《素问·热论》中就有六经辨证的论述，但其涉及证型较少，只论述了热证与实证，各个证型之间的相互变化也不多，如六经之间的传变、转化等未论述，治疗方法也较单一。《伤寒论》在《黄帝内经》的基础上完善了证型，不仅论述了六经本经传变规律，也论述了六经合病、并病的发生发展特点，总结出了8种治疗方法，并用于六经辨证中。六经辨证体系是具备辨病、辨证、治疗、转归等诊治外感病的完整理论体系，适用于伤寒、瘟疫等外感热病，温病学中的三焦辨证、卫气营血辨证理论也是以此为基础而形成的辨证体系。

六经病是外感病发展的不同阶段，根据外感病证候表现可辨为不同经络之病。六经传变反映出疾病过程中邪正盛衰变化，能反映出疾病传变规律，发生发展变化及预后转归。COVID-19在发生发展的不同阶段，邪正斗争的主要矛盾也会发生改变，因此从第四版《方案》开始，即根据COVID-19疾病证候变化而分为不同证型，随着对COVID-19认识的逐渐加深，第六版《方案》与第七版《方案》从分期论治改为了分型论治，通过COVID-19不同阶段的临床表现分型治疗与《伤寒论》中六经辨证的外感病发展规律有更多契合之处。

二、未来疫情中医病证特点

随着对COVID-19认识的不断加深，以及有意识的预防，后疫情时代COVID-19在中国很难大规模流行，但可在小范围传播或呈现散发的特点，疾病的病变特点也较少出现重型与危重型，反而可能以轻型和普通型为主。

1.轻型

（1）寒湿郁肺证（太阳病伤寒证）

轻型寒湿郁肺证为COVID-19病变初期，根据其临床表现可与六经辨证中太阳病对应，其证候中周身酸痛、恶心、呕吐为太阳伤寒表现，《伤寒论》第3条"太阳病，或已发热，或未发热，必恶寒，体痛，呕逆，脉阴阳俱紧者，名为伤寒"。但寒湿郁肺证临床表现中无伤寒中必有的恶寒，这是因为湿气郁于肺中，上蒸郁而化热，导致发热，故在临床表现上多为发热。寒湿郁肺证的病机是寒邪束表，湿邪内郁，在治疗上既要宣透表寒，又要清热化湿，第七版《方案》推荐处方中生麻黄、羌活、生姜性温散寒，开腠理而发汗解表；生石膏入肺经，尤擅清肺热；杏仁降肺气的同时还能宣发肺气，肺气宣发肃降功能正常，既有利于透邪外出，又有利于鼓舞正气抗邪；葶苈子擅长泻肺中水饮与湿邪；贯众擅解疫疠邪毒，又能清肺热；地龙清热；徐长卿祛风除湿；藿香、佩兰芳香化湿兼能解表，增强解表散寒药作用；苍术为祛湿；云苓渗水利湿；白术、厚朴燥湿利水；焦三仙、焦槟榔，消食健胃；草果燥湿散寒。诸药合用，共奏清热散寒、化湿和胃之功。

（2）湿热蕴肺证（太阳病热证）

轻型湿热蕴肺证热象明显，其临床症状中胸闷脘痞、呕恶纳呆为湿热内蕴，蒸腾胸膈所致；干咳痰少、咽痛、口干不欲饮为湿热蕴肺表现。栀子为苦寒之品，主要治疗太阳病热证，若用于太阳病湿热并重或由湿内蕴而热，可损伤脾胃，因此在第七版《方案》推荐处方中并未用栀子汤治疗，而是多与化湿和胃清热解表之品。推荐处方中槟榔消食和胃；草果、厚朴、苍术燥湿；知母、黄芩、柴胡、赤芍、连翘、青蒿、大青叶清热解表；甘草止咳，处方中多寒凉清热药，甘草能缓和药性。

2.普通型

（1）湿毒郁肺证（太阳阳明合病）

普通型湿毒郁肺证临床表现中恶热、腹胀、便秘不畅为阳明病之象，表明此时病至阳明，《伤寒论》第180条"阳明之为病，胃家实是也"，阳明病以肠道实证为主要表现。SARS是冠状病毒感染引起的传染病，通过与ACE2结合而感染患者，COVID-19也是冠状病毒引起，因此目前认为COVID-19与ACE2关系密切，[4]肠道是ACE2主要作用器官之一，在分子生物学层面揭示了COVID-19与阳明病的联系。憋闷气促、咳嗽仍为太阳病之象，《伤寒论》第36条"太阳与阳明合病，喘而胸满者，不可下，宜麻黄汤"。第七版《方案》中推荐处方中含有《伤寒论》中经典方剂麻杏石甘汤，治疗COVID-19的多种方剂均以麻杏石甘汤为基本方，如清肺排毒汤、连花清瘟胶囊（颗粒）、金花清感颗粒（胶囊）等，网络药理学研究表明麻杏石甘汤多种成分可通过多个靶点抑制机体的病毒复制，抑制炎症因子表达进而减轻炎症反应。[5-6]薏苡仁、苍术祛湿；藿香化湿；橘红燥湿；青蒿、虎杖、芦根、葶苈子清肺热；马鞭草清热解毒。配合麻杏石甘汤有清热化湿之功。

（2）寒湿阻肺证（太阳太阴合病）

寒湿阻于肺中，脾主运化水湿，湿邪为患多引起脾运化失司，太阴为病。寒湿阻肺证临床表现与《伤寒论》第277条相似："自利不渴者，属太阴，以其藏有寒故也，当温之，宜服四逆辈。"胸闷、脘痞、或呕恶、便溏为太阴脾经病变表现，此时病邪开始由太阳转入太阴，但主要病位仍然在肺，故而脾经病变表现不明显，未到"自利"的程度，因此在第七版《方案》推荐处方中并未以四逆辈为主治疗，COVID-19发生之时，湖北武汉地区降雨量较大，气候较往年偏湿，普通型与轻型的4种证型都与湿相关，COVID-19以轻型与普通型多见，因此湿邪是COVID-19主要致病因素。对于寒湿阻肺证的治疗，第七版《方案》推荐处方中治法为太阳太阴同治，以苍术、厚朴、陈皮、藿香、草果、槟榔芳香化湿醒脾兼行气；以麻黄、羌活、生姜解表。

三、未来疫情下的中医使命

鉴于COVID-19强传染性、强致病性，国家中医药管理局在第四版《方案》中将其归为中医学"疫病"范畴，早在《黄帝内经·素问》中就有对"疫病"的记载："五疫之至，皆相染易，无问大小，病状相似。"《肘后备急方》中介绍了疫病的病因："岁中有疠气，兼夹鬼毒相注。"认为疫病乃外感乖戾之气而得。吴又可在《温疫论》中明确提出瘟疫的病因是感受杂气，并认为杂气从口鼻而入，始客于膜原，邪溃则有九种传变，大凡不出表里之间。

随着中医中药在抗击COVID-19疫情中的应用，中医专家们对COVID-19认识不断加深，在临床实际中不断探索，第六版《方案》中医药诊疗部分较第五版《方案》有了较大的改动，如在证型上结合了各地区特点，证型明显增多；寒湿郁肺证推荐用药量增大、药味量增加，说明COVID-19临床治疗难度可能较大；对疫毒闭肺证的病机认识更深刻，推荐用药增加了补气药物。随着中医药诊疗COVID-19方案的不断完善，中医抗击COVID-19疫情定能贡献更大的力量，在后疫情时代以六经辨证理论体系防治COVID-19将取得更加可喜的成果。

（蒋鹏飞）

参考文献

［1］Nature.Coronavirus latest: WHO officially names disease COVID-19[EB/OL].(2020-02-11)[2020-03-06].https://www.nature.com/articles/d 41586-020-00154-w.

［2］蒋鹏飞，刘培，李书楠，等.第六版《新型冠状病毒肺炎诊疗方案》中医药诊疗部分较第五版改动探讨［J］.世界科学技术–中医药现代化，2020，22（3）：745-752.

［3］蒋鹏飞，李书楠，刘培，等．全国各地区新型冠状病毒肺炎中医防治方案分析［J］．中医学报，2020，35（4）：709-719.

［4］Suárez-Fariñas M，Tokuyama M，Wei G，et al.Intestinal Inflammation Modulates the Expression of ACE2 and TMPRSS2 and Potentially Overlaps With the Pathogenesis of SARS-CoV-2‐related Disease［J］.Gastroenterology，2021，160（1）：287-301.

［5］张云，杨卉，何轩辉，等．麻杏石甘汤治疗新冠肺炎细胞因子风暴的网络药理学分析［J］．世界中医药，2020，15（13）：1908-1913.

［6］唐璇，佟琳，郭非非，等．基于TCMATCOV平台的常用经典名方治疗新型冠状病毒肺炎潜在作用分析［J］．中国中药杂志，2020，45（13）：3028-3034.

中医症的内涵和外延及其与微观指标关系的探讨

整体观念与辨证论治是中医学的特点，证是对疾病当前阶段的病理性概括，症是中医辨证论治的依据，包括患者自觉的不适感以及医生诊察的体征。传统的症是通过中医四诊手段获取的疾病信息。随着科技的日新月异，检测设备更新迭代，人们能在分子水平观察事物，对疾病的认识也从宏观向微观发展，对疾病的诊断日益细化，使得人们能够检测到疾病发生前期的细微变化，达到"早发现""早诊断""早治疗"的效果。国医大师邓铁涛提出，[1]应用现代科技来发扬中医，可将西医查体、理化检查等手段为中医所用，丰富中医的临床辨病辨证内容。因此，本文以临床理化指标为出发点，探讨中医"症"的现代内涵与外延，望同道斧正。

一、中医之症

1.症字释义

"症"与"证""證"均是中医常用字词，临床中常用而又乱用。中国古代并无症、证、證之分，据中医学家秦伯未先生考据，"症"是"证"的俗字，"证"是"證"的简体字，"症""证""證"三字实为一个字。[2]现阶段中医领域内将"症"与"证"区分开来，将症状和体征统称为"症"；将"证"定义为对疾病过程中一定阶段的病因、病位、病性、病势等病机本质的概括。

2.症的内涵探析

人脑的物质信息来源于人体以外的物质世界以及人体自身内部的物质世界，[3]一者来源于人体的感受器（眼、耳、口、鼻等），一者来源于人体内在的感受器（整个人体）。古人以自身为感受器，感知人体以外的物质世界的变化，并抽象概括出中医的阴阳、气、血等中医重要概念。由此及彼，中医在对人的健康与疾病的认识过程中，同样是从直观的感性认识到理性的抽象认识。中医辨证论治的过程，便是将外部感知所获得的诸如头晕、恶寒、呕吐、便溏等感性认识，基于中医理论与思维，将信息进行一定的分析，归纳，抽象并概括得出"病""证"等判断。

随着社会的发展、医学目的转变以及人民日益提升的对健康的需求，中医诊断学从对疾病的认识与判断延伸至对健康的认识与判断，《中医状态学》的产生为中医辨识人体的健康状态提供了理论依据与方法指导。因此，中医诊断学从对疾病（或者是证）的判断延伸至对人体健康状态的判断，作为中医辨证依据的"症"，其内涵应当随之更新。内涵指的是一个概念所反映事物的本质属性的总和，即事物的内容。现代临床诊疗过程中，常以宏观人体不适、查体结果以及辅助检查为主要临床诊治疾病的依据，结合临床实际，在疾病状态下，"症"的内涵当从传统的症状与体征的总称更新为能反映人体健康状态的信息，即《中医状态学》中的健康表征参数。

3.症之外延探析

观察中医辨证论治过程可知，传统中医主要是以人体表现出的相对宏观的物质信息为依据进行辨证论治，即以人体感受器所获取的物质信息（人体外部信息）为依据。由于受当时科学技术的限制，无法获取人体内部的信息，导致其无法得到很好的发展。现代检测科技不断发展，西医学对人体健康与疾病的认识日趋微观化，从组织到细胞再到细胞器，但在经历了医学模式由生物医学向生物-心理-社会-环境医学转变的过程，西医学也正从微观走向宏观，从局部回归整体。相比西医学，中医学秉持整体观念，始终在整体的角度认识疾病与健康。钱学森先生基于系统论的观点认为，人体是开放的复杂巨系统，而"证"是人体的功能状态，应当使用从定性到定量综合集成法来研究，并鼓励现代中医学者以系统论为出发点来研究中医理论。

外延指的是一个概念所确指的对象范围，无论中医的"症"还是"健康表征参数"均当是人体状态的外在表现。因此，"症"的外延主要体现于望、闻、问、切所获得的病情资料，也体现于现代医学中由检测设备获取的病情资料，如理化检查、影像资料、病理变化等。诚如《丹溪心法》所云："欲知其内者，当以观乎外；诊于外者，斯以知其内。盖有诸内者形诸外。"但凡可通过感官或现代科技手段捕捉到的可以体现身体健康状态的信息，均可视为中医症的一种。

二、微观指标

微观指标指的是应用物理或化学的手段，由检测仪器获得的与诊断有关的客观、可量化的信息。《中医状态学》将微观指标定义为微观参数，其包括"理、化、病"三部分，涵盖影像学信息（CT、MRI、超声等）、物理信息（心电、脉波、红外热信息等）、化学信息（体液、分泌物、排泄物以及分子生物学等检测指标）以及病理改变结果。[4]更有学者将西医学检查所获得的诊疗信息与传统中医四诊并列，将其命名为"查诊"。[1]简言之，微观指标应涵盖临床检验、影像资料以及物理信息，具有客观、定量、可重复等优势，正是中医辨证论治所缺少的是临床诊断疾病的重要依据，也是临床处方用药的重要参考。

1.微观指标与中医之"症"

微观指标实属中医之症。从"症"的定义可知，传统中医学将以四诊所采集的诊疗信息归为"症"，即症状与体征合称"症"。症是证的外在表现，而微观指标是机体健康的外在表现之一，微观指标异常往往提示机体存在病变。症与微观指标均能反映人体的状态，而症与微观指标，二者看似相悖，实则并不矛盾，更是殊途同归，是人体健康状态的外在表现。因此，现代科技日新月异之时，中医在发展的过程中，应当在坚持中医思维的前提下，积极将现代科技为己所用。诚如占永久提出理化检查作为中医"四诊延伸"的设想，可以中西医互补，弥补中医宏观辨证的不足，深刻认识疾病，减少漏诊、误诊，同时也指出"四诊延伸"中容易产生轻四诊、重检查，过分追求诊断客观化，临床指标融入中医辨证体系难等问题。[5]

微观指标又非中医之症。通过现代技术手段所获取的微观指标没有在中医思维和中医理论指导下为中医所用，实难将其归属于中医"症"的范畴。微观指标是一类客观存在的物质变化，并非西医学所独有，在西医学的理论指导下，用于指导疾病的诊治，则可将其归属于理化指标、检验指标等；在中医理论的指导下，用于指导辨证论治的，则可将其归属于中医的"症"。

2.微观指标的中医应用

微观辨证则是以微观指标为依据，从微观角度认识证，并完成中医的辨证过程或为传统中医辨证的补充和参考。微观辨证的概念由沈自尹院士首次在《微观辨证和辨证微观化》一文中提出。后续学者通过检测仪器研究微观参数与中医证的关系，探讨证的物质基础及潜在的作用机制。如郭振球[6]认为微观辨证是以中医经典辨证为向导，四诊"司外揣内"宏观辨证，结合应用现代新科技，深入到细胞化学、神经递质、激素、免疫乃至基因调节，以阐明病证传变规律的一种辨证方法。近年来，传统检验指标以及组学、质谱分析、基因芯片等检测技术广泛应用于中医"证"本质研究，极大地促进了中医"证"本质研究的发展。李琦[7]研究慢性乙型肝炎中医证型与检验医学指标的相关性发现血瘀证、肝郁证慢性乙肝患者肝脏代谢功能弱于湿热证患者，胆红素水平升高多见于湿热证患者。有研究团队[8]提出状态辨识和表征参数概念，在中医理论的指导下，基于系统工程原理，从宏观、中观、微观角度对表征参数进行综合处理分析，得出状态要素，进而判断当前阶段的状态。诸多研究揭示了微观指标与证的关系，同时也提供如何从微观角度分析处理微观微观参数的方法，可见微观指标在中医理论的指导下，可助力中医的现代化发展。

在中医诊断方面，微观指标凭借其客观、可测量的特点，为中医辨证论治提供客观、可测量的实证依据，使中医的辨证更具说服力，弥补中医辨证缺乏客观依据的不足；在中医无症可辨之时，可为辨证论治提供一定的辨证依据；在与人工智能、大数据等现代科技的帮助下，微观参数可作为探测疾病早期变化、评估疾病程度、判断疾病转归提供可靠依据；在中医证的基础研究中，微观指标能够从微观层面解释结构与功能之间的关系，揭示证在产生过程中的内在变化，阐明证的物质基础；在极端环境中（如疫情、太空等）需要中医辨证论治时，能够通过仪器设备为相应人员提供中医辨证论治的依据。

三、小结

随着科技的发展，诊断的技术手段日益丰富，可测量到诸多微观物质，这些微观物质均可作为判断人体健康状态的依据。中医的"症"作为辨证依据，在中医诊断学从关注疾病向关注健康转变的过程中，"症"的内涵与外延得到拓展和延伸。在中医理论指导下，微观指标正逐步融入中医，助力中医药的现代发展，这正是习总书记对中医的发展做出"传承精华守正创新"指示后的最好行动。

（房盛懿）

参考文献

［1］吴伟，王创畅，邓铁涛."五诊十纲"中医临床新思维探讨［J］.中医杂志，2014，55（6）：455–457.

［2］孙其新.谦斋辨证论治学［M］.北京：人民军医出版社.2015：2.

［3］杜青雄.运用马克思主义哲学的认识论分析中医"证候"的形成过程［J］.中医杂志，2010，51（S1）：66–67.

［4］李灿东.中医状态学［M］.北京：中国中医药出版社.2016：69.

［5］占永久.对"四诊延伸"的思考［J］.辽宁中医杂志，2014，41（9）：1852–1853.

［6］郭振球.微观辨证学的研究现状与发展趋势［J］.中医药学刊，2003，21（5）：645–646.

［7］李琦，高宇，赵立铭，等.慢性乙型肝炎中医证型与检验医学指标相关性分析［J］.检验医学与临床，2016，13（13）：1794–1797.

［8］李灿东.中医状态学［M］.北京：中国中医药出版社.2016：7.

《伤寒论》学术思想对疫情防控的启示与指导

在中华文明五千年的历史中，中华民族历经众多瘟疫的考验和打击，中医药在与之对抗的过程中积累丰富的治疗经验和治疗思想，这是中华文明的宝库。在近几年的疫病防治过程中，中医药起到了举足轻重的作用，比如说在2003年抗击非典中，广州中医药大学第一附属医院在国医大师邓铁涛指导下参与中药治疗非典，取得了"零死亡率、零转院、零后遗症、零感染"的成绩。在此次新冠肺炎的抗击中，调查显示来自中国9个省的54家医院的782例确诊为新型冠状肺炎的患者，研究人员发现清肺排毒汤的早期治疗与较好的临床结果有关，即康复更快，病毒脱落时间更短，病程更短，住院时间更短。与此同时，该研究的死亡率为0.3%，低于全球5.3%，表明清肺排毒汤治疗在中国具有优势。[1]

新型冠状肺炎属于传染病的范畴，中医学又将传染病称之为疫气、疫病、天行、瘟疫等，其具有传播速度快、传染性强、病情传变迅速、死亡率高等特点，严重影响着人民群众的生命安全。汉代医圣张仲景在《伤寒论》序言中写道"向余二百，建安纪年以来，犹未十捻，其死亡者，三分有二，伤寒十居其七"，仲景见此景后勤求古训，博采众方，总结临床经验和前辈学术思想著成《伤寒论》。该书非常详细地记载了仲景在治疗疫病时的治疗思想和方药，并且阐述了疫病在不同临床阶段的临床症状、发病机制、辨证思路、治疗方药等方面，开创性地提出了六经辨证思想，是我国古代防治疫病的里程碑性著作，为后世医家防治疫病提供临床经验和参考价值。本文将从三个方面对《伤寒论》在后疫情时代下的指导和思考进行阐述。

一、预测预防观

《金匮要略》曰"客气邪风，中人多死"，明确指出外来致病邪气可以致病甚至导致死亡，这为后世疫病病因学说奠定了基础。《素问》有言"五气更立，各有所失，非其位则邪，当其位则正"，五运六气异常、太过或不及等反常变化会产生邪气，人体感邪即发病导致疫病流行。根据五运六气进行推演，2019年为己亥之年，推演出六气为厥阴风木司天，少阳相火在泉。上半年为风木之气主事，下半年为相火之气主事，根据气象数据统计显示，2019年冬季较往年气温偏高，尤其是长江中下游部分地区超出同期历史水平。在本应行太阳寒水之时而冬行春令，则易于温厉之邪化生。《温病条辨》曰"温厉者，厉气流行"，此次新冠肺炎疫情当属"疫病"的范畴。在疫情初期，抗疫经验缺乏的时候，五运六气学说可以为辨证施治提供思路。此次疫情的基础病因是客气少阳三焦相火在泉和岁运土运不及，《黄帝内经》少阳相火在泉治以咸寒，土运不及用甘和，火郁于肺方用辛凉，总的治疗思路是扶助脾胃、驱邪清肺，用药当以透热清散和温健脾胃为主。[2] 清肺排毒汤是新冠肺炎中的有效方剂之一，根据清肺排毒汤的方药组成，可以验证五运六气的推测：麻黄汤与五苓散相配，既能祛寒邪闭阻之表实证，又能健脾祛湿；小柴胡汤和解少阳，清少阳热邪，基本符合五运六气所推算的治疗思路。这为我们利用五运六气学说推算疫情的发生提供了经验，能让我们有更高的警觉和做好防范措施面对下一次疫情的到来。

除了对疫病的预测，张仲景还十分重视对疫情的预防，从饮食起居和运动调护等方面进行调护，"冬时严寒，万类深藏，君子固密，则不伤于寒，触冒之者，乃名伤寒耳。"说明疾病的发生与人体感受外界邪气息息相关，告诫人们面对气候的变化应主动积极地采取措施适应变化，聚精养神，调养形体，预防病邪入侵，主动去预防疾病的发生和发展。在药物预防方面，仲景对虚劳不足、脏腑虚损的患者采用扶正祛邪的薯蓣丸进行预防。在后疫情时代我们应及时有效地采用这种未病先防的治疗理念，对于那些年老体虚者、久病体弱者、儿童幼儿等这些体质偏弱的群体进行主动预防，包括起居规律、适当运动、在医生指导下的饮食指导、药物调护等。

二、辨证论治观

辨证论治是中医学的最重要的思想之一，"观其脉证，知犯何逆，随证治之。"体现《伤寒论》的辨证论治思想，这虽是为太阳病辨证而设的治疗大法，却贯穿了整个伤寒病的治疗过程，是治疗伤寒病的基本准则。"随证治之"概括了疫情不同的阶段、不同人群、不同症状情况下的治疗大法，摆脱了医者在治疗疫病中的思维局限性。在此次新冠肺炎期间，相对于西医的疫苗到目前迟迟没有成功研发，中医药却可以早介入、早治疗。相较于西医的一种疾病对应一套规范化、流程化的诊疗方案，中医则更倾向在辨证论治指导下所制定的个性化治疗方案，包括一病多方，一人多方，综合发病气候、发病地点、发病阶段、患者体质等等因素来制定个性化的治疗方案。在此次疫情中，中医根据时间、地点、临床表现及早地确定了疫病的证候特点：根据发病时间在12月份，气候寒冷，武汉多阴雨环境多潮湿寒冷，故其性寒；发病地点武汉，市内多江河，水湿泛溢易生湿邪，故其性属湿，故多数疫病患者表现出纳差、腹泻等湿困中焦之症，且舌苔多厚腻，故辨证为湿困脾胃证。《新型冠状病毒肺炎诊疗方案（试行第八版）》[3] 也将新冠肺炎的中医临床分型及证候做了相应的描述，临床分期包括轻型、普通型、重型、危重型、恢复期；中医辨证分为：清肺排毒汤证、寒湿郁肺证、湿热蕴肺证、湿毒郁肺证等证候类型。其中清肺排毒汤是主要治疗方剂，由麻杏石甘汤、五苓散、小柴胡汤等加减化裁而成，其组成方剂均出自《伤寒论》和《金匮要略》，由此可见经方历久而不衰，在抗击新冠肺炎疫情中发挥重要作用。

三、调护观

张仲景在《伤寒论·辨阴阳易差后劳复病脉证并治》中讲述了病愈防复的问题，比如"大病差后，劳复者，枳实栀子豉汤主之"，仲景认为食复、劳复、复感可能导致复发甚至病情反复，迁延不愈。疾病初愈之时，机体机能及气血阴阳平衡协调状态尚未完全恢复，疾病后期若不注意调护，很容易复发。在疾病的愈后阶段，人体的生理状态以"正虚"为主，在扶助正气的同时也要注意生活方式的调摄，仲景对愈后阶段的调护采用"养慎观"，在外避邪气、在内慎起居调饮食以养正气，正如《金匮要略脏腑经络先后病》所言："若人能养慎，不令邪风干忤经络房室勿令竭乏，服食节其冷、热、苦、酸、辛、甘，不遗形体有衰，病则无由入其腠理。"在疾病初愈阶段，虽然患者表现的症状减轻或消失，但此时余邪未尽，正气未完全恢复，阴阳没有达到理想的平衡状态，需要非常注意病情恢复期间的调理方式。所以患者应在医生指导下积极进行饮食调养，注意劳逸得当，生活起居规律。在江夏方舱医院中，医护人员教病人八段锦、太极拳的视频走红了网络，五禽戏、八段锦、易筋经等导引方法通过加强患者的肢体活动以调身，通过患者有意识地控制呼吸方式以调息，这些方法都有助于患者病情的康复。

在疫情逐渐控制后，随着大批的新型冠状病毒肺炎病人出院，出现了新型冠状病毒感染患者核酸转阴，复检又出现阳性现象，被称为"新冠肺炎核酸复阳"。这种情况属于疾病的恢复期，目前西医认为主要的病因在于病毒载量低，间歇性排毒，位置深藏，不易被检测到；个体免疫功能低下，容易再次感染病毒。[4]然而目前西医治疗方式有限。本病该阶段的中医辨证为虚实夹杂之证，中医病机为正气不充，余邪未尽。我们可以运用《伤寒论》中"差后劳复"理论对患者进行药物调理预防及饮食调护，根据辨证论治的思路治疗上用小柴胡汤和解枢机，清解郁热、竹叶石膏汤清热和胃，益气养阴等；治疗重点是调理脾胃，顾护脾胃的基本思想应贯穿治疗始终。[5]

近现代中国受到西方文明的冲击，中医的地位也因受到西方科学思维的打击而一落千丈，民国时中医甚至差点被废止。新中国成立之后，最高领导人毛泽东非常重视中医，强调西医要学习中医，中、西医结合。面对近代以来西方科学及医学的冲击和挑战，中医未来的发展之路面临着严峻的挑战。在此次新型冠状病毒肺炎疫情中，中医展现了其独有的魅力和作用。中医作为中华民族文化的重要组成部分，凝聚太多医者的心血和毕生所学之精华，我辈理应奋起努力，将中医继续发扬和传承。

（张　倩）

参考文献

［1］Shi N，Liu B，Liang N，et al. Association between early treatment with Qingfei Paidu decoction and favorable clinical outcomes in patients with COVID-19：A retrospective multicenter cohort study［J］. Pharmacol Res，2020，161：105290.

［2］曾卓辉，李林锋，潘建科. 五运六气理论参合辨证探析新型冠状病毒肺炎的防治［J］. 中国中医急症，2020，29（04）：571-574.

［3］新型冠状病毒肺炎诊疗方案（试行第八版）［J］. 中国医药，2020，15（10）：1494-1499.

［4］王琦，李玲孺，郑燕飞，等. 新型冠状病毒肺炎复检阳性原因分析及中医药防控［J/OL］. 中医杂志：1-5［2020-12-06］. http://kns.cnki.net/kcms/detail/11.2166.R.20200806.1707.002.html.

［5］黄青松，安兴，谢春光，等. 基于《伤寒论》"差后劳复"理论浅谈新冠肺炎患者核酸"复阳"的中医治疗［J］. 中药药理与临床，2020，36（03）：45-46.

中医养生思想与疫病防治

我国抗击疫情举措获得巨大成效，但是其中也不乏有人与此举背道而驰，大力宣传不实信息，例如："鼻子抹香油可预防病毒感染""喝酒吸烟防肺炎""吃抗生素预防病毒"等等。这些无稽之谈带来的后果不仅毫无作用，反而会导致新的疾病发生，因此在疫情未爆发时不断提高国民养生防病的知识，将是摆在大众面前的新问题。本篇以《素问·上古天真论》中提到的"上古之人，其知道者，法于阴阳，和于术数，食饮有节，起居有常，不妄作劳，故能形与神俱，而尽终其天年，度百岁乃去"为纲领，一一分述其养生要点。

一、法于阴阳

阴阳作为总纲，其意义为自然界相互关联的事物或对立双方属性的概括，例如寒与热，水与火。事物中的阴阳两个属性，处于动态平衡状态时，在自然界则标志着四季正常更迭，在人体则标志着五脏功能协调，气血调和。如若出现阴阳失衡，则易发病。因此调和阴阳，使之恢复相对平衡的状态，达到阴平阳秘，是防治疾病的基本原则。人体由于先天禀赋之差异，可分为三类体质：阴阳平和质、偏阳质、偏阴质。根据《素问·四气调神大论》有云："春夏养阳，秋冬养阴。"此则条文是养生防病的一条重要原则。人类赖四时阴阳之协调而生存，春夏阳气当旺，偏阴质者可在此时服用温热补阳之品，慎用寒凉之品，以保养人体之阳气，则待秋凉之后也不易感受寒邪；秋冬阴气当旺，偏阳质者可在此刻服用凉润之品，慎用温热之类，以滋养人体之阴气，则当天气回暖之后不易感受热邪。[1]而临床上选用药物调补其阴阳时，根据《素问·阴阳应象大论》论述到："阴味出下窍，阳气出上窍。味厚为阴，薄为阴之阳；气厚为阳，薄为阳之阴。"药物的阴阳属性依据药物的四气、五味划分，属性不同则功效不同，需当鉴别，另外临床上选用药物调补阴阳时，亦需遵循阴阳协调的原则，不宜太过。而人体本身为一个有机整体，组成人体的脏腑、经络、气血、体表均可根据其功能特点、部位以划分其阴阳属性："人生有形，不离阴阳。"体表而言：背为阳，胸为阴；脏腑而言：六腑为阳，五脏为阴；气血而言：气为阳，血为阴。掌握和了解人体阴阳属性的划分，有益于采用药物、针灸、推拿之术进行保养时的方法选择。前段部分主要论述了养生之法，而作为医者需要谨记疾病治疗的基本原则为阴阳失调，故调整阴阳是治疗疾病的基本原则之一。故内经有云："谨察阴阳所在而调之，以平为期。"2019年新冠肺炎疫情恰逢超级暖冬，根据"春生、夏长、秋收、冬藏"这一规律，冬季阳气过旺，则影响其"藏"之功能，《黄帝内经》有云："冬不藏精，春必病温。"疫情随之而生。疫情期间，民众"未病先防，既病防变"的意识有所提高，但是也让某些别有用心的无良商家钻空子，提出"补阳增强抵抗力""补阴防病"的无稽之谈，大量补阳药导致机体阳气过盛，耗伤阴液，导致疾病发生。因此后疫情时代，作为医者需清肃此类谣言，宣扬正确的"法于阴阳"的防病理论。

二、和于术数

和于术数就是要符合术数，和，即中和、平衡。对一切内在联系的事物例如阴阳、左右、上下、水火等进行协调，达到和谐状态的过程。术数就是方法，技术，指用天文地理、五行生克制化推测人事之吉凶祸福的数学。唐代王冰论述到术数者为保生之大伦，修养者必须遵循。马莳《素问注证发微》中论述到："术数者，修养之法则也。"因此上古圣人养生，都能够了解其养生之道，法于天地之阴阳，调和人事之术数。术数[2]，所涉及面甚广，包含了呼吸按跷、《四气调神论》中的养生收藏之道，《生气通天论》中的阴平阳秘，精神乃治。《阴阳应象大论》中的闺房养生之七损八益。呼吸养生《灵枢·五十营》有云，人气行一周，千八分，日行二十八宿……故五十营备，得尽天地之寿矣。这是采用"五十营"呼吸术调节呼吸达到养生的目的，以此可尽享天地之寿。《素问·异法方宜论》有论述："脏寒生满病，其治宜灸焫。"《灵枢·九针十二原》有云："用微针通经脉，调血气。""凡用针者，虚则实之，满则泻之，菀陈则除之，邪胜则虚之。"这是采用针刺、艾灸术数治疗脏寒、气血不通并提出针灸治疗法则，以达养生防病之目的。《素问·生气通天论》中论述"骨正筋柔"指导引有术，则骨骼强劲。《素问·上古天真论》有云："恬淡虚无，真气从之，精神内守，病安从来。""恬淡虚无"是情志养生要义。《素问·阴阳应象大论》有云："能知七损八益，则二者可调；不知用此，则早衰之节也。"此为古代闺房养生术，其他还包括药物、刮痧、健身术等技术以强健机能、延年益寿的保健方法。此次疫情期间，江夏方舱医院的中医抗疫人为轻症以及恢复期病人施以针灸疗法较有成效，并带领患者进行太极拳、八段锦等导引术练习，有效增强身体素质，利五脏六腑，通经络结气，更有助于修身养性，调整心态，有助于疾病恢复。

三、食饮有节

节，《说文解字》：竹约也。约、缠束也。竹节如缠束之状。引申为节省、节制、节义字。食饮有节其意有三：①饮食有节制，不可过饥或过饱；②饮食要有规律；③饮食要五味调和。遵循此三条饮食规律以达养生之目的的。《素问·痹论》中："饮食自倍，肠胃乃伤。"《素问·评热》有云："不能食者，精无俾也。"此两条条文分别论述了饮食过饱，增加脾胃之气负担，则损伤脾胃；饮食过少，气血化生减少，则精气化源不足。《灵枢·胀论》："卫气之在身也，常然并脉，循分肉……五谷乃化。"此条文主要论述食物通过营卫之气参与化生精微。《灵枢·五味》有云："谷不入，半日则气衰，一日则气少矣。"此则论述了饮食需有规律，不然会导致气的化生减少，而影响机体的功能。《素问·六元正纪大论》："用寒远寒，用凉远凉，用温远温，用热远热。"此则条文讲述用药当应时节，方得养生之道。《素问·师传》有云："食饮衣服……寒无沧沧。寒温中适，故气将持，乃不致邪僻也。"《素问·藏气法时论》有云："肝色青，宜食甘，肾色黑，宜食辛。辛散，酸收，甘缓，苦坚，咸软。"《灵枢·五味》有云："五味各走其所喜，谷味酸，先走肝；谷味苦，先走心；谷味甘，先走脾；谷味辛，先走肺；谷味咸，先走肾。"此两则条文讲述食物之五色五味用五脏相应，对应食物对五脏有所裨益。[3] 饮食有节，此脾胃之气充盛，气血化生有源，五脏六腑得养，精髓得充，正气强盛，邪不可干。食品安全问题，为民生大事，且此次疫情除气候反常之外，饮食不洁亦为发病原因。现今抗疫虽已取得较大成效，但全球因口欲问题导致疾病发生仍不绝于耳，因此望大家谨记"病从口入"的悲惨教训。

四、起居有常

起居有常是指日常起居生活一定要合乎一定的生理机制以达到养生防病的目的。在此作者主要讨论睡眠与四季变化。如《素问·四气调神大论》论述春季应夜卧早起，在春季养生时，必须顺应春天的生发之性；心态顺其性宜舒畅豁达，作息宜夜卧早起，行为举止可按照"免冠披发，松缓衣带，广庭信步，舒展形体"此十六字而运动。[4]《素问·四气调神大论》论述夏季起居宜夜卧早起，无厌于日。夏季暑热过盛，人体阳气亦属一年最旺之时，夏三月延长户外运动时间，使身心保持阳气隆盛的状态。并达到未病先防的目的。[4]《素问·四气调神大论》论述秋季起居当早卧早起，与鸡俱兴，秋季万物萧条，人体之阳气、气血运行逐渐衰落向"冬藏"过渡，因此早睡早起方可保持神志安宁，减缓肃杀之气对人体阳气的影响。[4]《素问·四气调神大论》论述冬季应遵循早卧晚起，必待日光。冬季人之阳气最弱，因此在冬三月"早卧晚起，必待日光"的起居时间可保证充足的睡眠时间，不扰动人体阳气，禁操劳度日，则神志潜藏，安静自若，阳气严守而不外泄。[4]起居有常，顺应四季阴阳之变化来保养身体，以达到体内阴阳平衡防止疾病的发生。当代人昼夜时间规律现已出现各类健康问题，调整人体睡眠时间不仅可以达到调整人体阴阳，并且有利于脏腑功能协调，达到气血平和，体质强健。

五、不妄作劳

妄，违背常规的，荒谬不合理。不妄作劳即不能违背常规地劳作，即劳逸结合。正如《素问·上古天真论》论述"形劳而不倦"，劳动包括体力和脑力劳动。体力劳动，主要锻炼筋骨，活动关节，促进食物消化吸收，加强内脏机能，则体质强健。而体力劳动过度则导致"劳则气耗"。《素问·宣明五气》中论述了"五劳所伤"即久视伤营血，久立久行伤筋骨。[5]脑力劳动，主要动用心神，适度则神思敏捷，加强大脑机能。而过度安逸少动，导致气机不畅，正气虚弱。如《宣明五气》"久卧伤气，久坐伤肉"。《灵枢·根结》"夫王公大人，血食之君，身体柔脆，肌肉软弱"[5]。劳逸结合，动静协调则可使气血运行通畅，脏腑机能协调，体质健强，病安从来？

2019岁末之际，突发的新冠疫情冲击了人类的身体健康，此时仍在疫情之中，保养身体、未病先防成为全世界人民瞩目的热点，为大众提供正确的、切实可行的养生方法和理念是医务工作者的义务，因此在疫情中不仅政府层面需要重构卫生安全、尽快完成立法。社会大众也需要了解基本的养生防病知识。中医养生防病具有理论知识悠久以及实践经验丰富的特点，具体强调了人是一个有机整体，与社会环境、自然界密切相关。在疫情中，中医人的初心与使命是本着以人为本而关怀人体之健康祸福，因此宣扬正确的养生知识，提供切实可行的防病措施是中医人的本职。因此指导养生防病时需谨察阴阳，持法有术来指导饮食、劳作、起居等达到延年益寿的目的。

（刘婷婷）

参考文献

［1］邓娜，蔺晓源，刘富林，等. 基于"养"字探析"春夏养阳，秋冬养阴"的理论内涵［J］. 中医药导报，2020，26（04）：83-85.

［2］马蒔. 黄帝内经素问注证发微［M］. 王洪图，李云，点校. 北京：科学技术文献出版社. 1999：4.

［3］刘昊雯.《内经》饮食理论研究［D］. 山东中医药大学，2008：10-11.

［4］孙广仁. 中医基础理论［M］. 北京：中国中医药出版社. 2007：74-98.

［5］黄帝内经［M］. 姚春鹏，译注. 北京：中华书局，2018.

中医诊断关于疫病之思与辨

新型冠状病毒肺炎（COVID-19），简称新冠肺炎，[1]是一种高致病性、高传染性的疾病，起于武汉，迅速蔓延至全球，给全球的经济、社会、秩序和医疗卫生系统带来了极大的挑战。目前我国已经处于疫情防控的常态化阶段，中国在此次抗疫过程中，反应迅速，措施得当，迅速控制了国内的疫情，为全球新冠肺炎的防控和治疗提供了中国方案和中国智慧。在冠肺炎疫情的防控过程中，中医中药发挥了至关重要的作用，中医的思维和方案也得到了民众的普遍认可，本文就疫情时代如何发挥中医的价值，突出中医思维的重要性进行了思考。

一、中医思维对疫病的认识

新冠肺炎的全球大暴发，引起了全球医学界的广泛关注。现代医学的思维是直接的、线性的，它更关注的是新冠病毒本身，研究病毒的分子结构和基因序列，从而研发消灭病毒的药物，以病为本，强调的是诊病治病；而中医学的思维是抽象的、综合的，它更加关注人的因素，以人为本，诊人治人。当西医的目光聚焦在研发能够消灭病毒的特效药时，中医则聚焦在调节阴阳，补不足，损有余，扶植正气，使阴阳平衡，邪不胜正，达到治病救人的目的。

疫病的产生离不开天、人、邪三种因素。邪气是否会侵犯人体而产生疾病还取决于邪正之间的斗争，正所谓"正气存内，邪不可干，邪之所凑，其气必虚"。中医历来重视人的因素，强调防、控、救、治、调、养一体，作为一个整体方案，而不能拆分成单一的阶段。《黄帝内经》云："阴阳者，天地之道也……治病必求于本。"由此可见，阴阳乃治病之本，正如"善诊者按脉，先别阴阳"。面对复杂的新冠病情，首先要辨别阴阳，也就是表里、寒热、虚实、燥湿，这是中医思维的重要体现；另一方面，自然环境、气候条件、季节、节气等因素也会对疫病的发生发展产生极大的影响。新冠疫情发于冬季，地处武汉，气候寒冷潮湿，随着疫情常态化的进展，气候条件随之发生变化，武汉和其他地区在地理位置上也不一致，疫情发展的情况也各不相同。这充分体现了中医因人、因时、因地的三因制宜观念，是中医思维的一个重要体现。只有弄清楚了这些问题，才能真正的将中医思维传承下去。

二、五辨思维的应用

中医诊断学是中医学的重要组成部分，辨证论治是中医诊断疾病和治疗疾病的基本原则。李灿东教授立足整体观念，在十三五全国规范教材中提出了五辨思维[2]，即辨症、辨证、辨病、辨人和辨机，突出了整体、动态、个性化的视角，是中医思维的重要体现。

1.辨症

症，即症状和体征，是疾病和证候的本质反映、外在表现和影响患者工作及生活质量的直接因素。信息采集的可靠性是辨症过程中最为重要的环节，也是中医诊断的前提。[3]信息采集的可靠性需要具备全面、客观、准确三个特点。如果信息采集出现偏差，则诊断结果亦会有失偏颇。因此，面对新冠肺炎患者，要从宏观、中观和微观三个角度[4]对病人的信息进行全面的把握。首先是要把握天、地、时的宏观信息，也就是要抓住与疫病相关的天时、气候、地理环境对人的影响，例如此次新冠肺炎疫情的发源地在武汉，起病于庚子年丙子月，气候阴冷潮湿多雨；第二是要把握病人的中观信息，即四诊信息采集，要做到全面、客观、准确，特别是针对无症状感染者，除了病人的主观描述症状和体征外，还应关注其生理、心理和社会适应能力的变化等，因此，四诊信息采集的全面性尤为重要；第三是要把握病人的微观信息，即将西医影像学检查和理化指标赋予中医学的含义，取其所长，来辅助中医的诊断。

2.辨证

证，是机体在疾病发展过程中的某一阶段的病理概括。由于它包括了病变的部位、原因、性质，以及邪正关系，反映出疾病发展过程中某一阶段的病理变化的本质，因而它比症状更全面、更深刻、更正确地揭示了疾病的本质。[2]辨证是中医诊断的核心，以此次新冠肺炎为例，首先应辨表里，辨别病位的深浅，中病即止，避免透邪太过或邪伏于内，而错过最佳治疗时期；其次是要辨寒热和燥湿，此次疫情中不同专家对疾病的认识是不一样的，有的人认为是寒湿疫，有的人认为是热毒疫，究竟是寒湿疫还是热毒疫，还应根据不同个体、不同地域、不同气候、不同季节来综合判断。例如在武汉地区，普遍认为是因为疫毒侵犯人体，加之以寒湿而发病，而在福州地区，常年感受湿热，由于地理环境和气候的差异，疫毒传播至此，其辨证与武汉有别。除此以外，辨部位和辨气血也是必不可少的。

3.辨病

辨证是对疾病某一病理阶段的纵向把握，而辨病是对疾病全过程的横向把握，每种疾病变化有相对固定的规律，掌握这个"病"的变化规律，则更有利于辨证，故中医强调将辨证与辨病相结合。[5]新冠肺炎作为传统意义上的疫病，首先应该了解其起因、性质及传染性，总结出共性特征，其次才是病证结合，根据具体的症状进行辨证，确定治则、治法和方药。例如新冠肺炎，首先明确了它是烈性传染病，该病传染性极强，主要症状为发热、乏力、干咳等，常起病隐匿，即使无症状携带者也可成为感染源，所以确认传染源和切断传染途径是第一位的，之所以强调要隔离和戴口罩，其目的就是为了切断传播途径，控制疫情的传播，这是根据病的特点采取的应对措施，然后再根据个体不同的情况进行病证结合，辨证论治，甚至可以借助西医的手段进行核酸检测，有助于更准确地辨病，为疾病的治疗提供方便。

4.辨人

西医讲看病，中医讲看人，因为中医看的是"病的人"，西医看的是"人的病"，因此，辨人也是中医诊断的重要一环。《医学源流论》云："天下有同此一病，而治此则效，治彼则不效，且不惟不效，而反有大害者，何也？则以病同人异也。"不同的个体是有区别的，其性别、年龄、体质和身体状态都各不相同，[6]在疫情防控的过程中要特别注意这一点。对于疫病的预防，并不是所有人都适合同一种方药，应当因人、因时、因地三因制宜，结合不同的体质和身体状态，对不同个体进行综合的判断，针对不同体质进行预防调养，切忌千人一方，否则可能会起到反作用。另外，还要充分考虑到不同人群、年龄、性别的差异，小孩、成年人和老年人是存在区别的，男性和女性之间也是存在差异的，妊娠期妇女和正常妇女之间也是存在差异的，以上这些问题都应该在疫情的方案中得以体现。因此，辨人也是中医诊断的思维的一种体现。

5.辨机

辨病机是中医的特色和优势，《内经》中的病机十九条专门论述了辨机的重要性，它能够很好地把握疾病发生、发展、变化的趋势，特别是对于无证可辨、非典型、无症状的感染者，辨病机至关重要。新冠肺炎的核心病机是湿毒之邪，侵入于肺，肺经受邪，正气亏虚，正不胜邪，而发为新冠。[7] 临床上应重视"湿毒"在本病中的致病特点，把握正邪交争的动态变化，采取相应措施应对。特别是疫情常态化以来，很多病人出现了由阳转阴又复转阳的情况，此时辨病机的优势就体现出来了，可以根据患者病机的变化，挖掘疫病的阴阳转复的具体原因，采取针对性的治疗。

新冠肺炎在中医学归属于"疫病"范畴，中医经过几千年的发展，积累了丰富的抗击疫病的经验，在此次疫情中发挥了重要的作用。本文基于中医诊断的五辨思维，从辨症、辨证、辨病、辨人、辨机五个不同的角度，阐述中医诊断与疫病的联系，突出中医思维的重要性，强化了对新冠肺炎的认识过程。作为新时代的中医人，我们应立足于中医思维，勤思辨，多总结，才能更好地服务社会，发挥中医药的价值。

（张傑屹）

参考文献

［1］HUI D S，E I A，MADANI T A，et al. The continuing 2019–nCoVepidemic threat of novel coronaviruses to global health–The latest 2019 novel coronavirus outbreak in Wuhan，China ［J］. International Journal of Infectious Diseases，2020（91）：264–266.

［2］李灿东.中医诊断学：第10版［M］.北京：中国中医药出版社，2016.

［3］李书楠，张傑屹，詹杰，等.症状部位的表述及其识别与四诊信息可靠性［J］.中华中医药杂志，2020，35（6）：2707–2710.

［4］夏淑洁，吴长汶，李灿东.宏、中、微"三观并用"的中医状态辨识模式探讨［J］.医学争鸣，2020，11（6）：39–42.

［5］夏淑洁，陈淑娇，吴长汶，等."五辨"思维在新型冠状病毒肺炎中医诊治中的应用［J］.天津中医药，2020，37（7）：726–732.

［6］李灿东.中医状态学［M］.北京：中国中医药出版社，2016.

［7］王琦，谷晓红，刘清泉.新型冠状病毒肺炎中医诊疗手册［M］.北京：中国中医药出版社，2020.

中医药历代防治疫病思想与方法及历史地位

流行病是对人类健康和生命最具毁灭性的疾病，在各种史学和医学书籍中有较多的令人心痛的记载。人类与传染病的斗争经历了漫长的岁月。瘟疫不仅给人类带来痛苦和恐慌，还导致社会的衰落，甚至国家的灭亡。在人类社会发展历史上，传染病致死人数远超出了所有战争的死亡人数总和。几千年来，我国古代医学家和人民在与各种疫病的斗争中不断探索和实践，积累了丰富的经验。在对疫病的病因病机、传变规律和防治等方面，形成了一套独具特色和优势的中医疫病学体系，为中华民族的健康和昌盛，做出了巨大的贡献。回顾分析前人的宝贵经验，对于中国现代新发传染病的防治管理工作，具有非常重要的意义。

一、中医对瘟疫的认识过程

关于"疫"字，最早可以在先秦文献的记载中看到，《周礼·春官》中有"遂令始难欧疫"。《礼记·月令》中亦有相关文献记载"则其民大疫""民殃于疫""民必疾疫，又随以丧"，可见，先秦时期的人们已经意识到疫病是一类伤亡比较严重的疾病，但当时还没有一个明确的疫的定义。《黄帝内经》中就有寒邪致疫、六淫致疫、疠气致疫、时行之气致疫等记载，最早把传染病定为疫。[1] 张仲景在《伤寒论》中说："余宗族素多，向余二百，建安纪元以来，犹未十稔，其死亡者三分有二，伤寒十居其七。"可见《伤寒论》是当时一部专门论述急性传染病的书，强调寒邪。隋代巢元方撰《诸病源候论》书中首次涉及霍乱、痢病、风病等常见瘟疫，他认为这些病的共同特征：在"非其时有其气"的情况下患病，伤寒是"最为杀厉之气"。金元时期，刘河间就提出了"六气皆从火化"的学说。明代及以后的医书大多有专门温疫（或瘟疫）的记载，主要有明代吴又可《温疫论》提出了关于急性传染病病因的"戾气""厉气""杂气"等理论，是中医疫气学说形成的标志。清代，温病学自成体系，以"卫气营血""三焦辨证"体系建立，以及叶天士、吴鞠通为代表的温病学家出现，是其主要标志。吴鞠通《温病条辨》记载："温疫者，厉气流行，多兼秽浊，家家如是，若役使然也。"比较系统地提出了中医的认识，即传染病的发生是由自然环境、人体正气和戾气、时行之气共同作用的结果。中医古籍所记载的如鼠疫、疟疾、霍乱等，也是西医传染病的名称；疫喉、喉丹痧等，与西医白喉、猩红热等病相似。说明中医学在当时所治疗的疫病就有被现代传染病学明确诊断的传染病。尽管目前还没有有关中医疫病的明确定义，我们可以根据《黄帝内经》的论点，中医疫病可以定义为一类起病急，危害大，不管性别和年龄，人群普遍易感，临床表现相似的疾病，而且这类疾病传染性非常强，能够造成大规模的流行。

二、中医对瘟疫的预防

"预防"一词最早见于《周易·下经》，"君子以思患而预防之"中医学预防疫病的理论和实践在世界医学体系中独具特色，提倡治未病，历来重视"不治已病治未病""防患于未然"。根据《中国疫病史鉴》报道，从西汉到清末的两千年，中国至少有321次疫情。作为我们中华民族传统文化瑰宝的中医药同各种疫病展开了多次生死之战，采取了有效的预防和治疗措施，在有限的地区和时间内控制了疫情蔓延。瘟疫是一种传染流行病，古代医家当时已经认识到瘟疫的传染流行必须同时具备传染源、传播途径和易感人群三个基本环节。

《内经》的防病思想是：邪、正兼顾，成为我国千百年来中医学防治瘟疫的指导思想，提出对瘟疫要注意"避其毒气"。晋代建立了这样的制度："朝臣家有时疾，染及三人以上者，身虽无病，百日不得入宫。"同时亦有"郡县给医药"，如有必要，"疾疫者以医驰马救疗"，即"病有所医"。在京师者，疫情严重，可以"废朝"。这些具体的救灾措施，对防止疫病传播起到重要作用。《肘后备急方》中记载了这样一个治疗麻风病的案例："或云不如及活流弃之，后子孙转相注易，其家乃赍粮，将之送置山穴中。"将病人送进山洞里单独居住，这实际就是一种隔离措施，切断传染源，避免造成更大的危害。葛洪还指出，要注意动物传染源，对于牛、马、狗等与人密切接触的动物，也要用药物及时治疗，控制动物传染源。唐代孙思邈的《千金方》载有20余首辟疫方，其中雄黄丸记载了汉建宁二年（169年）的大疫："太岁在酉，疫气流行，死者极众。"雄黄丸以18味药研末，蜜丸装袋佩戴，"入山可避虎、狼、虫、蛇，入水则可除水怪蛟蠚。"其用药特点对现代研究中药空气预防剂启发颇多。我国宋代已开始人痘接种预防天花，是较早的预防接种技术，居世界前列。[2]18世纪，欧洲各种传染病频繁流行，天花是当时儿童死亡率最高的疾病，人痘接种术传入英国，而后又传至朝鲜、日本、俄国、土耳其、法国等国家，为预防天花流行做出了不可磨灭的贡献。清政府还成立了"痘病局"，专门为人们普及种痘，可以说是世界上第一个官方免疫机构。

总而言之，在疫病的预防中，"治未病"的原则包括未病先防、既病防传、防变及病后康复等方面。这种防患于未然、未雨绸缪的预防思想，迄今仍具有十分重要的实践意义，怎样做好治未病更是值得我们深入分析研究。

三、中医对瘟疫的治疗

辨证论治是中医药治疗传染病的总原则。传染病发病机制的演变过程是一个正邪相互斗争的过程。中医基础理论除了重视"邪气"在发病中的特定作用，更重要的是从邪、正关系的变化来认识、治疗、研究传染病，注重通过权衡感邪轻重、正气盛衰的情况，辨证分析用药。因此，中医药治疗传染病并非只针对病原体，不强调单纯与病毒对抗，而是通过整体治疗，既注重祛邪，也注重调护正气，扶正祛邪，并使邪有出路。

我国对疫病流行的记载从汉代开始逐渐详细。在几千年的中医防治瘟疫过程中，产生了许多行之有效的防治瘟疫的方剂。《伤寒论》治伤寒等急性传染病的常用方法主要包括发汗、清热养液、祛湿除热、活血解毒等方面。白虎汤、竹叶石膏汤、三承气汤、黄芩汤、陷胸汤等成为迄今仍是经典的治疫方，伤寒学说成为经典的中医疫病学说。[3]《肘后备急方》单用青蒿治疟，"青蒿一握，以水二升渍，绞取汁，尽服之。"是我国最早用青蒿治疟的记载（屠呦呦团队研究该方获诺贝尔奖）。再如《内外伤辨惑论》记述了："向者壬辰改元，京师戒严，迨三月下旬，受故者凡半月。解围之后，都人之不受病者万无一二，既病而死者，继踵而不绝。都门十有二所，每日各门所送，多者二千，少者不下一千，似此者几三月。"由此看来，该流行病在三个月内造成100多万人死亡，这可被视为极其严重的传染病。本病临床表现是："始得之气高而喘，身热而烦，脉洪大而头痛，或渴不止，皮肤不任风寒而生出现寒热。"东垣根据自己的经历，著《内外伤辨惑论》，推广了前辈哲学家的学说，并引用了近代的变化，创作了补中益气汤。李东垣提到的这次内伤病，其实是作为一种以脾胃虚损为前提的外感病，著名医史学家范行准先生进行研究考证认为，当时医家所称的这场"新病"，其实就是西医的鼠疫（《中国传统医学发展史略》）。[4]李东垣用益气升阳法治疗重症传染病，为后人树立了扶正祛邪的典范，现代研究应注意纠正筛选抗病原体中药和只注重清热解毒药的偏差。《千金方》之犀角地黄汤至今是温病血分证的代表方。吴又可经历了崇祯十四年之疫，《温疫论》记载："崇祯辛巳，疫病开始流行，山东、浙省、南北两直，感者尤多，或至阖门传染。"也否定了六气太过为病的观念，指出这是由一种叫作"异气"的病邪引起的。异气说突破了传统的六淫病因说的局限性，是中医病因学说的一次创新。在《温疫论》中，描述了一种湿热性的疫病，其症状是：先憎寒后发热，日后但热不寒；初起二三日脉不浮不沉而数，昼夜发热，日晡而甚，头疼身痛，重者苔白如积粉。他给疫病中放入膜原证候，其归因半表半证，给温疫学说注入了全新的内容。异气、邪自口鼻而入、膜原证候、达原饮、九传等是吴又可进行创造性的成果，是中医治疗疫病学具有特色的内容，也是我们中医疫病学划时代的成果。《洄溪医案按》中，王孟英还记述了雍正十年（1732年）昆山瘟疫大流行："因上年海啸，近海流民数万，皆死于昆，埋至城下，至夏暑蒸尸气，触之成病，死者数千人。"此次疫病的症状是身热神昏，闷乱烦躁，脉数无定。徐汇溪以清凉芳香的草本植物为主，如鲜菖蒲、泽兰叶、薄荷、青蒿、芦根、白茅根等。王孟英按曰："风湿之邪，一经化热，即宜清解。温升之药，咸在禁列。"宜清解而不宜温升，王氏点出了温疫治疗与伤寒治疗的重要区别。[5]

综上所述，中医药为瘟疫的防治和人类社会发展做出不可磨灭的贡献。前事不忘，后事之师，中医学千百年来不断积累的与疫病进行斗争的经验，是全人类的珍贵财富。尤其是2003年在抗击"非典"及2020年抗击新冠肺炎的斗争中，中医、中西医结合的卓越疗效已向世人展示了中医学的特殊魅力，进一步挖掘、整理、掌握、运用中医学治疫思想和经验，守正创新是我们中医人不可推卸的责任。

（罗振华）

参考文献

［1］宋乃光，等.病学之研究（上）［J］.北京中医，2006，25（1）：51-52.

［2］张剑光.三千年疫情［M］.南昌：江西高校出版社，1998，2.

［3］范行准.中国医学史略［M］.北京：中医古籍出版社，1986：188.

［4］陈利平，王发渭，郝爱真，等.中医对传染性疾病的认识与防治［J］.中华医院感染学杂志，2008，18（11）：1587-1588.

［5］康兴霞.中医药防治新发传染病疫情简析［J］.实用中医内科杂志，2009，23（12）：43-44.

疫情下中医的哲学审视

中医药在第一时间、全程介入新冠肺炎的防治，对于迅速控制、并最终战胜疫情做出巨大贡献。当然我们也需要辩证看待中医药的作用，更需要从中医哲学思维的角度审视中医药发展的瓶颈与困境。本文将从"不易"的思维审视中医经典传承，从"变易"哲学思维审视中医药循证医学及基础研究，从"中和"哲学思维审视中西医结合、中西医并重。

一、循证与经验、临床与实验

1.中医药循证医学

2020年新年前后新冠疫情肆虐全球，中医药在第一时间、全程介入新冠肺炎的防治，对于迅速控制并最终战胜疫情做出巨大贡献，中医药对于新冠肺炎防治的良好疗效让所有中医人骄傲和自豪。但当我们认真思考时，中医药抗击新冠肺炎的显著疗效是否得到较好的成果转化？在Pubmed、Web of science、Medline等数据库检索中医药治疗新冠肺炎疗效时，能够检索到的文献数量非常有限。而欧美许多国家在疫情防控非常糟糕的情况下，却在国际顶级期刊发表了众多的重磅成果。正如全小林院士所述，目前国际上对中医药的质疑声不少，中医药在此次新冠肺炎疫情防控中发挥了重要作用。但要让国际上接受，还需要做大量工作，还需要有进一步的科学证据、疗效证据。究其根本的原因主要有两个方面：第一是中西医不同的疗效评价体系，第二是中医医生普遍缺乏系统的循证医学等现代科研方法知识。

中医与西医不同的理论基础决定了各自不同的评价体系。首先中医长期被称为"经验"医学，古人在长期生活和医疗实践中，应用"司外揣内""见微知著"，或"取类比象"等方法，通过观察人体的生命现象，分析人体对外界刺激和环境变化的反应，来认识人体的机能以及疾病的病因病机。随着生活和医疗实践经验不断积累，加上中国古代哲学思想，如精气、阴阳、五行等的渗透，最终经验可升华为理论并形成体系，一旦升华为理论后，中医就不是单纯的经验医学了，因为经验是没有高度概括、高度抽象理论作为支撑的。其次西医的本质是循证医学，从20世纪末开始，临床研究证据逐渐取代医生临床经验，成为医疗活动决策的主要依据。循证医学成为指导医疗活动的主流方法。在循证医学的主流时代，如何将宝贵的中医药财富继承好、利用好、发展好成为中医学界关注的焦点。1982年我国第一个中医药随机对照实验结果发表，[1]在此后近20年间，中医药临床研究数量激增，但研究质量普遍不高，此阶段尚处于中医药循证医学的探索阶段。1996年循证医学中心由华西引入中国，[2]并取得了迅速发展。1999年，由王永炎、陈可冀、张伯礼院士[3-5]等经过审慎论证将循证医学的理念、方法、标准引入中医药研究。当然循证医学在中药研究过程中也不可避免地暴露出一些问题，如中医辨证未被考虑和纳入临床研究当中、疗效证据难有确切定论、安全性评价以及中医药治疗危急重症协同优势无法得到有效评价等。为此，中国中医科学院于2019年3月成立中国中医药循证医学中心（CCEBTCM），[6]CCEBTCM是以中医药的疗效和安全性为评价核心，推动解决中医药当前评价方面存在的瓶颈问题，实现中医药评价方法标准、数据采集、分析挖掘、证据合成及数据库建设的突破性发展。以针灸研究为例，近些年来涌现出较多高水平研究成果在国际顶刊发表。中国中医科学院刘保延教授牵头完成的电针治疗改善女性压力性尿失禁漏尿量的大样本临床随机对照试验在JAMA发表，此项纳入504例患者的多中心随机对照试验证实了电针中髎和会阳穴可显著减少女性压力性尿失禁患者漏尿量，为女性压力性尿失禁患者提供了一种安全有效的疗法。[7]北京中医药大学刘存志教授牵头完成的针刺对比假针刺治疗膝骨关节炎的大样本临床随机对照试验，结果表明针刺治疗可显著减轻膝关节疼痛，改善膝关节功能，即使停止治疗后，针刺疗效仍可维持半年以上，且治疗期间无明显不良反应，为针刺治疗膝骨关节炎的临床疗效提供了高质量的证据。[8]成都中医药大学梁繁荣教授牵头完成的"针刺辅助治疗慢性稳定型心绞痛的临床随机试验"，此项纳入404例慢性稳定性心绞痛患者的多中心随机对照试验证实了针刺可显著减轻心绞痛发作程度，减少患者心绞痛发作次数，提高6分钟正常步行测试得分等。此项高质量的临床试验证实了针刺可作为慢性心绞痛治疗的辅助疗法，对改善稳定性心绞痛患者临床症状安全有效。[9]无数中医前辈对中医药循证医学的发展做出了巨大努力和贡献，相信不久的将来越来越多的高水平中医药临床研究成果被国际认可。

2.中医药基础研究

临床疗效是中医的根与魂。但这并不意味着中医药的发展不需要实验研究。实验研究的目的并不仅仅为了明确中医药治疗疾病的可能机制和潜在靶点，更不是证明中医药科学性的问题。国家自然科学基金作为我国支持基础研究的主渠道之一，就医学科学十处中医处优先发展项目有以下说明：加大对中医基础理论和中药研发的研究投入；加强证候与病证结合、藏象基础研究和功能机制研究、经络研究等，深入挖掘其中现代科学内涵；深入解析常用中药方剂的物质基础，并在中医理论指导下实现中药现代化。近些年国家自然科学基金资助的项目取得了一系列重大成果。如清华大学李梢教授[10]团队在中药生物信息学、中药网络药理学所取得的开拓性成果，阐释了表型与生物网络的整体关联机制，中医寒证、热证等病证的生物标志和分子网络；中药复方多靶点、多成分、多途径的作用特点。北京中医药大学雷海民教授[11]团队发现中药水煎煮过程中不同有效成分在弱键诱导下自组装形成各类超分子结构，从新的角度揭示超分子可能是复方中药的重要物质基础之一，阐释了中药配伍理论的科学内涵。黑龙江中医药大学王喜军教授团队[12]提出方证代谢组学，通过整合代谢组学与中药血清药理学技术，在方证对应并疗效确切的基础上，揭示了与临床疗效相关、体现中药配伍、追溯体内代谢和药剂制备过程的中药药效物质基础，这些都是中医守正创新的最好体现。

二、中西医结合、中西医并重

1.中西医结合的优势及必要性

习近平总书记在2016年全国卫生与健康大会上作出指示："坚持中西医并重，推动中医药和西医药相互补充、协调发展。"关于此次疫情防控，也多次指示要坚持中西医结合，加快推广行之有效的诊疗方案。国家卫健委新冠肺炎疫情应对组组长梁万年认为，这次中国针对新冠肺炎救治，除了用西医治疗以外，传统医学发挥了重要作用。张伯礼院士、刘清泉教授等作为首批中医国家医疗队深入武汉疫情一线，对于新冠肺炎的诊治提出了宝贵意见。认为对于普通型患者，中医药治疗效果确切，可改善症状，缩短病程。对于重症、危重症患者，需要借助呼吸支持甚至有创机械通气以及循环支持，在西医治疗的基础上联合中药干预，能防止病情恶化。对于恢复期患者，中医药治疗可促进康复进程。[13, 14] 黄璐琦院士[15]指出中医与西医联手打了一场漂亮的战"疫"，中西医结合的体系构建给中国人民提供了具有"中国特色"的医疗保健体系。

毛主席曾指出，要把中医中药的知识和西医西药的知识结合起来，创造中国统一的新医学、新药学。2018年10月在北京召开的"纪念毛泽东同志关于西医学习中医批示六十周年大会"以及"新时代中西医结合传承与创新学术峰会"，回顾了中西医结合六十年来的发展历程。在这六十年中，[16]中西医结合医疗机构不断发展壮大，中西药结合队伍不断壮大，人才辈出。已形成了中西医结合为主体、综合医院中西医结合科室为基础、区县等基层医疗机构为补充的中西医结合医疗服务体系。中西医结合学术蓬勃发展，几代中西医结合前辈矢志不渝、探索开拓，取得了一系列重大成果。如陈可冀院士对心血管疾病"血瘀证与活血化瘀"研究，开创了应用现代科学方法研究中医理论与治法治则的先例，并于2003年获得中医药学界第一个国家科技进步奖一等奖。屠呦呦先生多年从事中西药研究，1972年成功提取青蒿素，解决了困扰医学界多年的抗疟耐药性难题，并获得2015年诺贝尔医学或生理学奖。于德泉院士的"人工麝香研制及产业化"、张伯礼院士的"中成药二次开发核心技术体系创研及产业化"等都荣获国家科技进步一等奖，相信在未来会创造更多的成果。

2.中西医相互补充、协调发展

关于中西医如何实现优势互补，黄璐琦院士[15]指出：以"整合资源、优势互补，强强联合、协同攻关，中西融合、提高疗效"为原则，以提高临床疗效为目的，创建中医临床诊疗团队和西医临床诊疗团队的协作诊疗互动机制，发挥中西医各自优势，多学科、全方位协作，形成医疗、教学、科研相结合的中西医协作机制。强化中西医结合科研、医疗机构建设和人才培养，建设中西医协作防治疾病的技术中心及推广应用平台。探索中西医结合人才培养新途径，按照中西医结合人才成长规律，建立院校教育与师承教育相结合的人才培养模式。中国通过此次疫情的考验，中医整体观念以及辨证论治的优势得到了充分发挥，经典名方更是在新时代散发出独特魅力。而西医伴随现代科学技术的发展，拥有先进的检测和分析手段以及新兴的工具、器械，对急危重症的治疗作用无可替代。中西医各有优势和不足，应该充分放大各自优势，取长补短。坚持中西医结合、中西医并重，融合发展出造福中国和世界的新医学。

三、历史可为鉴、经典应传承

1.以史为鉴、共话抗"疫"

疫病是对流行性传染病的统称，而以发热为主要症状的疫病则称为瘟疫。在中国的历史上，有史可考的大小瘟疫总共352次，在这些瘟疫中，中医药都发挥了非常重要的作用。中华民族一次次转危为安，中医药功不可没。东汉末年中原地区流行瘟疫，而《伤寒杂病论》正是由东汉张仲景所著，也切实反映了当时的社会时代背景。张仲景在《伤寒杂病论》中述"余宗族素多，向逾二百，自建安以来，犹未十年，其亡者三分之二，伤寒十居其七"。1956年至1957年，北京以及石家庄地区暴发了乙脑疫情，而在当时的国际上没有方法治疗乙型脑炎，其死亡率高达50%。蒲辅周老先生，根据《伤寒论》经典名方白虎汤，采用大锅熬制的方法，起到了很好的效果，迅速使疫情得到控制。此次的新冠疫情暴发以来，中医药专家参考《伤寒论》里的经典名方麻杏石甘汤、小柴胡汤、射干麻黄汤、五苓散，进一步优化得到"清肺排毒汤"，并向香港、澳门地区推荐，在其他国家疫情暴发时期，疫苗尚未研制上市时，向全世界推荐使用，给世界提供中国方案和中国智慧。

2.传承经典、发展中医

由此可见，虽然时代在变、气候与环境在变、人体体质在变，但是中医经典在不同时代仍散发出独特的魅力，发挥着巨大的作用，做出了重大的贡献。中医经典是中医的灵魂，对于学习中医基础理论及临床实践具有深刻的指导作用和重要意义，因此需要强化对于中医经典的学习和教学，这对于培养中医人才显得尤为重要。如何在新时代做好中医经典传承工作将是每一位中医人都需要思考的问题，也是目前亟须正视和必须解决的问题。

学习中医经典是成就医道大家的必经之路。清代医学家徐灵胎在《慎疾刍言》中指出："一切道术，必有本源，未有目不睹汉唐以前之书，徒记时尚之药数种，而可为医者。"徐氏所述的汉唐以前之书，即是《黄帝内经》《神农本草经》《难经》《伤寒杂病论》等中医经典著作。路志正老先生提出"读经典、跟名师、勤临床"的学术主张，认为其对于中医传承具有重要的指导意义。[17]岳美中先生曾在其医话中提及学习中医经典的经验："早背读，积资料，晚下笔。"中医经典传承大抵历经了数百年乃至千年，其文辞晦涩、内容浩繁，当须静心宁神，心无旁骛，方能学有所得。学习经典，如若仅走马观花，稍有所得，即自满而止，又有"弱水三千，只取一瓢"之意。因此学习经典要无畏艰难，切勿浅尝辄止。从古至今，中医流派繁多，各家学说交相荟萃。医圣呕心沥血之作《伤寒杂病论》，却逢战乱，几经散轶流失，后世补遗难免掺杂。因此，在学习中医经典过程中，若遇有疑问，或前后矛盾之处，当广参前贤之说，去其糟粕，辨伪存真。《师说》有云："古之学者必有师。师者，所以传道受业解惑也。"师承制度是中医药学传承的重要方式，汉代以前已有师承授受的记载，如《史记·扁鹊仓公列传》载有扁鹊师从长桑君，而其弟子又有子豹、子阳等人。中医经典传承还应当跟从名师学习，观今之名师，有国医大师、国家名老中医、省级名中医、地方名医、民间中医等，他们习医多年、临证经验丰富，这些名师是中医经典传承的枢纽与关键。师者言传而身教，学者侍诊左右，当勤思考、善提问、多总结。常言道"熟读王叔和，不如临证多"。学习经典、跟诊名师的目的是更好地临床，如若不能学以致用，那么就失去研读经典的本意了。临证越多，越知疾病变化万千，更需反复研读经典。因此"读经典、跟名师、勤临床"应当贯穿中医经典学习的始终，对于中医经典传承意义重大。

四、小结

《周易》三易之道中之"不易"即不变。"传承"是中医药学历经数千年而泉源不竭的必要条件，中医经典是中医的灵魂，在任何时代传承中医经典都应当不变。三易之道又有"变易"，即变化。中医发展也应当在此变易当中，在传承中医经典的基础之上，发展中医药循证医学、推动中医药基础研究，这正是守正创新的最好体现。"中和"是我国古代最具特色的哲学思想之一，"中和"讲究和谐、平正、均衡、适度。中西医各有优势和不足，应该充分放大各自优势，取长补短，坚持中西医结合、中西医并重，融合发展出造福中国和世界的新医学。

（丁　劲）

参考文献

［1］陈可冀，钱振准，张问渠，等.精制冠心片双盲法治疗冠心病心绞痛112例疗效分析［J］.中华心血管病杂志，1982（2）：85-89.

［2］TANG J L，ZHAN S Y，ERNST E. Review of randomized controlled trials of traditional Chinese medicine［J］. BMJ，1999，319（7203：）160–161.

［3］张伯礼.辨证论治与循证医学［J］.中国循证医学，2002（1）：1–3.

［4］陈可冀，宋军.循证医学的提出对中西医结合的启发［J］.中国中西医结合杂志，1999（11）：3–5.

［5］王永炎，刘保延，谢雁鸣.应用循证医学方法构建中医临床评价体系［J］.中国中医基础医学杂志，2003（3）：17–23.

［6］王永炎，黄璐琦.立足高远，建设中国中医药循证医学中心［J］.中国循证医学杂志，2019，19（10）：1131–1137.

［7］LIU Z，LIU Y，XU H，et al.Effect of Electroacupuncture on Urinary Leakage Among Women With Stress Urinary Incontinence：A Randomized Clinical Trial［J］.JAMA，2017，317（24）：2493–2501.

［8］TU J F，YANG J W，SHI G X，et al.Efficacy of intensive acupuncture versus sham acupuncture in knee osteoarthritis：A randomized controlled trial［J］.Arthritis Rheumatol，2020，10.1002/art.41584.

［9］ZHAO L，LI D，ZHENG H，et al.Acupuncture as Adjunctive Therapy for Chronic Stable Angina：A Randomized Clinical Trial［J］.JAMA Intern Med，2019，179（10）：1388–1397.

［10］ZHANG P，YANG M，ZHANG Y，et al.Dissecting the Single–Cell Transcriptome Network Underlying Gastric Premalignant Lesions and Early Gastric Cancer［J］.Cell Rep，2019，27（6）：1934–1947.e1935.

［11］LI T，WANG P，GUO W，et al.Natural Berberine–Based Chinese Herb Medicine Assembled Nanostructures with Modified Antibacterial Application［J］.ACS Nano，2019，13（6）：6770–6781.

［12］WANG X，ZHANG A，HAN Y，et al.Urine metabolomics analysis for biomarker discovery and detection of jaundice syndrome in patients with liver disease［J］.Molecular and Cellular Proteomics，2012，11（8）：370–380.

［13］张伯礼，刘清泉，张俊华，等.发挥中西医结合在疫情防控中的作用［J］.天津中医药，2020，37（03）：241.

［14］刘清泉，夏文广，安长青，等.中西医结合治疗新型冠状病毒肺炎作用的思考［J］.中医杂志，2020，61（06）：463–464.

［15］黄璐琦.中西医优势互补，构建中国特色的卫生体系［J］.中国中西医结合杂志，2020，40（07）：773.

［16］史忠亮，何健卓，廖鹏达，等.波澜壮阔一甲子，而今迈步从头越——中西医结合六十年［J］.中国中西医结合杂志，2020，40（03）：353–357.

［17］刘签兴，路志正.从"读经典，跟名师，做临床"谈中医传承与创新的理性回归［J］.中华中医药杂志，2019，34（05）：2230–2232.

以史明鉴知兴替——中医药抗疫经验及未来发展探析

2019年12月于湖北武汉暴发的新型冠状病毒肺炎牵动了无数人的心，截止到2020年12月全球已有接近7000万累计确诊，150余万死于新冠，中国累计确诊9万余，占全球累计确诊约0.14%，中国累计死亡人数不到5000，约占全球0.3%，各项数据显示中国对于本次新型冠状病毒采取的防控措施积极有效，为世界疫情的防控提供了中国方案，其中中医药对于新型冠状病毒肺炎的预防与治疗贡献突出。纵观中华民族五千年历史，其文明的延绵与中医药的贡献不可分割，据《中国疫病史鉴》记载，从西汉到清末的两千年里，中国至少暴发过321次流行疫病。古代医家运用其智慧钻研中医药理论，无数次与瘟疫死神进行抗争，并在此实践过程中，不断发展"抗疫"思维，得以保留了炎黄子孙的血脉及璀璨的中华文明，习近平总书记指出："中医药学是中华文明的瑰宝。要深入发掘中医药宝库中的精华，推进产学研一体化，推进中医药产业化、现代化，让中医药走向世界。"[1]

一、以史明鉴

疫病在我国史料中可追溯到殷商时期的甲骨文，周代典籍中已有了关于"疫"的概念，"疫病"指具有传染性、流行性、明确的致病因素（戾气、疫气、疠气、时气等）以及杀伤力强四大特点，并在一定程度上受环境（气候、运气、地域等）影响的一类疾病。[2]

1.《伤寒论》与"疾年"

《伤寒论》中张仲景自序记载"余宗族素多，向余二百。建安纪年以来，犹未十稔，其死亡者，三分有二，伤寒十居其七。感往昔之沦丧，伤横夭之莫救，乃勤求古训，博采众方……"故此有了《伤寒论》的问世，以六经辨伤寒，以六经传变规律为伤寒辨证要点，并确立相应治则，"虽未能尽愈诸病，庶可以见病知源"。由仲景自序可见，《伤寒论》问世的前提是战乱纷争导致的疫病泛行，可谓"疾年"之大环境促使了其发生发展，战乱和自然灾害是瘟疫发生的重要因素，因为战乱所致瘟疫导致民不聊生的社会现状和"伤横夭之莫救"的社会需求，促使仲景奋起钻研《素问》《九卷》《八十一难》等经典，在抗疫实践中总结疫病证治经验，形成理论体系，并运用其理论进一步指导抗疫实践，最终取得抗疫的胜利。《伤寒论》的问世是"实践—理论—实践"的辩证统一，也似中医"五行制化"理论，五行中一行亢盛，必然随之有制约，以防止亢而为害，最终达到动态平衡。《伤寒论》及其六经辨证理论的形成为古代抗疫做出了不可磨灭的贡献，也发展并确立了中医辨证论治的基本法则，为后世医者提供了可供遵循的纲领性条例。

2."温病学说"与疫病

不同时期的疫病有不同的特点，《伤寒论》一书中内容以感受风寒之邪的狭义伤寒证为主，故后世主张温热之邪为疫病主要原因的温病学家，大多不再用六经理论来辨治温热性疾病，并渐进发展完善了"温病学说"。温病学说的形成和发展，标志着中医理论的创新与突破，金元四大家中刘完素倡导"火热论"，提出"六气皆从火化"学说，主张运用"寒凉药"治疗伤寒，为后世温病学说的形成提供了理论基础；吴有性著《温疫论》，创立传染病病因学的"戾气学说"，为温病学说的形成奠定了基础；叶天士著《温热病篇》首创卫气营血理论作为温病的辨证纲领；吴鞠通著《温病条辨》，在继承卫气营血辨证的前提下发展创立了三焦辨证方法；薛生白的《湿热病篇》和王孟英的《温热经纬》等进一步发展了温病学说，这些温病学家及其思想著作，共同创立了温病辨证论治的理论与方法，突破了"温病不越伤寒"的传统观念。温病学说与伤寒学说共同成为中医治疗外感热病的两大学说，迄今仍在有效地指导中医治疗传染病的临证实践。

3.中医对天花的防治及种痘术的形成与发展

天花是由天花病毒引起的传染病，主要表现为严重毒血症状（寒战、高热、乏力、头痛、四肢及腰背部酸痛，体温急剧升高时可出现惊厥、昏迷）、皮肤成批依次出现斑疹、丘疹、疱疹、脓疱，最后结痂、脱痂，遗留痘疤，并获得永久免疫。天花病毒主要经飞沫传播，在天花存在的几千年里，它的传染性之强、肆虐范围之广、死亡率之高，可谓使人"闻风丧胆"，历史上天花大流行时，死亡率最高可达80%。[3] 1980年，世界卫生组织宣布天花在地球上绝迹——人类彻底消灭了天花。种痘术的形成与发展与天花疫苗的广泛应用为人类战胜天花病毒的根本原因。

我国古代对天花（虏疮）症状的描述最早见于葛洪所著《肘后备急方》，从葛洪开始，古代医家开始了对天花的防治研究。《太平圣惠方》中"痘症"被列入小儿门，并创诸多方药，中医辨证论治体系正式纳入痘症的治疗。而后出版大量痘症专著，如《痘症论》《痘疹精详》《痘疹新书》《种痘活人》等，痘症相关书籍成为除伤寒书以外中医著作当中为数最多的一类，这足以表明天花在我国历史上猖獗肆虐程度，令无数医家倾其心血思考对策。古代天花的治疗理念，主要受北宋钱乙《小儿药证直诀》胎毒论以及金元后时气热病学说和异地水土不服之论的影响，到明清时，医家对痘症认识达到统一，即痘症由胎毒感于时气，发出而为痘。并以此为理论指导痘科治法、方药。至清代，痘科医家准确认识了天花病程日期、病症规律等，并制定了相当成熟的分阶段治疗方药。

此外，中医认为"上工不治已病治未病"，强调"未病先防"，众医家在竭力治疗天花病的同时，也积极寻找预防措施，从稀痘方缓解病情，到人痘法接种正常人避免发病，天花的预防方法不断成熟完善。目前比较公认的观点是，种痘之法起于明朝中晚期江南一带，经历了痘衣法（取天花患儿贴身内衣，给健康未出痘的小儿穿着二三天，以达种痘之目的）、痘被法（即取小儿出痘所盖之被，被裹诸未痘之小儿，覆被中使其受气）、浆苗吹鼻法、旱苗吹鼻法和水苗塞鼻法之后，在得到康熙帝认可及《痘疹定论》《种痘新书》等著作出版后，种痘术从民间平台走入主流医学殿堂。人痘法种痘成功率较高，后有些地区还发展了点苗法，即刺破皮肤种入人痘苗的方法。

18世纪初，人痘术随国际交往从我国传入英国。1796年，英国医生爱德华·詹纳受其启示发明了更安全有效的牛痘接种术。1805年春，牛痘开始传入中国。中国的种痘免疫方法较西方早200多年，为古代天花疫病的防治做出了巨大的贡献。

4.近代中医抗疫

（1）中医药对鼠疫的防治

鼠疫在古代文献中的确切记述较少，"阴阳毒""喉闭""虾蟆瘟""瓜瓤瘟"等都类似鼠疫疾病特征或兼有鼠疫的疾病表现。乾隆年间，赵州师道南做《鼠死行》，指出此种瘟疫的发生与死老鼠有关，并描绘了鼠疫流行时尸横遍野的惨状，后师道南本人亦死于鼠疫。鼠疫给中国古代人民带来了深重灾难，近代鼠疫在香港、东北、内蒙古、山西大流行，尤以东北及内蒙古严重，中医在与鼠疫作斗争的过程中，逐渐完善了鼠疫的病名、病因病机、诊断、治疗、预防等相关理论。1891年，即吴宣崇的《治鼠疫法》印行，该书为第一本鼠疫专著，确定了"鼠疫"的病名。对鼠疫病因病机的认识总结为以下几点：①外来戾气致疫，认为"鼠疫核症，乃感恶厉之气，与毒并发而成"。②鼠疫因燥邪所致，如医家冉雪峰提出"鼠疫之病，阴凝成燥，燥甚化毒之为病也"。③与西学交融，提出鼠疫由感染"疫菌""死鼠毒菌"等致病菌所致，有医家指出"是由毒菌侵入血分，瘀毒蕴结而为病也"。诊断方面从经验诊断到中西互参，明确了诊断要点，分型诊断及鉴别诊断等；治疗方面，各医家运用"三焦辨证""六经辨证""卫气营血辨证"等多种辨证思维论治鼠疫，治法以清热凉血解毒为主，以罗芝园"加减解毒活血汤"、李健颐"二一解毒汤"为代表方剂；对于鼠疫的预防，中医学家也提出"清洁居所""死鼠掩埋""居处通风""隔离病人""硫黄熏蒸消毒"等举措，为近代鼠疫的防治贡献了中医的智慧。

（2）中医药对霍乱的防治

霍乱系由饮食不洁、感受疫毒（霍乱弧菌），致突然剧烈泄泻，继则呕吐，呈挥霍缭乱之势的烈性传染病。[4]近代以前霍乱大流行主要发生在印度、菲律宾等南亚及东南亚国家，近代百余年间，根据《霍乱的防治》《三千年疫情》《中国传染病史料》等书统计，我国每年都有霍乱流行，以沿海一带大流行为主，尤其在江浙一带明显。[5]古籍中霍乱又称"吊脚痧""麻脚痧""伏阴""脱疫""时行霍乱"等，对于霍乱病因病机的研究，有从寒立论的医家，如徐子默、田宗汉等；有从热立论者，如王孟英、张锡纯等；也有认为不可执寒热之一而论者，以冉雪峰、蒋宝素等人为主。大多数医家均认可霍乱好发于夏秋季节，其发病与不正常的天气状况有关。20世纪前后，随着西医的传入与发展，一些中医人也接受了西医的细菌治病学说。田宗汉霍乱舌诊示意图及徐子默的诸位医家对霍乱脉象的研究为中医诊断霍乱提供了诊断参考标准。关于霍乱治疗，根据病机理论的差异，近代医家众说纷纭，有主张温通者，有主张治热者，也有寒热各取其治者，还有以解毒为法的姚训恭等人，主张运用黄连解毒，疗效可观。此外，张锡纯结合中西医学，创制急救回生丹、卫生防疫宝丹、急救回阳汤三首有名方剂，被广泛应用于霍乱的治疗，一定程度上体现了中西医结合的优势。

5.中医药在SARS及COVID-19中发挥的积极作用

2003年暴发的传染性非典型肺炎（SARS），是SARS冠状病毒（SARS-CoV）引起的重症急性呼吸综合征。据统计，全球累计SARS病例共8422例，其中死亡病例919例，病死率近11%。[6]根据《传染性非典型肺炎（SARS）诊疗治方案》，[7]SARS中医病名为"热病""瘟疫"，病机为"湿、热、毒、痰、瘀"。证型上分为初期、中期、重症期和恢复期，初期为疫毒犯肺证，治疗予以银翘散加减；中期为疫毒壅肺证或肺闭喘憋证，分别予以麻杏石甘汤及葶苈泻肺汤加减；重症期辨证为内闭外脱，予以参附汤、来复汤治疗；恢复期为气阴亏虚、痰瘀阻络证，治以沙参麦冬汤。在抗击非典过程中，大量研究报道运用纯中医治疗及中西医结合治疗疗效优于纯西医治疗，且副作用减少。且王元浩[8]等在对非典后遗症进行追踪时发现采取中医治疗的较使用激素的患者未检测出股骨头缺血性坏死，中医药防治非典取得的成绩肯定了中医药在传染病防治过程中的积极作用。

中医药对于新冠疫情的积极作用是现在进行时，更能让人直观感受到。从死亡率和轻症转重症率的对比来看，中西医结合治疗的死亡率下降为纯西医组的22.7%，轻症转重症的比例仅为纯西医组的16%。[9]根据《新型冠状病毒感染的肺炎诊疗方案（第七版）》，[10]中医病名为"疫病"，有别于SARS的"瘟疫""热毒"，"疫病"范围更大，COVID-19较SARS而言多了"寒"的病机，[11]病机概括为

"寒、湿、热、毒、瘀"。证型上亦分为轻型、普通型、重型、重症型和恢复期，轻型分为寒湿郁结证和湿热蕴肺证，治疗分别予以麻杏石甘汤和达原饮加减；普通型辨证分为湿毒郁肺证和寒湿阻肺证，治以葶苈泻肺汤和藿香正气散；重型分为疫毒闭肺证和气营两燔证，分别治以藿朴夏苓汤和犀角地黄汤；重症型辨为内闭外脱之证，予以参附汤、来复汤、安宫牛黄丸治疗益气固脱，回阳开闭；恢复期辨为肺脾气虚证、气阴两虚证，肺脾气虚证予以六君子汤加减，气阴两虚证予以沙参麦冬汤、生脉饮、竹叶石膏汤为基础方化裁。值得特别之处的是共同研制的中药通用方的"清肺排毒汤"总有效率高达97%，无一例患者由轻转重。且"清肺排毒汤"体现了辨病治疗思维，在辨证治疗的基础上实现了方药的统一，对于中医药对疫情防治的推广起到了积极作用。

二、知兴替

1.五运六气对新型冠状病毒的预后推理

五运六气是以天人合一为指导思想，阴阳五行学说为理论基础，天干、地支为载体。通过年干、年支推算五运以及六气，综合五运与六气来分析某年某时段气候变化规律以及推测相关疾病的发生和预后中医方法学手段。[12]在本次疫情暴发前就有一些医家根据五运六气原理推断主气克客气之大逆运气，出现疫疠温病可能性大，表明五运六气在疾病预测方面具有积极意义。目前我国疫情整体控制尚可，需注意境外输入病例及无症状感染者继续传播病毒，有关学者推断从大司天看，目前为第79甲子，以风火为特点，此六十年周期内易发呼吸道、热性传染病，故此COVID-19可能会长期存在，但其致病性和毒力可能随气候环境的变化发生继发性改变，发病将以轻症及无症状感染为主。但只要条件合适，可能有其他热性呼吸道传染病发生。[13]也有人认为世界疫情可能在2021年冬天第三次来袭，并持续至2022年春夏之际，但疫情并不会持续数年。无论何种情况，防患于未然是至关重要的，做好疫情防控，戴口罩、勤通风、避免去人群密集的地方可能是之后很长一段时间的必要措施。

2.中医药发展的问题及展望

综上可见，中医药在五千年的中华文明中为抗击"瘟疫"做出了巨大的贡献，且中医药在当今抗疫经验分享中也是有话语权的。然而在当前"地球村"文化中，中医药的发展仍然面临着一些问题和挑战，一是"讲好中医药故事"的问题，中医药有效、为什么有效需要阐述发表，不然就是一门"哑巴医学"，要传承与推广中医药事业，我们每一个中医药人要讲好"中医药故事"，运用现代先进的科学技术拓宽中医的生存空间；要实现中医药事业的可持续发展，需要我们把"中医药故事"讲得精彩，把中医药的有效性体现出来，把中医药有效性机制展示出来，实现中医药的守正创新，从而推动中医药事业和产业高质量发展，推动中医药走向世界；二是"中医药规范化"的问题，网上有些人总说中医是骗子，一部分原因是有些行为不端的人打着"中医"的幌子招摇撞骗，盲目夸大疗效，或利用"假中药"牟取暴利，败坏了中医名声，还有一部分确实是中医传承断层的问题，学艺不精导致疗效欠佳，所以制定相关政策使"中医药发展规范化"也十分重要；三是"中西医是否应当结合、如何结合"的问题，中西医学是两门独立的医学体系，但两者的目标都是一致的，正如希波克拉底誓言与大医精诚"誓愿普救含灵之苦"之志的不谋而合，所以中西医结合是提高世界人民健康幸福指数的必然趋势。关于中西医如何结合的问题，则需要我们每一个医学体系相关的人共同努力，无论"西学中"还是"中学西"或是"中西医直接结合"的教育发展模式，学好中西医理论基础是根本，认识是发展的前提，基础决定上层建筑，在传承各自精华的同时，予以融合发展、优势互补，或许才是正确的中西医结合发展道路。

（唐　丽）

参考文献

［1］吴勉华，黄亚博，文庠，等.学习总书记重要论述坚定中医药发展自信［J］.江苏中医药，2019，51（07）：1-9.

［2］彭鑫.中医学"疫病"概念研究［J］.中国中医基础医学杂志，2011，17（06）：609-611.

［3］吴娅娜.湖湘疫病史研究［D］.湖南中医药大学，2012.

［4］霍乱的诊断依据、证候分类、疗效评定——中华人民共和国中医药行业标准《中医内科病证诊断疗效标准》（ZY/T001.1-94）［J］.辽宁中医药大学学报，2016，18（07）：65.

［5］吴文清.近代中医防治重大疫病史［D］.中国中医研究院，2005.

［6］马亦林.冠状病毒的特性及其致病性研究进展［J］.中华临床感染病杂志，2018，11（04）：305-315.

［7］传染性非典型肺炎（严重急性呼吸综合征，SARS）诊疗方案［J］.辽宁医学杂志，2003（06）：290-306+337.

［8］王元浩.北京地坛医院SARS患者股骨头缺血性坏死的随访调查研究［D］.泰山医学院，2011.

［9］谢茂松.疫情之下观中药特效、察中医思维［J］.粤海风，2020（05）：14-21.

［10］国家卫生健康委办公厅，国家中医药管理局办公室.关于印发新型冠状病毒感染的肺炎诊疗方案（试行第七版）的通知［EB/OL］.（2020-02-05）［2020-02-05］.http://www.Nhc.Gov.cn/yzygj/s7653p/202002/3b09b894ac9b4204a79db5b8912d4440.shtml.

［11］沈爱明，严海波，吴卓，等.基于《诊疗方案》的SARS与COVID-19的中医药诊治比较［J］.时珍国医国药，2020，31（03）：708-711.

［12］林飞，黄丹，陈婷婷，等.基于五运六气的疾病防治研究综述［J］.山东中医杂志，2020，39（12）：1375-1379.

［13］张振宇，李琼华，李璐，等.运用五运六气理论对新型冠状病毒疫病推演和防控探讨［J］.基层医学论坛，2020，24（25）：3660-3661.

针灸防疫思想与方法及其现代临床应用

2019年底暴发了新型冠状病毒肺炎（新冠肺炎），2020年开始在全世界流行，是百年以来全球大流行的传染病，传播速度快、感染范围广、防控难度大。在新冠肺炎的防治中，中医药发挥了积极的作用，得到了广泛的认可，彰显了中医药的特色。[1]新冠肺炎患者接受了中医药治疗后，缩短了患者发热等症状以及核酸转阴的时间，而且也可以降低死亡率，[2]其治愈率与中医的参与率呈现出正相关的关系。[3]由于大规模的中西医结合防治，使得新冠肺炎的疫情得到了有效的控制。那在古代医疗条件设备不发达的情况下，人们是如何通过中医的方法来防治瘟疫？通过与瘟疫的斗争，历代医家进行不断的探索及实践，在防治疫病方面积累了扎实的理论基础和丰富的实践经验，形成了具有中医特色的独特防疫思想体系。本人通过查阅文献及书籍，总结了历代医家在瘟疫疾病的斗争中不断积累的丰富经验以及他们对该病的认识和防治策略。

一、历代医家对疫病的认识

新冠肺炎属于中医"瘟疫"范畴，常称之为"疫"。《中国大百科全书·中国传统医学》认为，"瘟"与"疫"同义，均指传染病。历代医家葛洪、孙思邈、吴又可、叶天士等对疫病的认识和防治均有自己独到的见解。《礼记·月令》载"民殃于疫"，可见瘟疫的严重性。在许慎的著作《说文解字》中记载"疫，民皆疾也"，说明瘟疫具有广泛流行的特点。《素问·刺法论》记载"五疫之至，皆相染易，无问大小，症状相似"，《诸病源候论》："人感乖戾之气而生病，则病气相染易，乃至灭门，延及外人。"描述了疫病的病因、症状、传染性及危害性。明代吴又可在《温疫论》中记载："疫者，以其延门阖户，如徭役之疫，众人均等之谓也。"葛洪在著作《肘后备急方》中提出了病气说，文中也首次介绍了用青蒿治疗疟疾。孙思邈所著的《备急千金要方》记载了"辟疫气""辟温气""辟温疫气"

等防治疫病的方剂，如散剂"太乙流金散"，丸剂"雄黄丸"等，有"辟温气太乙流金方……逢大疫之年，以月旦青布裹一刀圭，中庭烧之"等记载。吴又可所著的《温疫论》是我国第一部温病学专著，《温疫论·辨明伤寒时疫》中记载"盖温疫之来，邪自口鼻而入，感于募原，伏而未发者，不知不觉"，提出了治疗疫病的原则为"以逐邪为第一要义"。叶天士提出了卫气营血辨证，根据疾病处在不同的卫气营血阶段，制定不同的治疗方法，为防治疫病做出了很大的贡献。以上论述皆说明了疫病具有病情凶险，传染性强，而且容易导致大规模流行的特点，且根据其特点，制定了相应的防治措施。

二、针灸疗法与疫病

针灸疗法是人类早期治疗疾病的方法之一，已有两千多年的历史，而针灸治疗疫病的历史亦很悠久，历代医学著作中皆详细记载了针灸治疗疫病的相关内容。《素问·刺法论》曰："即刺疫法，只有五法，即总其诸位失守，故只归五行而统之也。"根据不同运气变化异常导致的疫病提出了相应的折郁扶运、补弱全真、令除斯苦等针刺方法，详细记载了疫病的发病机制、针刺治疗以及预防调理，是治疗疫病的主要方法。[4]《针灸甲乙经》中亦有关于防治疫病的相关记载，《气乱于肠胃发霍乱吐下第四》曰"霍乱刺俞旁五，足阳明及上旁三""阳逆霍乱，刺人迎……""霍乱、泄出不自知，先取太溪，后取太仓之原……"《百证赋》中记载"岁热时行，陶道复求肺俞理"，对于流行性的温热病，应取陶道、肺俞两个穴位。《针灸大成·霍乱门》中记载"霍乱：阴陵承山解溪太白。霍乱吐泻：关冲支沟尺泽三里太白先取太溪，后取太仓。霍乱呕吐转筋：支沟"。古代除了采用针刺疗法治疗疫病，还有运用刺血疗法治疗疫病的相关记载。《针灸逢源》中记载"瘟疫六七日不解，以致热入血室，发黄、身如烟熏，目如金色，口燥而热结，砭刺曲池出恶血，或用锋针刺肘中曲泽之大络，使邪毒随恶血而出，极效"。《松峰说疫》中列出了72种杂疫，其中有42种疫病采用了放血疗法，放血疗法广泛地应用于疫病的治疗中。《针法穴道记》中记载"时症，瘟疫痧症，霍乱转筋，头疼目眩，全身板滞，周转不灵；印堂穴（见血即止），两太阳穴（见血即止）""两臂屈泽穴（须出血少许），两腿委中（出血少许）""金津穴、玉液穴（出血为要）"。葛洪在著作《肘后备急方》中记载"断瘟病令不相染……密以艾灸病人床四角各一壮，不得令知之，佳也"，孙思邈在《备急千金要方》中记载"凡人吴蜀地游官，体上常须三两处灸之，勿令疮暂差，则瘴疠温疟毒气不能着人也"，《敦煌医书》曰："头部中风，眩晕疼痛，被瘟疫所传染，以致昏迷……火灸丸壮，即可治愈。"这些记载均认为艾灸可以预防瘟疫的传染以及治疗瘟疫。

三、针灸疗法在新型冠状病毒肺炎中的临床应用

自疫情暴发后，针灸专家们根据疫情的发病特点，制定了针灸参与治疗新冠肺炎的诊疗方案。中国针灸学会颁布了针对新型冠状病毒肺炎针灸干预的指导意见，主要阐述了针灸干预的原则，分别介绍了针对各个时期患者艾灸、针刺治疗的操作方法、原则以及具体流程。

基于相应的指导原则，黄仙保等[5]对42例普通型型新冠肺炎患者进行热敏灸治疗，研究结果发现每天在患者神阙、天枢穴进行热敏灸40～60分钟，共灸3次后，能有效改善患者胸闷、纳差等症状，提示灸法治疗新冠肺炎具有可行性。在常规治疗的基础上结合艾灸疗法，通过降低患者白细胞介素-6、C反应蛋白炎性指标水平，从而改善患者的临床症状。[6]董善京等[7]对方舱医院36例轻型和普通型的新冠肺炎伴有腹泻的患者给予艾灸治疗，针对不同证型在相应穴位上进行艾灸，每穴艾灸20分钟，每天2次，共艾灸7天。经过艾灸治疗后，35例患者的腹泻症状痊愈或缓解，31例患者的核酸检测结果转阴，表明艾灸对新冠肺炎患者的肺脏以及肠道等器官可能起到一定的保护作用。杨超等[8]对新冠肺炎伴失眠患者在常规治疗基础上，比较八段锦联合耳穴贴压（神门、皮质下、失眠、心、枕等）治疗与口服艾司唑仑的疗效，研究结果发现八段锦联合耳穴贴压在改善新冠肺炎伴失眠患者的睡眠质量、焦虑抑郁和中医证候评分方面，疗效优于艾司唑仑。龚亚斌等[9]对33例新冠肺炎患者进行针药结合的治疗，在给予诊疗方案中提出的中药方基础上给予列缺、合谷、内关、曲池、足三里、太冲针刺治疗，隔日治疗1次，入院至出院期间均给予针刺治疗。结果显示针药结合治疗能明显改善患者的胸闷、乏力、心慌、焦虑等症状，达到缩短病程、舒缓情绪的作用。林诗雨等[10]综合分析了火针疗法防治新冠肺炎的可行性，对于预防人群、轻型、普通型以及恢复期的新冠肺炎患者制定了相应的主穴，以及介绍了具体的操作方法。周文俊等[11]提出应用雷火灸治疗新冠肺炎恢复期的患者，可以促进机体正气的恢复，提高免疫力，祛邪外出，预防复发，而且雷火灸的艾烟亦能消毒空气，对于切断传播途径有一定的帮助。

四、针灸疗法的机遇和挑战

面对新冠肺炎疫情肆虐全球，以张伯礼、黄璐琦、仝小林3位院士为代表的中医工作者，为抗击疫情做出了重要贡献。同时也向世界分享了中医药参与疫情防控的相关情况，为需要帮助的国家提供了力所能及的援助。通过参与国际援助，中医药的认知度在全世界得到了大幅度的提升。2010年，联合国教科文组织将"中医针灸"列入了《人类非物质文化遗产代表作名录》，极大提高了中医针灸的世界影响

力。[12]全小林院士在中医的诊疗方案中就明确提出了针灸疗法，而且中国针灸学会也制定了针灸防治方案。此次防治疫情中，针灸疗法就发挥了其独特的优势。陈文滔等[13]通过分析文献表明，针灸治疗后可以增强机体的免疫功能，也可以抑制机体的炎症反应。针灸疗法还可以治疗呼吸道感染引起的发热，改善肺功能。在针灸防治疫病的经验和现代研究的基础上，结合此次新冠肺炎的发病特点，提出了不同人群采用不同针灸疗法防治新冠肺炎的相关建议。虽然针灸疗法在此次疫情防控中，发挥了其独特的优势，但是也同样面临着重大机遇和挑战。自古以来，针灸治疗疾病方面具有丰富的理论基础，同时也积累了丰富的临床经验，但在此次疫情中并未完全发挥其独特的优势。如在《新型冠状病毒肺炎诊疗方案》的第七版中，对危重型的患者也制定了中药的治疗方案，但是没有针灸相关的治疗方案，说明人们对针灸治疗危急重症的普遍认识及接受度还比较低。目前，不同的国际组织发布的关于针灸标准侧重点不同，虽然基本上涵盖了中医针灸国际发展的需求。但是仍存在制定与针灸相关的国际标准周期较长、体系仍然不够完善、专业针灸人才缺乏等问题。

在此次新冠肺炎疫情抗击中，以中医药为特色，中西医结合的方式防治新冠肺炎是中医药传承精华、守正创新的生动实践。传承精华，才能使中医药的发展源远流长；守正创新，才能使中医药的发展清流激荡。在新的历史起点上，中医药能够为建设健康中国贡献自己的力量。针灸作为中医药国际化的"排头兵"，在今后的临床实践中，要充分发挥针灸疗法的独特优势，加强国际化针灸标准体系的建设，让更多的人了解针灸的深刻内涵，为国际社会抗击疫情以及危急重症的诊疗做出贡献。

（伍先明）

参考文献

［1］郑洪.中国历史上的防疫斗争［J］.求是，2020，（4）：70-75.

［2］黄明，杨丰文，张俊华，等.张伯礼：此次中医药抗疫过程的一些经验和反思［J］.天津中医药，2020，37（07）：722-725.

［3］王薇，王玉伟，马爽，等.23个省（市、自治区）中医治疗新型冠状病毒肺炎策略、参与率和治愈效果分析［J］.世界中医药，2020，15（06）：813-818.

［4］苏咏梅，陈梅.浅谈《内经》对疫病的认识［J］.实用中医药杂志，2005（08）：508-509.

［5］黄仙保，谢丁一，邱祺，等.热敏灸治疗新型冠状病毒肺炎临床观察［J］.中国针灸，2020，40（06）：576-580.

［6］杨超，马艳，梅俊华，等.八段锦联合耳穴贴压治疗新型冠状病毒肺炎伴失眠疗效观察

［J］.中国针灸，2021，41（03）：243-246.

［7］董善京，王茜娜，高崚，等.辨证施灸治疗方舱医院36例新型冠状病毒肺炎患者腹泻疗效观察［J］.中国针灸，2020，40（07）：690-692.

［8］刘琳，邢小燕，何东初，等.艾灸对新型冠状病毒肺炎患者临床症状、外周血炎性指标与T淋巴细胞亚群的影响［J］.中国针灸，2020，40（12）：1271-1275.

［9］龚亚斌，侍鑫杰，张艳，等.针刺疗法在新型冠状病毒肺炎中的临床应用与实践［J］.中国针灸，2021，41（02）：142-144.

［10］林诗雨，张永超，韦永政，等.火针疗法防治新型冠状病毒肺炎的探索与思考［J］.中国针灸，2020，40（07）：693-696.

［11］周文俊，戴韫，黄睿，陈兴华.陈兴华教授雷火灸治疗新型冠状病毒肺炎恢复期认识［J］.辽宁中医药大学学报，2021，23（02）：146-150.

［12］赵雪，郭义，姜锐，等.中国针灸标准化现状及其一些问题的思考［J］.针灸临床杂志，2012，28（04）：43-45.

［13］陈文滔，傅怀励，张超源，等.国际化视角下针灸防治新型冠状病毒肺炎的可行性分析［J］.针灸临床杂志，2020，36（09）：82-87.

浅谈针灸"治未病"古今抗疫及发展之路

2020年至今新冠疫情肆虐全球，给人们生命安全和经济造成了巨大损失，中医药及中医特色针灸疗法在此次疫情防治方面优势明显，充分体现了医以行知和医重防治的国医担当本质。新冠疫情后伴随着医学健康理念的转变，针灸治未病思想日益深化，针灸作为中医学的重要精髓部分，在提升机体正气、阴阳自和，增强机体自身免疫力的"治未病"方面，以其最具特色的防治疾病的理论在古今抗疫史领域中有着不可替代的地位，本文认真系统地总结分析针灸"治未病"的古代起源、发展结合针灸"治未病"的特点及优势，浅谈针灸治未病古今发展之路及针灸治未病思想的优势、现实意义和及可持续发展存在的问题。

一、针灸"治未病"疫情防控思想历史沿革

针灸"治未病"在疫情防控方面古代文献从《黄帝内经》到东汉张仲景的《伤寒杂病论》至明清温病四大家等都有相关记载。《黄帝内经》言："正气存内，邪不可干。"中提出提高人体的正气来预防疾病。《素问·刺热》言："病虽未发……名曰治未病。"同时在《灵枢经·逆顺》中指出"上工刺其未生者也；其次，刺其未盛者也……上工治未病，不治已病……"《素问·刺法论》："如何可

得不相移易者？……避其毒气。"提出疫情的预防；在《灵枢·经脉》肺经循行"肺手太阴之脉，起于中焦，下络大肠，还循胃口"。可见肺经之根、十二经气血之源起于中焦。中焦为气血生化之所，可以提高机体免疫力，从而抵御外邪侵犯。东晋医圣张仲景最早有针刺治未病思想，他在《伤寒论》中指出"太阳病……针足阳明，使经不传则愈"；《金匮要略·脏腑经络先后病脉证第一》"适中经络，未流传脏腑，即医治之……"明确提出了运用针灸治未病的方法。东晋时期葛洪为我国预防医学的先导者，他在《肘后备急方》中提到："断瘟疫病令不相染，蜜以艾灸病人床四角，各一壮，佳也。"提出艾灸可以对疫情的诊治和预防达到消毒隔离的功效。唐代孙思邈的《备急千金要方》提出艾灸预防瘟疫的思想："凡人吴蜀地游官，体上常须三两处灸之……则瘴疠温疟毒气不能著人也。"明代李时珍在《本草纲目》中也同样提出艾灸对各种病邪的治疗"艾叶……纯阳也……灸之则透诸经而治百种病邪"，明代高德《针灸聚英》中曰"无病而先针灸曰逆"。首次提出逆针灸理论，即采用预先针灸的方法防治未发生疾病的方法，《针灸资生堂》也记录了针灸治疗肺结核、痢疾等相关疫情的内容。纵观古今，历代医家对"治未病"思想经继承传统推陈出新后，治未病理念不断完善，形成了重要思想即"未病先防、既病防变、愈后防复"三个重要方面。

二、针灸"治未病"理论在疫情防控中的应用

在抗击新冠肺炎疫情中，运用"治未病"思想综合中医特色疗法如针刺，艾灸，八段锦，太极拳等，指导中医药及早介入、全程干预。通过艾灸改变自身内环境，增强机体正气，健脾固肾。通过八段锦、五禽戏等运动方式疏通经脉，改善气血，调节心理情绪来提高人体各项生理功能。在疫情的防治中发挥早期预防、防止传变、缩短病程、愈后防复等重要作用。

中国针灸学会发布的《新型冠状病毒肺炎针灸干预的指导意见（第二版）》[1]确诊病例、恢复期病例的针灸干预通过激发人体的正气和肺脾的脏器功能以恢复和扶助正气以驱除外邪的原则，充分贯彻针灸"治未病"理念。针灸作为中医的精髓，针灸疗法以其独特的整体辨证、因人、因时、因地的个体化治疗的理念及双向阴阳平衡调节等优势在"治未病"的过程中独树一帜，具有很大的抗疫价值。[2]

针灸具有整体性调整和双向调理作用，强调"阴阳自和"理论，调和气血，使机体正气充足，抵抗外邪从而预防疾病的发生；[3]治疗上以"治未病"为先，重视"未病先防"，顺应"时令节气"及治疗技术多样性等优势，在本次疫情的防控中，起到了不可替代的作用。且针灸治疗重大疫情后的情志疾病具有优势，[4]通过针刺神门、三阴交、心俞、合谷、太冲、内关等调节情绪作用穴位能调节新冠疫情

引发的患者焦虑情绪，从而促进患者恢复。此外提升正气保健、宣气益肺、疏肝健脾的膀胱经和任脉穴位应用较高，可应用于各时期的新冠患者，并获得临床验证，可向世界推广和应用，为疫情防治做出贡献。灸法是针灸"治未病"体系中的重要部分，在新冠疫情防治中艾灸的抗菌、抑菌、抗病毒、平喘、抗炎、镇痛、镇静作用明显。艾灸足三里、中脘、关元、气海等保健穴位，固肾培元，健脾除湿，增强机体免疫力，既可以预防保健又可以防危、防病传变，对于已确诊者可以改善临床症状、缩短治疗病程、迅速恢复肺脾肾等相关脏腑功能。[5]同时针灸科特色疗法：刮痧、拔罐等也起到宣发肺气、祛邪除湿，可以与针灸共同协助机体恢复脏腑功能，防止疾病复发。本次疫情体质不同，感染的程度不同，有的人可以自愈，这和机体免疫力密切相关。机体免疫功能和营卫关系密切，经络是营卫运行的通路。故营卫理论在针灸临床中具有重要的指导作用"营卫相随，阴阳已和"。针刺和艾灸作用于人体，起到"调和营卫"的作用，营卫运行正常，阴阳平衡，气血和调，五脏安和，百病不生。[6]

《素问·宝命全形论》中提到"人以天地之气生，四时之法成"，四时之气的变化会对人体生理病理状态造成一定影响，变化剧烈则导致各种流行病及疫病。艾灸最适合顺应时令节气"治未病"，其中冬病夏治，夏病冬治穴位贴敷疗法是以"治未病"为指导，充分体现"时间医学"的自然法则，可用于以后的疫情防控提升自身免疫。

总之，针灸治未病在新冠肺炎的防治中，发挥了重要的治疗作用，取得了良好的疗效。在面对本次疫情时针灸能够增强正气从而抵御外邪，在新冠肺炎的防治工作中具有很大的现实意义和实用价值。[7]

三、针灸"治未病"抗疫长效机制及可持续发展存在问题

新冠疫情暴发以来，人们逐渐重视养生保健，医学理念方向也逐步从疾病医学向健康医学转化，针灸治未病，以其绿色疗法、自然疗法等独特的疗效，[8]更加符合健康时代发展要求。针灸治未病抗疫长效机制的可持续发展，可以从针灸临床应用和未来展望几个角度分析针灸在针灸治未病中的优势，针灸治未病的可持续发展，在传承的基础上还需要创新，主要体现在人才、技术、科研上的创新。

目前针灸治未病发展面临了很大的现实困难和问题：首先是针灸人才的培养，由于种种原因使针灸人才流失，针灸继承失力、创新发展不足，针灸学发展必须遵循自身规律及特点，才能更好地传承与创新。经典的选读，如《针灸医籍选》《针灸大成》《标幽赋》等，做到将经络学说和刺法灸法学经典理论的学习，将针灸传统文化、文化自信渗透到专业课教学。不仅在基础研究中运用，还应切实运用到针

灸临床，理论与疗效并重，才能更好地推动针灸治未病理论的创新，建立系统的治未病理论，并积极发挥名医学习效应，开展针灸师承教育只有这样才能做到真正意义上的承针灸之根，传针灸之道。其次针灸西化的同时也存在一定的弊端，现在各种浮针、微针技术的应用从解剖学理论来阐释针灸，缺乏了经络基础理论做支撑。

针灸治未病优势病种的萎缩尤其是西医科室，应该在设有"治未病专科门诊的同时加大多科室多病种的联合诊疗，扩大针灸治未病优势病种，加强与他学科合作开发及专家资源共享、医养联动等针灸产业发展新模式。积极构建针灸治未病体系，推动针灸防疫体系的建设。

此外针灸治未病要想取得更好地临床疗效，关键不仅要研究针灸刺激量大小、经络脏腑相关理论、穴位特异性、体质状态，还要研究传统针灸手法的应用，如和时辰相关的子午流注、灵龟八法的使用，将天干地支与经络时辰有效结合在一起，充分体现针灸与自然环境之间的关系，如在凌晨3点到5点时间段为寅时，肺经当令，肺经养生。[9]同时针灸的最佳介入时机的选择也很重要，机体体质、对某些疾病的易感性、机体的患病状态与机体内外环境的动态变化和针灸介入时机息息相关，如何获得最佳的治疗效果研究也是针灸治未病中心思想。

针灸治未病的发展离不开科学技术，运用现代化的科学技术研究和发展针灸"治未病"是一个非常乐观的研究领域。现代科学技术和现代仪器的研究为针灸"治未病"提出新思路，值得进一步深入研究。目前运用现代科学技术深入揭示针灸治未病的作用机制如：红外热像仪在针灸临床上的使用，可以提前发现病变的脏腑、经络，可以使针灸进行早期干预，从而更好体现针灸治未病的优势。此外，针灸辅助工具如：电针仪等现代仪器的使用，都在一定程度上推进了针灸治未病体系诊疗的发展。相信随着未来健康理念的深入和现代科学技术的发展以及传统针灸文化渗入，针灸治未病临床研究的不断深入，针灸防疫诊疗体系的健全、针灸治未病将在预防保健的领域发挥更重要的作用。

（薛　晓）

参考文献

［1］岳怡宁，戴云飞，杨洁，等.新型冠状病毒肺炎针灸干预选穴探析［J］.中国民间疗法，2020，28（15）：5-7.

［2］刘畅，王献，赵靖宇，等.针灸在COVID-19防治中的作用优势探讨［J］.海南医学院学报，2020，26（20）：1527-1530，1536.

［3］勇入琳，曲怡，张立德.针灸"治未病"从脾论治［J］.辽宁中医杂志，2016，43（12）：2622-2623.

［4］王金汉.针灸治未病相关问题探讨［J］.江苏中医药，2013，（11）：60–61.

［5］张佳乐，杨莉，鲜天才，等.艾灸防控新型冠状病毒肺炎的思路探讨［J］.医学争鸣，2020，11（2）：10–14.

［6］李春香.营卫理论在针灸临床中的应用研究进展［J］.世界最新医学信息文摘，2018，18（60）：25–26.

［7］袁慧，李忠仁.针灸"治未病"的应用及展望［J］.辽宁中医药大学学报，2011，13（07）：167–169.

［8］黄培炜，许金森，林静瑜.预针灸在中医治未病中的优势综述［J］.中国疗养医学，2020，29（9）：925–927.

［9］林璐璐，王丽琼，杨静雯，等.针刺时效关系研究进展［J］.中国针灸，2019，39（5）：565–570.

基于中医抗疫史探讨中医的科学性

2019年12月以来，我国湖北省武汉市发现了多例不明原因肺炎病例，即新型冠状病毒肺炎（corona virus disease 2019，COVID–19）。在疫情之初，根据国家卫生健康管理部门的统筹协调，中国医学领域的科学家们紧急行动，在第一时间汇集成了针对这种疾病的临床诊疗方案。而且，随着科学认知和临床治疗的逐步深入，逐渐丰富了对这种突发传染病的认知，诊疗方案也一直处在更新修订的状态，中医治疗方案在第三版诊疗方案中首次被纳入。

回顾2000年以来，我国共暴发过三次严重的传染病，分别是2003年的非典（severe acute respiratory syndrome，SARS）、2009年的H1N1流感、本次新型冠状病毒感染。本次新冠疫情从1月23日武汉封城，至1月31日，感染病例数量从不到1000人增加到1.1万人，至2月23日确诊病例数达7.7万人。而在这三次应对疫情的防控中，中医药都发挥了重要的作用。2003年，在防治SARS的研究中，中医药做出了突出贡献。[1]2009年，国家中医药管理局发布了《甲型H1N1流感中医药预防方案》，运用中医药对其防治提出了具体措施，取得了较好的效果。[2]在这次抗击新型冠状病毒肺炎疫情的战斗中，中医药发挥了不可替代的作用，大量研究数据表明，凡是中医药介入早、参与度高的地方，患者的病亡率都相对较低。[3]

追溯到更早时期，在19世纪西医传入中国之前，中医一直是中国社会各种疾病的主要治疗方法。在古代，由于战争、大旱、大涝、饥荒等因素，疫情频发。各代医家在与疫病抗争的诊疗实践中，不断创新发展中医理论，形成了中医治疗疫病的独特体系。早在《内经》时期人们就已认识到自然界中存在着一类具有区域发病、症状相似、易传染、死亡率高等特征的疾病，并将其称为"疫"或"疠"。《素问·六元正纪大论》言："温疠大行，远近咸若""疠大至，民善暴死"[4]。东汉末年，张仲景亲历了疫病的流行，《伤寒论》序中言道："余宗族素多，向余二百。建安纪年以来，犹未十稔，其死亡者，三分有二，伤寒十居其七。"其在《伤寒论·伤寒例》中记载："从春分以后，至秋分节前，天有暴寒者，皆为时行寒疫也。"首次提出"寒疫"的概念。从文献记载来看，伤寒的概念中包括了寒疫，寒疫归属于伤寒。[5]治疗上，寒疫的辨证治疗仍按伤寒病的辨证体系进行，采用张仲景创立的六经辨证方法治疗。宋金元时期，刘完素、李东垣等名医辈出，产生大量的清热解毒抗疫名方，如人参败毒散、荆防败毒散、甘露消毒丹和普济消毒饮等，以清解热毒、疏风透邪为主。明清时期疫病多发，据统计，1408—1911年间，共发生疫病155余起。[6]在这样的时代背景下，明清时期涌现了一大批治疫名家，他们总结了宝贵的抗疫经验，留下了珍贵的著作，如吴又可的《温疫论》、戴天章的《广瘟疫论》、杨栗山的《伤寒瘟疫条辨》等，其中以吴又可的《温疫论》影响最为深远。明代吴又可所面对的疫毒是"邪从口鼻入，聚于募原"，[7]与COVID-19最为相像，他创立的达原饮和三消饮纳入《新型冠状病毒肺炎诊疗方案（试行第七版）》中，将邪毒从募原诱导外出，或汗或斑，或吐或下，令疫毒外解。

从中医学抗疫历史的浩瀚长卷中，可以看到不同时期面对不同疫毒，历代医家创立发展了医学理论和著名方剂，中医药的作用不可替代也不容忽视，其疗效也是毋庸置疑的。在本次抗疫过程提及较多的"三药三方"，即金花清感颗粒、连花清瘟胶囊、血必净注射液和清肺排毒汤、化湿败毒方、宣肺败毒方，成为这次疫情防治的一大亮点，在降低轻型转重率，提高重症和危重症治愈率、降低病亡率，改善新型冠状病毒肺炎疑似病例和确诊患者发热、咳嗽、乏力等主要症状，缩短退热时间，促进核酸转阴等方面都发挥了重要的作用。[8]

以上种种事实证明，中医在抗击疫情的作用上不容置疑。但是，针对中医的质疑长期以来却持续存在：中医虽有疗效，但其基本理论既看不懂又弄不明，能是科学吗？还有人质疑这些药和药方没有经过现代医学所认同的方式进行测试，能算有效吗？中医药文明拥有几千年历史，为华夏民族卫生事业做出了巨大贡献，但仍因其"科学性"饱受争议，甚至有"废止"之说。在民国时期和建国初期，中医科学性问题争论几乎断送了中医的前程，使中医元气大伤。[9]改革开放以后，以针灸为先导的中医药传统技术逐渐走向了世界，但在普通民众的眼里，仍然认为西方的都是科学的，而真正源于中国的大多是旧文化，与封建落后相关，都是不科学的。从本质上看，这是对中医认识的无知，是对医学发展趋势的无知。那么，我们究竟该如何看待中医的科学性呢?

从知识体系来看,中医基本理论与现代西方医学理论各有一套理论体系,二者几乎找不到共同点,且不能互通。中医是基于整体观念的理论辨证论治,调节机体整体平衡的个体化治疗;西医基于脏器的生理病理变化,运用符合循证医学规范的治疗方法从而恢复脏器的生理功能。人们既无法根据西医知识来理解中医的基本概念,也无法从中医基本理论出发解释西医知识体系。西医学者大多认为二者只能有一个是科学,对人类生命体的理论解释只能有一个是真理。这个真理当然只能是现代西方医学,凡与此不一致的生命理论、医学理论都是不科学。[10]然而中医真的不科学吗?

答案当然是否定的。中医与西医有着截然不同的理论体系,自然不能单纯以西医思维的科学评价标准来评判中医。马克思主义哲学认为,"真理是标志主观与客观相符合的哲学范畴,是对客观事物及其规律的正确反映。"[11]《关于费尔巴哈的提纲》的第二条,"人的思维是否具有客观的真理性,这不是一个理论的问题,而是一个实践的问题。人应该在实践中证明自己思维的真理性。"[12]从马克思主义哲学的角度来看,凡是通过实践检验被证明为真理的理论,也都是科学理论。而要判断一个理论是否是真理,就要通过实践将主观认识和客观实际进行比较和对照,相符合、相一致的即为真理,而实践证实的方式就是根据该理论设计出解决问题的实践方案,如果在正确实施该方案后能够达到预期目标,就证明该理论是正确的,是真理。反之则说明该理论没有正确反映客观事物的存在方式和运动规律,不是真理。对中医而言,只要我们在中医基本理论指导下通过医疗实践能够把病治好,就证明了中医基本理论的真理性、科学性,中医就是真理和科学。

随着国内科学研究技术水平的发展,身为中医人,我们能做得更多。越来越多的科研工作者将目光投向了中医,包括中医基础理论的研究、中医药及方剂的机制研究、经络理论的研究,并将之推向了全世界,让更多的人了解中医,认可中医的疗效,这些都促进了中医的传承与发展。2015年,中国中医科学院屠呦呦因发现了青蒿素获得了诺贝尔奖,而青蒿素的创制,与中医药密不可分,中医典籍《肘后备急方》所载:"青蒿一握,以水二升渍,绞取汁,尽服之。"[13]2016年2月3日,习近平到江西考察江中药谷制造基地时指出:"中医药学是中国古代科学的瑰宝,也是打开中华文明宝库的钥匙。"中医拥有自身的科学内涵,只是目前仍然未被全面地验证揭示,至于中医学的科学内涵要多久才能被揭示,取决于现代科学技术的发展水平以及我辈中医人的努力程度。同时,作为中医继承者,亦应科学看待中医理论,其精华的、合理的部分应当继承发展创新,而糟粕的东西应果断地剔除,在不断否定和肯定中才能日臻完善,才会不断地向前发展。

如果我们能够坚持马克思主义的科学观、真理观，坚持"实践是检验真理的唯一标准"理论，那么，我们就坚定了中医的科学性和真理性。作为一名中医人，继承中医精华部分，同时也接受现代医学的科学性和真理性，运用现代科学研究技术，深入挖掘中医理论的内涵和机制，将历代医家的文明精华更好的传承发展，将中医与西方医学结合起来，不断创新，更好地服务于人类健康事业。

（祝海梅）

参考文献

［1］陶安虎.中医中药在防治SARS中的作用［J］.人民军医，2005（3）：186.

［2］中华人民共和国卫生部.甲型H1N1流感中医药预防方案（2009版）［J］.中医药临床杂志，2009，21（4）：280.

［3］白剑峰.用疗效证明中医实力［N］.人民日报，2020-03-13（19）.

［4］黄帝内经·素问［M］.姚春鹏，译注.北京：中华书局，2018：291，814.

［5］范逸品.寒疫理论研究［D］.中国中医科学院，2012.

［6］王玉兴.中国古代疫情年表（二）（公元前674年—公元1911年）［J］.天津中医学院学报，2003（4）：33—36.

［7］吴有性.温疫论［M］.杨进，点评.中国医药科技出版社，2018：5，59.

［8］郭程程，焦华琛，李运伦.中医"扶正祛邪"治则在"三药三方"治疗新冠肺炎中体现［J］.辽宁中医药大学学报，2020，22（10）：159-163.

［9］马伯英.中医科学性的内涵［J］.科学文化评论，2007，4（2）：77-91.

［10］余诞年.余云岫观点的真伪辩［M］// 吕嘉戈.挽救中医：中医遭遇的制度陷阱和资本阴谋.桂林：广西师范大学出版社，2006：64.

［11］教材编写组.马克思主义基本原理概论：2018年版［M］.北京：高等教育出版社，2018：75.

［12］马克思，恩格斯.马克思恩格斯选集（第一卷）［M］.北京：人民出版社，1995.

［13］葛洪.肘后备急方［M］.北京：人民卫生出版社，1956：44.

中华民族的瑰宝——中医药

自古人类一直都遭受着瘟疫的威胁，瘟疫的暴发，会给人类造成巨大的损失，著名瘟疫如中世纪欧洲暴发的"黑死病（鼠疫）"，造成了大约2500万人的死亡；又如瘟疫"天花"，让玛雅文明由璀璨一时到毁于一旦。除此还有许多瘟疫，让人类遭受了无法估量的损失。

据不完全数据统计，自西汉时期到清末年间，我国至少流行过321次大型瘟疫，天花、霍乱、鼠疫等反复发生，给当时的人民造成了深重的灾难。[1]不过中国人一直都是勇于与瘟疫抗争，从没有向它屈服过。

《吕氏春秋·季春纪》《黄帝内经》和《素问·本病论》等著作表明，先秦时期的人们已经在研究瘟疫的发生原因和防治方法。[2]汉末三国时期社会极为动荡不安，其中一个重要因素便是瘟疫频发。瘟疫的频频暴发，给当时的人口、军事、文化和信仰等多方面都带来了较大的影响。[3]在有记载的历史中，中医药与各种瘟疫进行了一次又一次的对决，也在一定的程度上控制住了疫情的蔓延。我国的历史上从来没有像黑死病、西班牙大流感、全球鼠疫那种一次瘟疫造成数千万人的死亡的灾难，这一切都因中医药的发展与壮大。

一、中医药的抗疫史

翻看历史文献，不难发现我国古人非常重视传染病，两千多年前的医学著作《黄帝内经》中就有传染病如何预防的记载，汉代之后的诸多医书中更是重点关注传染病。在实践中的不断探索，在与瘟疫的不断对抗中，中医药不断进步、完善，逐渐形成较为系统的防治理论。而有这么几位名人，在对抗瘟疫的历史里做出了卓越的贡献。[4]

张仲景，东汉末年著名医学家。东汉末年至三国两晋南北朝时期，此时战火四起，瘟疫也暴发了，这种瘟疫被称为"伤寒"，记载中说"家家有僵尸之痛，室室有号泣之哀"，人民生活苦不堪言。[5]张仲景广泛汇集医方，写出了《伤寒杂病论》，救人无数也为后世确立了治疗"伤寒"的范式。《伤寒杂病论》确立的辨证论治原则，是中医临床的基本原则，是中医的灵魂所在，张仲景也被后世尊称为"医圣"[5]。

葛洪，东晋时期的名医。葛洪所著《肘后备急方》一书，最早的记载了"虏疮"（天花）"狂犬咬"（狂犬病）等一些传染病的症候及诊治，并立"治瘴气疫疠温毒诸方"一章，记载了治疗、预防温疫的方剂，其中"天行发斑疮"是全世界最早有关天花的记载。[6]

金元四大家，即刘完素、张从正、李东垣和朱震亨。[7]宋金元时期的流行病主要是伤寒、麻疹、白喉、结核，这一时期的医家就如何维护提升人体正气、如何在病势下控制病情，给我们留下了宝贵的经验。[7]

吴有性，字又可，明末清初传染病学家。所作《温疫论》一书，提出"疠气"致病之学说，并明确提出"客邪贵乎早逐"，提出并强调疫病"重在预防"的思想，[8]成为我国传染病学的扛鼎之作。[8]

此外还有《广瘟疫论》的作者、医学家戴天章，论述了温病的病因病机，提出宣郁、泄热、解毒为治温基础方法的杨栗山；专功"热疫"，确定了以石膏为主的清瘟败毒饮为主要治疗瘟疫的方法的余师愚[9]，著有《吴鞠通医案》等著作，现在临床仍在使用他所推荐的治疗瘟疫的三宝的吴瑭。[10]

不仅这些，还有不少对疟疾、水痘、麻疹、白喉、痢疾、霍乱、肺结核等急性传染病及其辨证治疗方法有明确记载的医书，[11, 12]这些医书证明了古代中医学家为抵御疫情，保护生命而积极应对，努力创新，他们的智慧和经验形成了完整的、系统的中医理论和方法，为我们留下了丰富的经验和教训，值得我们认真总结和研究。

二、中国古代对疫病的防治

中医从很早之前就着手研究流行病的预防，以期能够控制和杜绝流行病的发生，对于急性流行病，中医强调未病先防，固培正气，[13]此外古代中医总结出隔离、检疫、消毒、保持良好的个人和环境卫生、"未病先防"等经验，用以控制疫病的蔓延。[14]具体措施主要有以下几个方面：

1.隔离预防制度

控制传染源、切断传播途径是控制瘟疫流行的首要条件。我国古人很早就意识到疫病的传染性，西汉时期就制定了隔离预防制度。据《汉书·平帝纪》中记载，汉平帝元始二年（公元2年）发生了严重蝗灾，造成大量流民，为了赈灾，汉平帝下诏"起五里于长安城中，宅崐二百区，以居贫民"；这时又发生了疫病，朝廷下令"民疾疫者，舍空邸第，为置医药"，就是说专门辟出空宅隔离患病者，对他们进行治疗。[15, 16]在之后的多个疫情暴发的记载中，中医也都强调了检疫措施的重要性，隔离预防制度也一直沿用至今。[15, 16]

2.焚香祛污辟疫

我国古人有焚香以祛污辟疫的传统。《周礼》中就有记载人们用草本植物调制香药用以防治虫害的，之后技术逐渐成熟，古人能够用香药合制成香丸、香粉用以辟疫。[13]除了制香辟疫，古人也常用烟熏防疫。孙思邈所著《千金方》中有记载，如逢大疫暴发，备有太乙流金散，由雄黄、雌黄、羚羊角、矾石、鬼箭羽组成，晴天用布裹一刀圭，放庭中，可以消毒防疫。[13]宋代时期，人们用艾蒿、苍术等药物驱赶蚊虫以预防瘟疫。[17]

3.重视环境与个人卫生

清·刘奎的《松峰说疫》记载，"凡瘟疫之流行，皆有秽恶之气"。中医一直注重环境、个人以及饮食卫生对健康的影响，中医认为内外皆整洁可驱散污秽之气，预防疾病发生。古人会用雄黄、雌黄、朱砂等制成方剂，对房屋内进行烧熏消毒。《本草纲目》等多处书中也有记载，凡疫气流行，可用苍术、白芷、艾叶、丁香、硫黄等药于房内焚烧以进行空气消毒辟秽。[18]

4.药物预防

中医的药物预防强调扶正预防，主要使用单方或复方的药物，将药物涂抹于鼻孔内的，守住鼻窍这一关，把疫气阻挡在鼻外；如雄黄能够解毒杀虫，燥湿祛痰；苍术能够燥湿健脾，发汗祛风；各种挥发油能够清香开窍；米醋能够解毒杀虫。[19]中医认为这些药物可以阻止疫气通过鼻腔进入人体因而可以预防疾病，此外可口服一些药物，达到改善人体的内环境，提高人体免疫力从而起到防疫的作用。[19]

5.妥善处理尸体

尸体是流行性疫病的一个重要载体，妥善处理尸体，也是切断疫病流行的重要渠道。据《周礼》所记载，从先秦时期开始，中医就重视无主尸体的处理问题。北宋末年建立了漏泽园制度，主要用于掩埋无处安葬的无主尸体，减少了疫病借由尸体传播的机会，之后，多处效仿建立漏泽园。[20]

6.派遣医生巡诊

据史料记载，最早的巡诊制度始于先秦，见于《周礼·地官》中有司救一职，司救的职责就是"凡岁时有天患民病，则以节巡国中及郊野，而以王命施惠"。宋代更加重视对疾疫的治疗，每当疾疫流行朝廷便会诏令太医局及翰林医官共同救治，朝廷还会无偿拨付药费，药局里要配置相应的防疫药物，以防疾疫。[21]

三、中医抗疫的当代思考

中医药在我国已经存在并运用了几千年，这些有记载的临床实践足以证实中医药不仅仅是用以养生，在治病、防病上都是十分有效的。在西医未传入之前，中医药挽救了无数人的性命；但是随着西方医学的涌入，中医药的发展受到了前所未有的打击，陷入存与废的争论之中。

但是中医药经过了几千年的验证，她终归是我国的瑰宝，她的光芒是不能轻易掩盖的。新中国成立后暴发了多次传染病，中医药在传染病的防治方面屡建奇功；如1956年的暴发的流行性乙型脑炎、1958年广州暴发的流脑、2003年的非典、2009年的禽流感，采用不同的中医药治疗方案，疫情很快得到了控制，阻止了上万人的悲剧，表明中医对疫病的防治是有效甚至高效的，这一成效就是对反中医人的最强反击，证明中医不是伪科学。[22]

2003年"非典"之后，大家看到了中医的有效，中医开始有了复苏的迹象。[23]

而这次"新冠"的暴发，则是中医药重回世界舞台的最佳时机。[24]在抗击新冠病毒的过程中，中医药人守正创新、传承精华，中西医结合，中西药并用，给世界一份漂亮的答卷！[25, 26]

　　从我们熟知的神农尝百草、扁鹊见蔡桓公，到"医圣"张仲景、"药圣"李时珍……伴随这些故事传承下来的，是《黄帝内经》《伤寒杂病论》《本草纲目》等数不尽的中医经典著作。习近平总书记指出，中医药学包含着中华民族几千年的健康养生理念及其实践经验，是中华文明的一个瑰宝，凝聚着中国人民和中华民族的博大智慧，要遵循中医药发展规律，传承精华、守正创新。

　　总而言之，中医是几千年来中医药人智慧的结晶，而怎样知古鉴今，古为今用，展现宣传中医药文化，则是我辈中医药人的责任所在。

（徐如冰）

参考文献

[1] 鲁从阳，毕素华. 我国古代的疫病防治［J］. 群众，2020（04）：64-65.

[2] 宋伟哲. 中国古代抗疫史鉴［J］. 检察风云，2020（09）：76-77.

[3] 秦妍. 汉末三国之际瘟疫探略［J］. 湖北文理学院学报，2019，40（12）：5-11+25.

[4] 夏清. 中医治疫历史进程探析［J］. 亚太传统医药，2020，16（11）：211-214.

[5] 甄雪燕，王利敏，梁永宣. "医圣"张仲景［J］. 中国卫生人才，2013（07）：88-89.

[6] 程国斌. 中国古代医者应对瘟疫的职业行动与道德叙事［J］. 东南大学学报（哲学社会科学版），2020，22（05）：20-26+154.

[7] 甄雪燕. 金元四大家——刘完素［J］. 中国卫生人才，2018（06）：88-89.

[8] 郭薇薇，倪磊，李磊. 基于吴又可《温疫论》探讨新型冠状病毒肺炎的诊治［J］. 江苏中医药，2020，52（08）：14-15.

[9] 李慧，李闻涓，侯宁宁，等. 中医在瘟疫防治中的作用［J］. 中国合理用药探索，2020，17（02）：14-20.

[10] 朱圣洁. 从中医古籍看古人的卫生防疫［J］. 中华卫生杀虫药械，2020，26（04）：394-397.

[11] 何霞霞，尚成英. 基于文本挖掘分析中医药治疗瘟疫的思路［J］. 中医药学报，2020，48（11）：34-39.

[12] 刘军. 瘟疫防治及其文献研究［J］. 吉林中医药，2009，29（09）：825-826.

[13] 潘春华. 我国古代是如何预防和抗击流行病的［J］. 中国农村卫生，2020，12（05）：17-19.

[14] 王星光. 中国古代对疫病的认识与防治［N］. 河南日报，2020-02-28（009）.

[15] 陈忠海. 古代防疫中的隔离治疗［J］. 中国发展观察，2020（Z3）：127-128+105.

[16] 见著. 我国古代是如何防范疫病的［J］. 农村·农业·农民（A版），2020（03）：59-61.

［17］潘春华.我国古代是如何预防和抗击流行病的［J］.寻根，2020（02）：4-8.

［18］韩毅.宋代社会民众防治瘟疫的主要措施和历史借鉴［J］.中原文化研究，2020，8（02）：40-47+57.

［19］张伟娜，李兵，李立，等.古代瘟疫预防方法探析［J］.陕西中医，2018，39（06）：787-789.

［20］鲁从阳，毕素华.我国古代的疫病防治［J］.群众，2020（04）：64-65.

［21］王文远，杨进.古代中医防疫思想与方法概述［J］.吉林中医药，2011，31（03）：197-199.

［22］吴博文.近二十年中国古代瘟疫史研究的回顾与展望［J］.昆明学院学报，2020，42（05）：34-44.

［23］张宁，郭玉明，王立福，等.中医药在防治新突发传染病中的应用［J］.药学学报，2015，50（12）：1534-1537.

［24］孙远征，王红琦，张淼.基于中医"抗疫"背景浅谈中医药发展的机遇与挑战［J］.医学综述，2020，26（18）：3537-3540.

［25］全瑞国，韦丽琴，郑东华.古代瘟疫的中医药防治启发新冠肺炎的思考［J］.北方药学，2020，17（08）：176-178.

［26］周仲瑛.中医药战疫底气足［J］.江苏中医药，2020，52（04）：2.

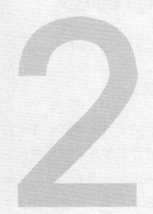

第二篇

中医与抗疫之现在

——今遇"新冠"中医再建新功

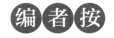

在人类历史长河中，中医药无数次地守护中华民族的健康，中国古代医家的经验智慧一代代传承到了今天中医人的手中。庚子鼠年前后，新型冠状病毒肺炎疫情席卷全球，在这场没有硝烟的抗疫战争中，中国人民凭借着杰出的智慧与力量，已经取得了初步的胜利以及阶段性的成果，而中医药在这其中的贡献功不可没。其中，中医药在减轻症状、阻断病情进展、降低西医毒副作用等多方面发挥了独特的优势，并获得了世界卫生组织的认可，为全世界抗击疫情提供了疗效可靠的中国方案。《中国中医药文化发展报告（2020）》指出，在新冠疫情防控中，"2020年中国方案不仅实现了'5个首次'，还创造了'5个奇迹'，即临床疗效好、重拾话语权、及时推出三方三药、勇战重症ICU、实现七个零的诊疗奇迹"。

然而，取得成绩的同时，我们也要正视中医药当前所面临的问题与不足，正如阴阳之两端。为什么在疫情初期，中医药无法第一时间介入早期干预？为什么中医药的疗法很难被现代医学所普遍接受和认可？面对新冠肺炎这种传染病、重大疾病，中医传统的望闻问切能否做到精准诊断？面对危急重症，中医的药罐子能不能做到直达病所？中医、西医如何科学地结合，形成有效的中国医学模式？如何做好中医药的传承工作，培养适应新时代的中医药人才？如何真正实现中医药的现代化，中医药的创新发展？如何发挥中医药治未病的优势，提高人民群众养生防病的健康意识？如何做好中医药的科普宣教，洗除西学东渐以来横亘在中医头上的质疑与污名？如何做好中医药传承与发展相关机制与政策的顶层设计？……也许问题的提出，也就是解决问题的肇始。

在这一篇章中，17位中医药的莘莘学子给出了自己的反思与答案。有博士认为：之所以在新冠疫情防控中中医药能再立新功，正是由于广大中医人能够充分挖掘学术内涵，结合新型冠状病毒肺炎的临床症状，分析其病因病机给出了较为全面、科学、客观的认识，认为：其病位在肺脾，基本病机特点为"湿、毒、瘀、闭"。并在短时间内凝聚中医智慧，构建中医完整治疗方案并且运用于临床实践中。中医的"三方三药"，结合临床实际，进行临床运用取得了良好的疗效，中西医结合的高治愈率，患者的临床症状得到极大的缓解，让中医用疗效说话。同时，在本篇收集的论文中，还有一线的临床医师以自身援鄂抗疫经验，直击前线，为国家医疗改革问题献言献策；也有青年学者总结抗疫经验的"武昌模式"，为中医药正名，为国家中西医并重构建中医药防治体系点赞，为中华民族的自强不息而骄傲。还有同学探讨了如何以史为机，重塑中医形象。在民众层面，缺乏中医药防治急性传染病的自信，以及种种原因导致中医药防治传染病尤其是新突发传染病的优势特色一定程度上得不到发挥，中医药在外感时病中"不必尽剂"的强项，中医药逐渐蜕化为百姓心中专擅调理的"慢郎中"。有同学为此进行了积极探讨，通过对经典中医古籍中临床危重症的病因病机及治疗经验进行了系统总结，探索疫情之下及疫情后中医药在危重症领域的应用道路。改变社会民众对中医药的固化认识，提升中医药在重症、急症中的重要作用。

总之，我们认为，作为当代中医药的继承人，我们更应该不忘中医人的初心，坚持固本培元。保持对中医的严谨、对生命的敬畏，更加坚定信心，遵循中医药发展规律，传承精华、守正创新。唯有此，我们相信历久弥新的中医药一定能更好地惠及中国及世界人民。

（朱文雄　冯　祥）

中医药防治瘟疫的历史贡献及当代启示

一、中医药防治瘟疫的历史贡献

中医学认为新型冠状病毒肺炎（以下称新冠肺炎）属于中医"瘟疫""疠"和"杂气"等范畴，根据地域、气候的差异具体可归为"湿毒疫""寒湿疫""湿热疫"等，疫毒闭肺是其核心病机。中医防治传染病有着数千年的历史，从古至今在与瘟疫的抗争中积累了许多宝贵的经验，面对新冠肺炎这种具有未知性、变异性且传染性强等特点的传染性疾病，以病因治疗为主的现代医学显然彰显了其不足，中医药凭借着数千年来的抗疫经验在抗击新冠肺炎中发挥了其独特的优势且取得了良好的疗效。早在殷墟甲骨文以及《尚书》《山海经》等文献中有"疟疾""疾年""疠"等关于瘟疫的文字记载，古代早期多用巫术、祭祀甚至自虐等方法抗邪，随着医巫分家，卜、祝、巫等神职人员的影响不断下降，医学成为主要治疗疾病的手段，人们逐渐认识到瘟疫与时令、气候、环境卫生等因素有关。中国防疫史上第一次比较规范的记载来自《汉书》："元始二年（公元2年）……诏民疾疫者，舍空邸第，为置医药。"提出了"隔离"是防疫的重要举措。中国古代疫病流行有3个高峰，第一个高峰为东汉末年至三国两晋南北朝时期，第二次传染病高峰是以伤寒、白喉、麻疹、结核等流行病为主的宋金元时期，第三次疫病高峰则是在明清时期天花、鼠疫、霍乱、性病等疫病流行。大规模的疫病流行，各大医家在实践经验的基础上形成了防治瘟疫的理论和实践体系，中医瘟疫学说逐渐发展与成熟，中医在治疗急性及危重性传染病方面取得突破性进展，成就了中医药在瘟疫防治方面的历史贡献。[2]《黄帝内经》中记载"五疫之至，皆相染易，无问大小，病状相似"，将外感热病中传染性强、症状相似的一类疾病称为"疫病"，《说文解字》言："疫，民皆疾也。"皆对传染性疾病的暴发流行特点进行了描述。[2]关于疫病的防治，早在《黄帝内经》中已经形成了较为成熟的防疫理论，包括"五运六气"致病观、"正气存内，邪不可干"的防疫观和"不治已病治未病"的防治观等。医圣张仲景创造的中医药方论以"辨证论治"为指导思想的《伤寒杂病论》奠定了中医治疗外感病的基础，成为我国历史上第一部治疗传染病的专著。葛洪所著的《肘后备急方》详细描述了天花、结核、血吸虫病、黄疸肝炎、炭疽病、狂犬病等传染病的症状特征，并着重强调了传染病的预防思想。孙思邈在《千金要方》中记载了许多治疗疫病的方剂，并提出熏药法、消毒法等多种预防手段。叶天士在《温热论》中指出"温邪上受，首先犯肺"，与吴鞠通的《温病条辨》建立了温病学的卫气营血辨证及三焦辨证体系。明代吴又可撰写了中医学诊治传染病的专著《温疫论》，他认为"夫温疫之为病，非风、非寒、非暑、非湿，乃天地间别有一种异气所感"，即"戾气"是瘟疫发生的重要原因，并提出"达原、三消"等治法，大大丰富了疫病病因学研究，在传染病领域做出了巨大的贡献。唐代孙思邈提出了很多实用的瘟疫防治方法，如用疫病患者的脓汁、血清进行接种以防疣、疱，在《备急千金要方》记载将近20首辟疫方，如雄黄丸、屠苏酒、粉身散、太乙流金散、疫瘴发汗青散等代表方，包括口服、烟熏、纳鼻等多种使用方法，为后人进行疫病的药物预防提供了很多借鉴。[3]清朝医家戴天章著的《广瘟疫论》集"理法方药"于一体，书中附有80多首治疫经验方。纵观中医从古至今的瘟疫史，其中对中国乃至对世界贡献莫过于用"人痘"治愈天花，从晋代葛洪《肘后备急方》中首次描述天花疾病症状和记录治疗方药到明代实践人痘接种预防天花，人痘接种法的发明为我国乃至全世界做出了巨大的贡献，成为公认的世界上最早的免疫学实践。[4]近代中国历史上暴发的鼠疫、霍乱、流脑、乙脑等传染病，诸多名老中医应用中医的特色疗法在预防和治疗上均获得了显著的疗效。特别是2003年以广东为疫源地的SARS在全国地区流行，在抗击SARS中的过程中，中医药在减轻症状、阻断病情进展、降低西医毒副作用等多方面发挥了辨证施治的独特优势，积累了针对此次新型冠状病毒所引起肺炎的宝贵治疗经验，并获得了世界卫生组织的认可，为提高中医治疗传染病提供了重要的理论依据。[5]

二、中医药介入"新冠肺炎"的优势

1.强调整体观念、辨证论治

中医学是建立在唯物论基础上的，以阴阳五行学说为主导思想，强调整体观念、辨证论治。整体观念是中医理论的核心，中医学认为世界是有机的，看待健康的人体和疾病状态下的人体都是有机和整体的，并且认为人体与自然、社会环境是统一的，因此中医治疗瘟疫从整体论出发，不但注重疫病本身，还重视与疾病相关的包括天、地、人在内的诸多因素，关注疾病过程中整体的人所表现出的证候及其变化，进而确定其邪正双方消长关系的变化（即病机变化），然后采取具体治疗措施调整邪正消长关系。[6]中医认为在新冠肺炎的防治中不能只关注患者肺系的病变，还需要关注患者的其他基础病或者引起其他系统的病变，要考虑患者的整体病情并判断病情发展趋势，先安其未受邪之地，以减少轻症新冠肺炎转化为危重症，正如《素问》中提出："故圣人杂合以治，各得其所宜。"强调要综合考虑各方面因素，做到整体审察，辨证施治。张锡纯在《医学衷中参西录》中提出了"用药以胜病为主，此中因时、因地、因证、因人，斟酌咸宜"的治疗思想，即因时、因地、因人的不同来制定适宜的治疗方法，三因制宜原则是中医学最基本的治疗原则之一，对中医治疗疾病方面具有重要的指导意义，是中医学整体观即人与自然、人与社会相统一的体现，也是辨证论治的具体体现。[7] 在此次抗击新冠疫情中，中医药根据不同时期、不同地区、不同体质人群进行因时、因地、因人制宜订制治疗方案，这种深具中国特色的医学治疗模式为其他国家的新冠肺炎救治提供了重要借鉴，也为中医药走出国门、走向世界提供了机遇。①因时制宜：新冠肺炎发病于冬天，此时寒邪散于天且多雨天气，寒湿过盛化为六淫，恰逢时行戾气，二者合而为患，侵害人体，疫病乃起。另外从新冠肺炎的发展情况可分为预防期、早期、中期、晚期与恢复期，在制定的中医诊疗方案中已明确提出新冠肺炎各时期的发病特点不一样，因此要分别采取不同的措施。②因地制宜：全国各知名中医专家认为新冠肺炎重灾区武汉处于寒湿之地，人居其中，也受其害，因此根据武汉气候特点及当地病例临床特征，提出此次新冠肺炎疫情属于"寒湿疫"范畴，提出散寒除湿、辟秽化浊、解毒通络的治疗原则。其他地区因所处气候环境的不同导致疫情致病特点有异于武汉，如广东中山位于岭南，岭南地区气候炎热潮湿，当地人体质以阳热偏盛为主，又因高温故喜凉饮，其脾胃易被湿困，所以当疫气来袭，其病机特点表现"湿郁"为主，临床表现除了以肺系症状为主，还多合并出现脾胃症状，因此中山地区的诊疗方案在宣肺透邪基础上因地制宜，还注重中山地区患者脾胃情况，以宣肺散寒，醒脾化湿为基本治则。[8] ③因人制宜："因人制宜"在此次抗疫中发挥了重要的作用，主要体现在以下几个方面：其一，每个人在自然社会环境长久生活过程中所形成的体质是不一样的，体质决定了个体对新冠肺炎的易感性、病变过程倾向性及用药的疗效性，因此基于体质差异中医治疗新冠肺炎从整体、动态出发，再考虑患者的个体差异性，从而给予个性化治疗方案。其二，在新冠肺炎患者的治疗过程中密切观察患者的病情，并及时将轻症与重症患者进行区分再给予相对应的处理，在一定程度上可判断疫情的预后发展；其三，及时将易感人群、高危人群区分再隔离也是"因人制宜"原则的具体应用；其四，因人制宜原则还有一点启示就是要加强新冠肺炎患者的心理康复，采取有效措施对患者进行适当的心理干预以促进其身心全面恢复。[9]

2.治未病思想

尽管古代的科学技术很不发达，但在传统哲学思想的影响与指导下，中医药形成了"不治已病治未病""未病先防、既病防变"的防治观及"不相染者，正气存内，邪不可干，避其毒气"的防疫观等理论体系。《素问·四气调神大论》曰：

"不治已病，治未病；不治已乱，治未乱……夫病已成而后药之，乱已成而后治之，譬犹渴而穿井，斗而铸锥，不亦晚乎？"中医"治未病"思想包括未病先防、已病防传和愈后防复三个方面，在治未病思想的指导下中医药在抗击新冠肺炎过程中的主要发挥以下几个方面的作用：①未病先防："未病先防"的理念对于预防新冠肺炎至关重要，针对新冠肺炎传播流行特点，中医认为首先要避其毒气，切断传染源，防止病源的输入和传播，因此实施疫点和留验点的隔离控制非常重要。早在汉元始二年就开始认识到隔离是预防瘟疫的重要措施，当时各地设立"临时时疫医院"把感染瘟疫患者进行隔离治疗以控制传染，此举作为根本防疫措施，此后历代效仿至今。此次武汉新冠肺炎暴发，我国第一时间以中国最快建设速度建立雷神山医院，作为收治已确诊的新冠肺炎患者的专项应急医院，为武汉这场没有硝烟的战役做出了突出的贡献。另外，在新冠肺炎的防护中各地均效仿古代抗疫中"颁布医方群防群治"的模式，各地区根据当地疫情特点、气候、体质分别针对普通人群、易感人群给予中医预防新冠的基础方，用适当方法煎煮，代茶饮，增强机体抵抗力以控制疫病蔓延，正如《黄帝内经》所言"正气存内，邪不可干"。②已病防传：当疾病发生时就要采取措施防止疾病进一步发展，也就是阻断病程进展，中医学家姜春华倡行"截断扭转"之法，他认为中医治疗急性病的优势在于早期阻止发展病势，采用"迎而击之"之法，控制病邪蔓延深入的同时避免正气的过度损耗，可谓"一举两得"。对于新冠肺炎感染患者，积极使用中医药早期治疗可防止病情恶化，在疾病初起、正气尚足时积极治疗，防止疾病向重症发展，缩短病程。③愈后防复：经过全国医疗救护的全面展开，我国疫情蔓延基本得到控制，但新冠肺炎仍在全球蔓延，我国患者治愈后仍有部分复阳现象，且有些治愈患者出院后出现不同程度肺功能损伤、间质肺改变，甚至兼肺纤维化的病理变化。仝小林院士强调新冠肺炎患者的愈后防复极为关键，并在2020年2月22日牵头制定了《新型冠状病毒肺炎恢复期中医康复指导建议（试行）》，愈后防复就是针对旧病容易复发而采取的独特防治措施。因此在应对新冠肺炎恢复期患者的管理中，运用中医"愈后防复"思想采取中医药多途径的综合防治策略，为现阶段抗击疫情的重要途径。[10]

三、中医存在的问题与对策

在此次抗击新冠肺炎的过程中，中医药深度介入了疫情防治并取得了确切的临床疗效，再一次用临床实践证明了中医药重要的疗效价值，这为中医药的发展迎来了历史性的新机遇。但同时在面对突发的公共卫生事件时中医药应急管理体系、传统诊疗方法和现代化医疗体系建设等也面临新的更艰巨的挑战。①此次新冠肺炎防控，中医药并没有能够迅速顺利的介入，这与中医药在参与重大突发公共卫生事件缺少"话语权"和"主动权"有关，因此公共卫生事件中医药应急管理体系无论是从理论层面还是从实践角度仍没有得到完善，虽然近年来逐渐受到重视，但研究的广度和深度有待进一步深入。②中医传统的诊疗技术相对落后，在面对疫情这种传染性强、患者数多、条件严苛的特殊时期，诊疗技术的落后是影响其快速、准确诊断疾病的重要因素之一。在新型冠状病毒肺炎的治疗过程中，传统"望闻问切，四诊合参"的手段远不如现代医学的CT等影像学诊断技术精准，加上隔着护目镜观察舌苔、透过防护手套诊脉的客观条件限制下更是很大程度阻碍了中医四诊的运用，同时增加了与患者的密切接触，增加了医护人员的感染风险。③中医学数千年来的确在防治瘟疫中积累了丰富的经验，但"新冠肺炎"毕竟是由一种新型病毒引起的新型传染病，与以往的非典或者古籍中记载的各种瘟疫不完全相同，尽管许多理论和治法可以借鉴，但迄今为止还停留在理论研究的水平上，尚无采取大量循证医学的研究，临床上能够对抗变异的冠状病毒的有效治法方药，在这一点上不利于中医学的现代发展以及得到国际上的认可。处于后疫情时代这一背景，中医药应该把握历史机遇，充分发挥自身优势，传承精华，守正创新，同时勇于面对时代挑战，在国家政策、中医药专业人员及其他相关科研技术人员共同协作下，努力弥补自身不足，更进一步追求科学规范化的稳步发展。面对上述几个问题应从以下几个方面积极解决：一是要从制度上彻底解决治理体系上中西医并重的问题，将中医药融入公共卫生应急管理体系，充分发挥其在突发事件紧急医学救援中的重要作用；二是中医药必须与现代科学技术相结合，深入发展技术设备，拓宽临床诊疗方案，只有坚持创新，为中医药的现代化发展提供技术支持，并结合自身的独特优势，才能使中医药有质量、可持续发展；三是应当抓住机遇切实加强中医药的科学研究，为中医药的治疗效果提出有力依据，在坚持辨证论治的基础上使中医药逐步走向现代化与国际化，为各种传染病的防治、为人类的健康发挥更加重要的作用。[11]

四、结语

中医学本着以人为本、预防为主的独特优势在此次新冠肺炎的防治中做出了巨大的贡献，在现代医学没有特效药物的情况下，中医药能在临床有效的前提下做到有法可循，有药可治，这与中医药数千年来在与瘟疫抗击过程中积累的丰富治疫经验密不可分，因此中医界应重视古代瘟疫史的发掘研究。虽然中医在此次抗疫中发挥了独特的优势并得到了高度重视，但存在的问题也不容忽视，中医药想要与现代科学同步发展并与国际接轨，就要跟上现代医学的脚步，利用现代科技技术挖掘中医最大的优势，在传承的基础上创新，为人类健康做出巨大贡献。

（赖桂花）

参考文献

［1］曲黎敏.中医抗击瘟疫史.中华养生保健［J］.2003.（8）：4–5.

［2］贾振华，李红蓉，常丽萍，等.中医学应对疫病的历史回顾与思考.中国实验方剂学杂志［J］.2020.26（11）：1–7

［3］王文远，杨进.古代中医防疫思想与方法概述.吉林中医药［J］.2011.31（03）：197–199

［4］王晓鹤.中国医学史［M］.北京：科学出版社，2000：112–115.

［5］张巍岚，王相东，王郁金，等.从国医大师邓铁涛治"非典"经验探讨新型冠状病毒肺炎中医诊疗思路.中医学报［J］.2020.35（03）：483–486.

［6］李致重.SARS防治的中医理性之思.辽宁中医杂志［J］.2004.（10）：799–802.

［7］全瑞国，韦丽琴，郑东华.古代瘟疫的中医药防治启发新冠肺炎的思考.北方药学［J］.2020.17（08）：176–178.

［8］曾建峰，李乐愚，缪灿铭，等.运用"三因制宜"理论指导中山地区新冠肺炎诊疗探微.天津中医药［J］.2020.37（07）：743–746.

［9］陈志红，李廷荃，杨丽芳.三因制宜在新冠肺炎防治中的实践和思考.中西医结合研究［J］.2020.12（05）：347–350.

［10］黄邓军，李玢慧，谷磊，等.基于"治未病"思想探讨中医传统功法在新冠肺炎预防及康复中的应用.湖南中医药大学学报［J］.2020.40（10）：1261–1265.

［11］张伯礼.新时代中医药传承发展的机遇与挑战.中国药理学与毒理学杂志［J］.2019.33（09）：641–642.

结合"武昌模式"谈中医药防治疫病

　　疫病，又称"瘟疫""温病"等，是指具有强烈传染性并能引起较大范围流行的一类疾病。根据中国中医科学院编辑出版的《中国疫病史鉴》，从西汉到清末，中国至少发生过321次大型瘟疫。每次疫情，都能让当时的社会为之战栗。但是，在我国的历史长河中从未有一类疫病如同西班牙大流感、欧洲黑死病、全球鼠疫那样使成百上千万民众流离失所、丧失性命，这要归功于作为中华民族瑰宝的中医药同各种瘟疫展开了一次又一次的生死对决，通过我们传统的中医药有效地预防、诊断、治疗和康复，积极地控制了疫情传播，并最终战胜了疫情。新中国成立后，中医仍未停下对抗疫病的脚步，中医、西医、中西医结合三支队伍的团结协作，对流行性感冒、流行性腮腺炎、流行性乙型脑炎、麻疹、疟疾、急性血吸虫病等都取得了良好的效果。[1]2002年冬至2003年春，传染性非典型肺炎在中国、新加坡等国家地区流行，并表现出了传染性强、病情较重、进展急速及危害较大的临床特点，它是1949年新中国成立以来最大的疫病。经国务院领导特批，中医介入SARS治疗，并取得瞩目的疗效。广东省中医院专家在治疗中发现，中医药可阻断非典病程进一步发展，缩短发热时间和住院时间，减少后遗症、并发症及西药不良反应。[2, 3]

2019年12月新型冠状病毒肺炎暴发，武汉地区是本次疫情的重灾区。国家中医药局党组书记余艳红在国务院新闻办2020年3月23日举办的发布会上介绍全国4900多名中医药人驰援湖北。在全国确诊了新冠肺炎的病人中，接受中医药治疗的有74187例，占到了所有确诊病人的91.5%，而湖北省有61449新冠肺炎确诊病人接受了中医药治疗，占90.6%，中医药总有效率达90%以上。[4]与非典时期相比，中医药不再是后半程才参与，而是成为与西医并肩战斗的主力军。过去中医只是参加会诊，而这次早期成建制介入，组建中医病区，有一大批定点医院、方舱医院等，采用中西医结合的方法进行救治，中医药全程深度介入治疗，形成了预防、治疗和康复全过程的诊疗方案。[5]而现在回顾新冠肺炎的抗疫过程，中医药在四个方面表现出了无法替代的优势：首先是在疾病初期，通过中医药调节人体内环境平衡，提高机体自身免疫力，抵抗病毒，改善不适症状，减少了密切接触者或疑似新冠肺炎的病人群体发病率；其次是对已经确诊了的轻型和普通型的新冠肺炎患者，通过中医药治疗可以明显降低其转变为重型和危重型的概率；再者对于重型和危重型新冠肺炎患者，中西医结合治疗可以有效缩短病毒核酸转阴时间和住院时间，降低死亡率，改善重症患者的发热、咳嗽、胸闷、气短和乏力等临床症状，促进肺部炎症吸收；[6]最后对于新冠肺炎康复阶段的患者，中医药治疗可清除余邪、扶助正气，改善患者症状。同时采用中西医结合康复的方法，呼吸锻炼，配合中药、针灸、按摩、太极拳、八段锦及心理调护等综合疗法，可以显著减少后遗症，对脏器损伤的保护、对免疫功能的修复、精神调摄都有积极作用。[7]而由国家中医药管理局医疗救治专家组组长、中国科学院院士仝小林提出的"武昌模式"，将中医药与互联网技术巧妙结合，是我国在面对新发、突发重大公共卫生事件时社区中医药防控的一种创新模式，为社区防控传染病提供了新的思路。[8]

在疫情暴发初期，一方面因为全市患者涌入，武昌区医疗资源超饱和运转；另一方面，由于大量的密切接触者、疑似患者和确诊患者得不到有效的防治，潜在的感染人数不确定，使得武昌区成为疫情初期全武汉确诊病例最多、病情最严重的地区，防控工作面临巨大压力。在此背景下，仝小林院士、中国中医科学院刘保延教授及其团队及时提出了中医药干预新冠肺炎的"武昌模式"，即采用中医通治方＋社区＋互联网的模式，根据疫情形势，在政府支持下，大量配置通治方，通过社区将中药发放至患者或居民手中，患者可通过专门的APP或者微信扫描中药袋上的二维码，对服药结果进行反馈，专家根据反馈对药方进行微调或对诊疗方案进行调整。这一模式打通了后方医生支援团队和前方患者的沟通桥梁，使医生可以及时对患者的用药情况进行调整与指导，也减轻了患者对于新冠肺炎的压力与恐惧，还减少了医护人员与疑似或感染患者的直接接触，有效地减轻了一线医生的工作压力，统筹前后方医护资源，形成了强大的医疗力量。[8]

"武昌模式"的成功，一是依靠中医理论知识及临床经验仔细辨证，抓住核心病机，才能准确地立法选方用药，并根据病情加减变化；新冠肺炎属于瘟疫，在疾病初期有着相似的症状，通过望闻问切可以找到疾病的共性规律，抓住核心病机，这就为创制通治方提供了可能。仝小林院士与湖北省专家充分讨论后，抓住疾病的核心病机，拟定了"武汉抗疫方"，即寒湿疫方。此外，根据主症的不同，在主方的基础之上，分别针对发热、气短、乏力、咳嗽、纳差等症状，可在通用方基础上加减变化使用。二是借助社区工作人员将中药发放至患者或居民手中。三则是通过二维码与APP、移动终端、互联网、云平台等，使在隔离区的患者、社区工作人员及志愿者、医务人员、专家组成员和管理人员能及时有效的相互沟通，第一时间将诊疗方案、患者病情变化与服药后的反应、志愿者的指导咨询等关键信息跨地域相互传递，使患者快速准确地得到以中医为主的中西医结合治疗，有效地改善了社区、门诊及医院人满为患、管理混乱的情况。中医药、社区、互联网，这三者缺一不可。这也是一种"数字中医药"服务模式，为社区新发突发重大传染病防控构筑了第一道防线，是中医药早期介入、全面介入新发突发重大传染病、发挥中医药优势作用的方式，是完善我国公共卫生重大事件防控体系独特的新组成部分。另外，在诊疗过程中产生的大量真实数据，又为新冠肺炎的传变规律研究、诊疗效果评价、诊疗方案调整及政府部门决策等提供参考，也为患者愈后康复管理等奠定了基础。[8]

随着科学技术的发展，中医药防治疫病的脚步并未停止，反而借助互联网等现代科技，中医药能够更加方便、快捷的服务于广大人民群众。而以"武昌模式"为模板，将社区作为基础，通过互联网诊疗及大数据收集，构建起我国特有的新发、突发传染病的中医药防控体系，在以后的疫情防控中会有更优异的表现，使中西医更加紧密的团结协作，筑牢抗击疫情的第一道防线。但需要引起我们警觉的一点是，不管借助社区还是互联网，首先能起到作用的还是依靠准确有效的中医通治方，若没有能够抓住疾病的核心病机，轻则方药无效，重则延误病情，甚至使人民群众失去对中医药、对政府的信任，这都是十分可怕的。这也时刻提醒我们，技术越方便，我们越应该保持对医学的严谨、对生命的敬畏，时刻牢记前辈"人命至重，有贵千金"的教诲，遵循中医药发展规律，传承精华，守正创新，才能让中医药保持她的生命力，更好地服务于人民群众。

（曾孟晖）

参考文献

［1］袁长津，何清湖.现代中医疫病学［M］.化学工业出版社：北京，2008：10–27.

［2］邓铁涛.论中医诊治非典型肺炎［J］.新中医，2003，35（6）：4–5.

［3］刘智利.冲向抗击非典一线的中医战士［J］.中国中医药报，2003–4–25.

［4］李芮.国新办举行中医药防治新冠肺炎重要作用及有效药物发布会［J］.中医药管理杂志，2020，28（06）：5.

［5］高树明，马英，杨丰文，等.张伯礼：中医药在防治新型冠状病毒肺炎全过程发挥作用［J］.天津中医药，2020，37（02）：121–124.

［6］李素云，谢洋，王佳佳，等.中西医结合治疗46例重型和危重型新型冠状病毒肺炎单臂临床研究［J/OL］.中医杂志：1–6［2020–11–17］.

［7］黄明，杨丰文，张磊，等.中医药治疗新型冠状病毒肺炎的经验与策略——张伯礼院士武汉一线抗疫思考［J/OL］.中医杂志：1–4［2020–11–17］.

［8］李晓东，刘保延，王辉，等.从治未病谈"武昌模式"在突发性急性传染病防控中的意义［J/OL］.南京中医药大学学报：1–5［2020–11–15］.

新冠疫情防治下关于中医药优势的思考

在漫漫的历史长河中，中华民族曾遭受过数百次疫情的挑战，作为中华民族之瑰宝的中医药，在疫情的预防和治疗中发挥了巨大作用，拯救人类于严峻瘟疫之中，因此也积累了丰富的防疫抗疫经验。2019年末，在我国武汉出现了新型冠状病毒肺炎（Corona Virus Disease 2019，COVID-19），此次疫情是几千年来最严重的传染性疾病之一，其传染速度迅速、范围广泛、规模浩大、全球流行，是人类社会面临的一次巨大挑战。在此次疫情中，中医药积极参与，和西医协同防治COVID-19，取得了很好的效果，充分展现了其独有的特色与优势。

一、治未病

"治未病"是指采取措施来预防疾病的发生发展，它是中医学的重要内容，也是中医药防治疫情的一个独特优势。对于COVID-19疫情，预防乃长远之计，根本之策。"治未病"思想最早出自《灵枢·顺逆》"上工治未病，不治已病，此之谓也"。中医经典古籍《素问·四气调神大论》中从正反两面强调了预防的重要性，书中写道"是故圣人不治已病治未病，不治已乱治未乱，此之谓也"。中医治未病思想包括未病先防、既病防变和愈后防复三个方面内容，未病先防是指采取措施，在疾病未发生之前提前预防；既病防变是指在疾病发生后，采取手段防止疾病进一步变化发展；愈后防复则是指在疾病愈合后采取方法防止疾病再次复发。

1.未病先防

在此次COVID-19疫情中，中医治未病思想体现得淋漓尽致。在疫情暴发初期，国家卫生机构及中医药领域专家都纷纷提出了中药预防处方和方法。国家中医药管理局针对此次疫情编写了《新型冠状病毒肺炎中医诊疗手册》，书中提出预防COVID-19中医药处方：①内服方：藿香10g，贯众6g，红景天15g，芦根15g，金银花10g，虎杖6g。功效：芳香化浊、益气解毒。用法：水煎服，一日一剂，一日两次。②内服方：藿香10g，金银花10g，芦根15g，白芷6g，白茅根15g，草果6g。功效：化浊和中、利湿解毒。用法：水煎服，一日一剂，一日两次。湖南省中医药管理局也相继提出了预防处方：①预防1号方：黄芪15g，白术9g，连翘9g，山银花9g，藿香6g，石菖蒲6g，防风6g，甘草6g。用法：水煎服，一日一剂，一日两次。适宜人群：成年人。②预防2号方：黄芪30g，山银花15g，陈皮9g，大枣5枚，甘草7g。用法：水煎服，一日一剂，一日两次。适宜人群：体虚易感冒者、老年人及儿童。由熊继柏国医大师担任顾问，陈新宇教授担任组长的湖南省中医医疗救治专家组对COVID-19的病机、病势、治则方药多次研讨，针对易感人群开具"时行感冒1号方"预防处方。还有勤洗手、多通风、远离密集人群、防疫香囊的使用、口罩的佩戴、酒精的消毒等，这无不时刻体现着中医"治未病"未病先防的思想。

2.既病防变

2020年3月，张伯礼在接受采访时说："中医药治疗发挥的核心作用，能显著降低轻症病人发展为重症病人的概率。"武汉江夏方舱医院是唯一一所由中医医疗团队整建制接管的方舱医院，也称"中医方舱"，在其运行的26天内，共接收患者564名，无一人转为重症，医护人员也是无一人感染。在舱内治疗中，除了内服中药外，还配合其他中医非药物治疗，如针灸、按摩、八段锦、太极拳等，以此来提高健康素质，正所谓"正气存内，邪不可干"。在抗战疫情中，中医药的介入，有效地阻碍了轻症病人向重症病人发展，充分体现了中医"治未病"既病防变的思想。

3.愈后防复

对于COVID-19普通患者，临床观察发现在疾病恢复期时，仍存在一些症状如乏力、食欲不振等，少数患者还伴有正气不足，抵御外邪能力减弱，若再次受毒邪侵犯，则会导致身体损伤难以恢复，甚至病情加重。[1]因此，在疾病康复期，中医药发挥其优势，通过中药汤剂、中药药膳和其他外治法如针灸、传统功法等来进一步改善症状，饮食上宜食用山药、白术、薏米等健脾养胃之品来调理身体，促进疾病愈合完全。而对于COVID-19危重症患者，我们吸取非典型性肺炎（SARS）的教训，密切关注患者后遗症问题。治疗上中医重视肺内焦膜，以祛邪排毒为主，以此促进疾病的愈合、预防后遗症的发生。另外，饮食习惯、生活起居以及情绪调节等方面也对预防后遗症的发生有重要作用。疾病愈后可采用针灸、推拿、穴位贴敷、耳穴压豆、八段锦等传统治疗方法全方位固护正气，促进患者愈后各功能的恢复，提高免疫力，防止患者复阳。[2]

二、整体观念

整体观念是中医学的重要特点之一，也是中医药防治疫情的优势之一，其说明人体是一个有机整体，人与自然、社会具有统一性。各脏腑之间在生理、病理上相互联系，因而决定了在诊察疾病时，可以通过面色、舌象、脉象等外在变化，来了解和判断其内在病变，有助于医生做出正确诊断，进行适当治疗。而这次COVID-19在发生之初，中医药的参与度和广度前所未有，迅速地组建中医医疗队和4000多名中医工作者奔赴一线，组建中医方舱医院，使COVID-19患者得到系统规范的中医药治疗，取得非常好的疗效。COVID-19的临床表现是咳嗽、发热、乏力，并伴有腹泻、大便不爽等消化系统症状，基于中医整体观念，肺与大肠相表里，因此在治疗上不仅宣肺清肺，还注重兼顾其他脏腑。除了内服中药治疗外，中医还采用了针灸、推拿、太极拳、耳穴压豆、心理疏导等非药物治疗方法，从身体和心理整体上来治疗疾病。平日建立良好的生活起居习惯、保持积极乐观情绪、维持营养均衡、保证充足睡眠，适度进行锻炼，以此来提高人体的免疫力，提升人体正气，从整体上改变人体免疫环境，强健各系统器官组织功能，有利于抵御病毒侵入，则疾病不发生。

三、辨证论治

辨证论治是中医认识疾病和治疗疾病的基本原则，也是中医药防治疫情的另一大优势。其是通过运用中医理论，进行望、闻、问、切四诊合参，整理信息，正确分析，明确原因，辨别证型，继而随证立法遣方，实施治疗，也就是辨证论治。在此次疫情期间，相对于西医的疫苗迟迟没有成功研发，而中医的早介入、早治疗以及中医药的辨证论治无一不体现了中医药治疗的实效优势。中医将COVID-19归属于"瘟疫"范畴，精准的辨证则是中医治疗疫病的首要前提，将不同证型区分开，如寒疫、热疫、湿热疫等，才能有的放矢的给予精确治疗。COVID-19病机特点为"湿、热、瘀、毒、虚"[3]，但在不同地域、疾病的不同时期，其病机特点都稍不相同。全小林院士基于武汉当时的环境认识，认为武汉偏于寒湿，而在福建地区发病后，偏于湿热者居多。熊继柏国医大师认为瘟疫冬春季节偏温热类，夏秋季节多湿热类。《新型冠状病毒肺炎诊疗方案（试行第七版）》[4]在中医治疗上将该病分为医学观察期、临床治疗期、恢复期三期，医学观察期为正邪相争，正虚邪恋；临床治疗期为湿毒侵袭肺脾，内生诸邪，正气虚损；恢复期为肺脾亏虚，气阴两伤，基于不同证型，治疗方药也有所差异。据报道，在江夏方舱医院内的患者，除了内服新冠2号和3号方中药外，专家还针对发热、干咳和脾胃虚寒以及焦虑失眠等症状，依据病人特点制定了四个协定处方，并且根据每位患者病情的不同，四诊合参，随症加减。

四、总结

中华民族与瘟疫斗争数千年，流传下来的典籍也为近现代的抗击疫情提供了丰富的临床经验。从20世纪50年代的小儿流脑、乙脑，到21世纪的非典型性肺炎、甲型流感，再到现在的COVID-19都体现出中医药在抗击疫情方面的突出优势。[5]中医药在此次抗击疫情的战斗中发挥了重要作用，其取得的疗效得到了全社会和医学界的普遍认可，更加坚定中医药是中华民族之瑰宝，中医药的发展和创新是我们每个中医药人的毕生追求。

（涂雅玲）

参考文献

[1] 魏华民，李杨帆，俞静，等.从中医学角度浅析新型冠状病毒肺炎愈后遗症防控[J].世界中医药，2020（2）：166-17.

[2] 罗丹，张海明，于兆民，等.中医"治未病"理论指导新型冠状病毒肺炎防治的思考[J].陕西中医药大学学报，2020，43（2）：5-7.

[3] 陈香美，郭姣，刘清泉，等.新型冠状病毒肺炎中西医结合防治专家共识[J/OL].中国中西医结合杂志：1-11［2020-12-07］.

[4] 新型冠状病毒肺炎诊疗方案（试行第七版）[J].中国医药，2020，15（06）：801-805.

[5] 占尚，彭恩胜，黄寻芳.中国疫情防控彰显中医药文化优势[J].江西中医药，2020，51（11）：16-18.

万物皆有裂痕，那是光照进来的地方

——疫情下关于中医的哲学审视

中医在这次新冠肺炎抗击战中的表现可谓是功勋卓著、世人瞩目，然而对中医的质疑声也接踵而至、不绝于耳，如何重新审视中医值得我们每一位中医人沉思。像莱昂纳德·科恩的那句歌词"万物皆有裂痕，那是光照进来的地方"吟唱的那样，事物皆有阴阳两面，正如我的一点思考。

一、战疫不败——中医药在本次疫情防控中发挥了积极的作用

在这次中国抗疫战争中，中医药广泛参加新冠肺炎治疗，深入介入诊疗全过程，发挥了前所未有的积极作用，成为抗疫"中国方法"的重要组成部分。数据显示，湖北省中医药使用率累计达到91.91%，集中隔离点中医药使用率达到了94%。人民英雄张伯礼院士创立了中医江夏方舱医院，其中医药使用率更是超过了99%。中医药能够有效缓解症状，能够减少轻型、普通型向重型发展，能够提高治愈率、降低病亡率，能够促进恢复期人群机体康复。世界卫生组织也对中医药给予了高度评价。[1]作为湖南中医药大学第一附属医院的一名医务工作者，亲身经历了我省中医药系统在本次防治新冠肺炎疫情中的主动作为，相关的中医专家积极进驻定点医院参与救治，不仅取得了良好的治疗效果，还保持了医务人员"零感染"的目标。[2]我省中医药参与全省新冠肺炎确诊患者治疗率高达91.67%，中医参与治愈和症状改善率达80.77%，全省新冠肺炎治愈率达42.46%，稳居全国前列。[3]

二、裂痕所在——中医药在新冠肺炎疫情防控中暴露的问题与挑战

中医本非十全十美，中医药在此次新冠肺炎疫情防控中也暴露出一系列的问题与挑战。我总结来看，主要有以下四点：

1.中医药防治传染病、重大疾病的科学性和价值认识不足

相关部门、综合医院及患者对中医药认识程度不够，以至于在疫情初期，中医药无法第一时间介入早期干预。[4]人们一般认为"中医是个慢郎中""中医是不做手术、不开刀的""中医院就是慢性病专科""中医药是用来养生保健调理

的"……因为部分患者和医护人员对中医药存在偏见、缺乏信心，导致很多地方中医药参与治疗不及时、不深入、不全面。实际上，中医药与疫情斗争了几千年，积累了丰富的经验。从屠呦呦研制的青蒿素到古方化裁的清肺排毒汤，这些效验方药无一不凝聚着先人的智慧和汗水。

2.中医药参与传染病、重大疾病的政策、机制不完善

我国《传染病防治法》《突发公共事件处理条例》等法律法规中并未明确规定中医药介入传染病的防治。卫健委颁布的《新冠肺炎诊疗方案》（第一版、第二版）中也没有中医药的内容。中医药缺位导致实践中中医药很难在疫情发生早期介入治疗。政府层面要加大中医药参与传染病、重大疾病的体制建设，充分发挥中医药作用和优势，做到"关口前移，重心下沉，早期介入，全程干预"[5]。

3.中医药防治传染病、重大疾病的科学证据不充分

由于中医辨证论治、一人一方的临床特点与现代医学标准化、循证化的诊疗方案相互矛盾，导致中医药的疗效没办法得到世界的普遍认可。目前中医药防治传染病以及重大疾病多局限于疗效观察或经验总结，以大样本、多中心、随机双盲等为原则的临床试验较少，缺乏远期疗效观察证据。[6]中医临床的诊断、治疗缺乏公认的评价标准，中药治疗的作用靶点、机理阐释不清，科学证据不充分，这也是阻碍中医药发展和推广的重要桎梏。

4.中医药防治传染病、重大疾病的人才储备不足

本次抗疫主要抽调的是呼吸科、感染科、急诊科及重症医学科的相关医护人员，而实际工作中发现，我们人才储备远远不足，大量的内科医生被召集奔赴抗疫现场。中医药防治传染病、重大疾病的人才队伍建设滞后，《中医急症学》《温病学》《伤寒论》等相关课程和专业设置不足，擅长中医诊治传染病、重大疾病的临床人才、名医大师寥寥可数。现在的中医药院校都开设了西医药相关课程，而西医药院校却不开设中医药相关课程。中西医教育没有做到一视同仁，非常不利于我国医药卫生事业的发展。[7]

三、光之所在——中医药在今后传染病、重大疾病的防治中如何作为？

习近平总书记曾对中医药工作做了重要指示，他强调，要遵循中医药发展规律，传承精华，守正创新，加快推进中医药现代化、产业化，坚持中西医并重，推动中医药和西医药相互补充、协调发展，推动中医药事业和产业高质量发展，推动中医药走向世界，充分发挥中医药防病治病的独特优势和作用，这番话对指导中医药在今后传染病、重大疾病的防治中如何作为具有重大的现实意义。

1.继承精华、守正创新，中西医协同科研攻关

在全面继承中医药精华的基础上，大胆地吸收借鉴现代科学技术，实现中医药的创造性转化和创新性发展，将中医的经验上升为能被世人所普遍接受的科学理论，彻底改变中医长期被西医化、边缘化和矮化的状态，坚持中西医并重的医药卫生体制，中医西医协同攻克传染性疾病、恶性肿瘤、心脑血管疾病等。

2.发挥中医药在传染病、重大疾病预防中的主导作用

目前传染病、重大疾病的防治现状日益严峻，中医药具有独特的理论体系与治疗手段，在现代医学有效药物和疫苗未研发成功之前，中医药可提供独具特色、行之有效的治疗策略、方药、技术，具有快速反应、快速救治、疗效显著的优势。[8]构建有中国特色的新发突发传染病中医药应急防控体系，政策支持，平战结合，努力发挥中医药"未病先防"的优势，加强疾病的预防干预。

3.发挥中医药在传染病、重大疾病康复中的核心作用

随着我国老龄化进程的加快和疾病康复人群的日益增多，中医药提供的医疗服务不再仅仅局限于疾病的治疗和预防，而应该涉及到疾病发生、发展、预后等全过程。治未病是中医的重要概念，其包含了三层意思：未病先防、既病防变、病后防复。中医传袭下来的针灸、推拿、导引、丸丹等保健方法，提倡顾护正气的养生理念，在糖尿病、冠心病、中风、恶性肿瘤等疾病的康复促愈过程中扮演了至关重要的角色。

4.加强中医药的科普宣教，增强民众对中医药的信任和敬意

一个行业发展的好坏，不仅取决于业内人士的孜孜不倦，还取决于外行的看法和认识。中医行不行，不仅要中医人说行，也要西医人说行，还要老百姓说行，更要外国人都说行。所以，有必要将中医药的理法方药进行系统的梳理，制成中医药通识纲要，进入中小学生的课堂教材，让一批专家定期地向人民群众宣讲科普中医药的相关知识。中医药发展的最新成果要积极地通过媒体传播，翻译成外文向全世界推广，增强民众对中医药的信任和敬意。

总的来说，回顾中医药在本次新冠肺炎抗疫中的表现，我们有信心说，中医有为，中医可为，中医敢为！万物皆有裂痕，那是光照进来的地方。经过疫情的洗礼，中医药将迎来大好春光。让我们摒弃中西医之争，携手并进，为建设健康中国、实现中华民族伟大复兴的中国梦贡献力量。

（朱文雄）

参考文献

［1］孟长海，王治英，张瑞雪. 新冠肺炎疫情下中医药的社会化表达［J］. 医学与哲学，

2020，41（14）：62-66.

［2］陈新宇.抗击新型冠状病毒肺炎湖南中医的主动作为与思考［J］.湖南中医药大学学
　　　报，2020，40（03）：259-262.

［3］秦裕辉.潇湘战歌——湖南中医药大学抗击新冠肺炎疫情实录［M］.北京：中医古籍出
　　　版社，2020：200.

［4］曾予，赵敏.中医药抗击新冠肺炎疫情的纵深实践及制度构建［J］.时珍国医国药，
　　　2020，31（04）：951-954.

［5］李盛华，潘文，赵多明，等.中医药应在新冠肺炎防治中发挥更大的作用［J］.西部中
　　　医药，2020，33（04）：11-14.

［6］高颖怡，邱鸿钟.促进中医药在重大疾病诊疗中发挥协同作用的政策研究［J］.中国卫
　　　生事业管理，2020，37（01）：9-12.

［7］李慎明，陈其广，张小敏.对新冠肺炎疫情发生后我国振兴中医药事业及产业的思考
　　　［J］.世界社会主义研究，2020，5（05）：4-18+92.

［8］仝小林，朱向东，赵林华，等.加强我国新发突发传染病中医药应急防控体系建设的战
　　　略思考［J］.中国科学院院刊，2020，35（09）：1087-1095.

以史为鉴抗新冠

　　2019年12月，新型冠状病毒肺炎（简称新冠肺炎）疫情发生。与之前的大型公共卫生事件一样，西医没有针对此次疫情的特效药物，主要采用抗病毒、生命支持、提高免疫力等治疗。西药不良反应发生率较高，据统计，因潜在的不良反应导致18%的新冠肺炎患者停用利巴韦林[1]。中医药在新冠肺炎疫情的救治中，取得了显著成效。

　　早在2003年对抗非典型肺炎时，中医药便展示了显著的治疗优势，中医治疗也得到了世界卫生组织的肯定，由于介入较晚，中医药仅为辅助治疗。但在2019年底的新冠肺炎救治中，中医药全程参与治疗。2020年1月25日，习近平总书记明确要求要不断完善诊疗方案，坚持中西医结合，第三至第七版《新型冠状病毒性肺炎诊疗方案》均纳入了中医药诊疗方案。根据各省公布的中医治疗参与率与治疗效果数据，提示新冠肺炎患者治愈率与中医治疗参与率可能呈正相关关系。[2]

一、中医抗疫之渊源

　　中医药历史悠久，在疾病防治方面发挥了重要作用。人类的发展史，在很大程度上也是与疾病的抗争史。对于疫病，人类很早就有相关的认识。殷墟甲骨文中便

有"疟疾""疾年"等记载。《周礼》《礼记》中也有"以索室殴疫，大丧""民必疾疫，又随以丧"等疫病相关记载。《素问·六元正纪大论》曰"瘟疫大行，远近咸若""疫大至，民善暴死"[3]。《中国古代疫情流行年表》记录的1840年以前的抗疫史就有826条。中国中医科学院出版的《中国疫病史鉴》中记载，从西汉至清末，中国至少发生过321次大型瘟疫。[4]在西方医学尚未传入前，中医药凭借其丰富的疫情防控思想和对医学理论的不断创新，较好地控制了疫情，使得中华民族发展过程中从未发生如西方史上流感、鼠疫传播导致大量人口死亡甚至国家灭亡的悲剧。

二、以史为鉴抗新冠

早在先秦时期人们已认识到疫病的发生与季节变化有关，《周礼·天官·疾医》中记载："四时皆有疠疾，春时有痟首疾，夏时有痒疥疾，秋时有疟疾，冬时有漱上气疾。"而且古代医家很早就发现隔离感染对于疫情防控的重要性。湖北云梦出土的秦简中记载："甲有完城旦罪，未断，今甲疠，问甲何以论？当迁疠所处之。"西汉时期就有了政府设立的临时隔离处，用以治疗疫病患者，"民疾疫者，空舍邸第，为置医药"。在古代传统哲学思想的影响与指导下，中医药形成了"不治已病治未病""未病先防、既病防变"的防治观及"不相染者，正气存内，邪不可干，避其毒气"的防疫观等理论体系。东汉张仲景所著的《伤寒杂病论》中记载了许多抗疫防病的有效方法，隋代巢元方《诸病源候论》中载有时气病、疫疠病的专论等，这些理论、方法和方药对指导中医药防治疫病发挥了重要作用，有重要的现实意义。

从传染性、感染规模、临床表现等方面来看，新冠肺炎作为一种急性传染病，应属于中医学"温疫"的范畴，病因病机为湿、寒、毒等邪气从口鼻而入，首先犯肺、影响脾胃，导致肺失宣降、脾失健运，气机升降失司，进而湿毒日久化热，阳明腑实，湿毒郁热内闭而发病。病位多在肺脾，病机特点是"湿、寒、热、毒、瘀"，具有潜伏期长、症状多样，来势猛、传播快；可波及肺、脾、肾、心、肝多个脏器；临床辨治难度较大等特点。依据《黄帝内经》确立的"正气存内，邪不可干，避其毒气"基本原则，中医对新冠肺炎强调在重视隔离、保持环境洁净的同时，以扶正祛邪、解表散寒（或清热解毒）、宣肺透邪、益气养阴为法，采取相应的措施进行预防性干预治疗。[5]

三、中医抗新冠之优势与挑战

此次新冠肺炎，中医参与治疗后的疗效要明显优于单纯的西药治疗，体现了中医抗击新冠的优势。研究表明，连花清瘟颗粒能有效控制炎症发展，联合阿比多尔治疗轻度新冠肺炎能提高疗效，促进症状缓解，调节外周血炎症因子表达，对预防病情加重有积极作用。[6]新冠肺炎患者低蛋白血症与临床不良预后有强相关性，低白蛋白水平可以作为病情严重程度的标志之一及预后判断的可靠指标，中药可有效改善患者的低蛋白血症，重症患者选择中西医结合治疗有明显优势。[7]此外，中医药治疗新冠肺炎恢复期患者症状也有明显效果。可见，中医药在抗击新冠疫情方面的疗效是不容忽视的。

中医在抗新冠治疗方面有优势的同时，也面对了一些质疑和挑战。

第一，中医的治疗没能第一时间参与到疫情防控中来，在国家卫健委发布的防治方案中没有相关的中医诊疗方案，直到第三版后才加入中医的内容。在全国呼吁用中医药的情况下，湖北武汉的中医药参与比例还十分低，这就暴露了同非典时期相似的问题，即中医参与疫情防治机制缺乏和平台待完善的问题。

第二，关于治疗方法与特效药的争论。疫情发生后，一段时间社会都在关注疫苗的研制与开发，并希望能早日研制出对抗病毒的特效药。当时有一些对新冠病毒疗效不明确的西医药得到了应用和推广，而辨证论治后所得出的中药方没有得到足够的重视，推广应用性弱于西药。并且，中医药对于病情危重的新冠患者，其运用治疗的情况仍是不足的，中医治疗能有效缓解呼吸道症状，减少转成危重病例的可能性，因此我们一直将中医药治疗广泛用于轻中度病情的新冠患者，但对于急危重症的患者，中药的运用程度仍有待加强。

第三，关于病原认知、诊断标准的辩论。网络上关于中医对病原的认知和诊断标准的讨论十分热烈，一些人坚决拒绝中医使用现代的技术和手段，对中医参与疫情防控的病原学上的认识不认同。西医的诊疗标准，普遍是以实验室检查和核酸检测为主，从而导致有些人对中医参与诊断和治疗的效果评判不能够公正地看待，从而引起不了解中医的人对中医的疗效不肯定、怀疑，或者否定。

四、疫情结束后如何守正创新

如今，我国仍处于疫情防控阶段，那么，疫情结束的中医应如何守正创新？我们可以结合中医的哲学思维来看待这个问题。首先我们要了解，中医的古代哲学思维是什么，中医的古代哲学本质上是一种生命哲学，其核心是研究人道乃至生命之道。中医古代哲学观念有贵生恶死、天人相应、形神一元、动静合一、持中致和、见微知著等，其中见微知著就意味着要防微杜渐。这在中医学上的体现，便是"未病先防""治未病"的预防养生观。[8]中医"治未病"学术思想是完全符合疫病防控的主旨的，"治未病"涵盖了"未病先防、既病防变、病中防逆转、病后防复发"的疾病发生发展全程,在如今的疫情时期,"未病先防、既病防变"变得尤为重要,即预防为先、未雨绸缪是疫情反复时中医发挥优势作用的关键之一。

秉承着中医"治未病"思想,中医该如何守正创新呢?

第一,我们要充分运用中医哲学思维,认识到人与自然的关系,强化底线思维,增强忧患意识,以勇于护卫人们生命健康为使命,加强疫情结后的防控工作。

第二,在疫情防控的"战时",或当疫情反扑时,中医应尽早介入疫病的治疗,参与全程的救治工作,与西医优势互补,发挥"既病防变、病中防逆转"的治未病思想,从而为更多感染者改善症状,并挽救更多人的生命。

第三,要加强古典医籍精华的梳理和挖掘,强化中医药特色的人才梯队建设,即加强对中医古籍的研究与运用,建立中医传统知识数据库,收集民间的验方、秘方和技法等;培养中医药优秀人才,可以从名老中医药专家、全国以及省市中医药优秀人才、西学中等跨界专业人才中进行遴选、培养,这是中医药传承创新的承上启下的中坚力量。

第四,要加强中医药服务体系建设,建立完善的中医药服务平台,提高中医应急和救治能力,不断完善中医的体制机制,用行动和效果来实现真正意义上的"中西医并重",强化中西医治疗的疗效。

综上所述,中医药是中华民族几千年来健康养生理念及其实践经验的智慧结晶,同时也是弘扬中华文明的有效载体。中医药承载着党和人民的深切期望,在有效抗击新冠疫情的背景下,中医药更应该把握历史机遇,充分发挥自身优势,传承精华,守正创新,同时勇于面对时代挑战,努力弥补现有的不足,结合中医古代哲学思想,基于"治未病"的理念,未雨绸缪、有效防控疫情,在疫情结束后将中医药的优势作用进一步发扬光大。

(徐则林)

参考文献

[1] 罗太敏,那一凡,谭琳,等.利巴韦林治疗新型冠状病毒肺炎可能性系统评价[J].中国药业,2020,29(5):34-39.

[2] 王薇,王玉伟,马爽,等.23个省(市、自治区)中医治疗新型冠状病毒肺炎策略、参与率和治愈效果分析[J].世界中医药,2020,15(6):813-818.

[3] 杨浩宇,杨映映,张莉莉,等.中医疫病理论发展史对现代传染病诊疗的启示[J].四川中医,2020,38(6):5-7.

[4] 胡镜清,张伯礼.发挥中医药特色优势,完善中西医并重的抗疫体系[J].世界科学技术——中医药现代化,2020,22(3):540-543.

[5] 孟爱军,李来祥,陈满盛.常态化下中医药防治新冠肺炎疫情的现状与对策[J].甘肃

省中医药学会2020年学术年会论文集，2020：213-215.

［6］余平，李叶子，万少兵，等.连花清瘟颗粒联合阿比多尔治疗轻度新型冠状病毒肺炎的疗效观察［J］.中国药学杂志：2020，55（12）：1042-1045.

［7］杨倩，孙勤国，江波，等.中西医结合治疗新型冠状病毒肺炎重症患者的回顾性临床研究［J］.中草药，2020，51（8）：2050-2054.

［8］靳琦，王琦.中医"治未病"说略［J］.北京中医药大学学报，2007，30（11）：725-728.

中医抗击新冠疫情的哲学反思

新型冠状病毒肺炎属于急性呼吸道传染病，自其暴发以来迅速蔓延全球。流行病学调查表明，该病毒人群普遍易感，危害性大，现代医学目前暂无特异性药物，临床中多以抗病毒、抗感染等对症支持治疗为主。在党的领导下，全民万众一心，勠力抗疫，我国疫情迅速得到控制，其中中医药的积极参与发挥了重要作用。临床实践证实，中医药的前期干预与综合调节在预防和控制新型冠状病毒肺炎方面具有明显优势。[1]中医医院、中医院校、中医学子是中医药卫生事业的主要力量，因此，本文从以上三个方面对疫情防控过程中发挥中医药作用进行深入思考，阐述如下。

一、中医医院：白衣执甲，保国为民

中医医院是发挥中医药疫情防控的主力军，目前，国内外防疫形式出现新变化，为落实规范化防疫工作中"外防输入、内防反弹"的工作要求，进一步强化中医院感染防控各项举措，在疫情防控过程中充分发挥中医药力量，最大限度地降低院内感染风险，切实保障人民群众的安全健康，医院应从不同层面针对防控薄弱点与难点做出相应措施及改变，突出中医优势。

1.固本培元，未病先防

《内经》曰"正气存内，邪不可干""上工治未病"。在疫情防控过程中要充分发挥中医固本培元，未病先防的作用。导引按跷可调节全身气机，提高机体抵抗力，起到固本培元作用。[2]在武汉江夏方舱医院的中医医务人员即采用教患者八段锦等形式调节气机，提高抵抗力，取得了良好效果。此外，还可以通过预服药物，佩戴中药香囊等方式进行预防，正如《诸病源候论》所言："预服药及为法术以防之。"以我们湖南省为例，我省专家经过反复分析论证，分别开出了湖南一号方和

湖南二号方，预防新冠肺炎，同时中医附一还研制了中医防疫香囊。[3-4]

2.分期辨证，因人施策

新冠肺炎病情多变，早在第四版国家诊疗方案中即提到，根据本病演变特点宜分期进行辨证论治，[5]临床过程中应充分发挥中医在各个阶段的治疗优势。除分期治疗外，还应结合不同患者个人体质及自身情况因人施策，由于老弱妇儿在生理和心理方面的限制，尤其要关照该类患者的治疗方案。

3.完善制度，规范操作

完善的制度和规范的操作是提高治疗质量、保障临床安全的前提，同时也是指导临床工作的核心。中医医院应当根据实际情况，制定疫情期间特殊的规章制度和流程，包括应急防控组织体系、隔离病区工作流程、病区探视陪护管理规定、急诊手术处置预案、消毒隔离规范等，并安排专人督查制度规范的落实情况，以确保环节质量的稳定，有效预防院内感染。

4.严密筛查，有效隔离

医院作为疫情防控的前沿阵地，人流混杂。做好院内健康管理工作对保障医院疫情防控质量，避免院内感染，确保有效隔离至关重要。应结合大数据，针对不同人员情况分类制定筛查流程。对于疑似病例应立即采取分流措施，按照新冠患者同等防护程度进行接诊，同时第一时间通过检验、医学影像等手段明确诊断。针对普通患者，应以健康宣教为主，谨防院内交叉感染的发生。针对病人的陪护家属，原则上应实行一对一负责，且提醒其佩戴口罩，进行手卫生，并且每日定时定量测量体温。

二、中医院校：躬耕科研，育人出新

1.躬耕科研

中医科研要以"继承好、发展好、利用好"中医药为目的，用中医原创思维和中医药基本原理方法作为科研基本方法。[6]科学研究需脚踏实地，埋头苦干，要坚持以中医理论为指导，立足于中医临床疗效，结合先进的现代技术手段，将中医形式与内涵紧密结合起来。扭转用西药的标准开发研究中药、用西医的标准检验中医临床和疗效等的错误思想，正本澄源，走具有中医药特色的中医科研之路。

2.育人出新

传承是中医药事业发展壮大的基石。在传承方面，应紧扣名师与名学主题，更加重视研究生导师队伍的建设问题，全面压实导师立德树人的职责，以名医名家治学特色和医德风尚为指引，发扬新时代医疗队伍的教化和塑造效力，以达到"名师效应"。此外，培养单位要把好质量控制关，优胜劣汰，加大分流力度，达到

"名学效应"。适应新时代中医药院校高等教育发展的趋势，还必须具备开放办学理念及整合协同方法，即向现代科学与国际开放，医教研与政产学研双协同。医学既注重综合性又重视实践性，其发展很大程度上依赖于其他许多学科的进步与技术创新。我国在疫情防控方面取得突出效果，离不开预防医学与临床救治的中西医协同，也离不开卫生管理等多学科、多系统齐心协作。故而，中医药院校应培养复合型人才，坚持中西医并重，进一步加强与多学科的交叉融合。

三、中医学子：志存高远，传承文脉

1.志存高远

中医学子是中医药事业的后备力量，中医学子的医德素质及伦理认知，对未来中医药卫生事业的发展具有重大影响。因此，每一位中医学子在踏入神圣的医学殿堂之前便应立下"为天地立心，为生民立命，为往圣继绝学，为万世开太平"的远大志向，树立"大健康、大卫生"理念，做好疾病预防工作，承担起未来中医药事业接班人应尽的责任。

2.传承文脉

医道绵延，文脉相传。中医学子应以传承医道文脉为己任，用实际行动践行救死扶伤、悬壶济世的宗旨。在新冠肺炎疫情发生后，党中央多次做出"人民群众生命安全和身体健康始终是第一位的""把疫情防控作为头等大事来抓"的重要指示，无数中医先学挺身而出，奔赴抗疫一线，给处于后学的中医学子们上了一堂生动的职业责任教育课。在疫情防控时代，中医学子更要认识到自身未来医者的身份，以医者仁心、大医精诚的观念去主动了解疫情，更加敬畏生命，积极配合学校各项防控措施，提高自觉防控意识和能力，做好个人防护，以身体健康筑牢献身医学事业的根基。要能够继承好中医药的优秀传统，在遵循中医药基本规律的前提下，结合运用现代科技手段努力开发中医药这一瑰丽宝库，学好本领，早日成长为人民健康的下一个守护者。

四、总结

目前，国内疫情已得到较好控制，但国外疫情态势日益蔓延，随着人口流动、气候变化，疫情仍有转复之势。中医重视固本培元，未病先防，治疗过程强调辨证论治，谨守病机，分型施治。且中医学对疫病的认识较早，在中华民族源远流长的历史中，中医通过无数次与疫病的斗争，积累了宝贵的疫情防治经验，很值得深入挖掘。中医的抗疫之路应该是具有中医药特色的，应基于中医医院、中医院校、中医学子三个中医药卫生事业的主要力量的不同责任属性对落实中医应对之法，与时代同行，与世界同行，用疗效赢得群众，提高信任度。疫情防控，中医大有可为！

（魏佳明）

参考文献

［1］王琦，王济，李英帅，等. 新型冠状病毒无症状感染者的中医药干预方案［J］. 中医杂志：1–5［2020–12–11］.

［2］郑立夫，郑碧云，唐纯志. 从脏腑致病角度分析导引在新冠肺炎防治中的应用［J］. 中医学报，2020，35（5）：916–919.

［3］赵谭军，汪瑜翔，蒋永亮，等. 湖南一号方通过作用于ACE2防治新型冠状病毒肺炎的网络药理学研究［J］. 中医药导报，2020，26（10）：1–7.

［4］赵谭军，石雅宁，蒋永亮，等. 湖南二号方调节机体免疫防治新型冠状病毒肺炎的网络药理学研究［J］. 中医药导报，2020，26（11）：1–5.

［5］国家卫生健康委办公厅，国家中医药管理局办公室. 关于印发新型冠状病毒感染的肺炎诊疗方案（试行第四版）的通知［EB/OL］.（2020–01–27）［2020–04–21］.

［6］李慎明，陈其广，张小敏. 对新冠肺炎疫情发生后我国振兴中医药事业及产业的思考［J］. 世界社会主义研究，2020，5（5）：4–18+92.

"脾肺同治"法在新冠肺炎中的应用

一、古今学者对新冠肺炎的认识

新冠肺炎是一种具有强烈传染性的疾病，具有传播速度快、传染性强以及传播途径多样化的特点，中医学将其归属于"瘟疫病"的范畴。如《黄帝内经》有"五疫之至，皆相染易，无问大小，病状相似"。《医学原理》云："夫瘟疫之病，乃天地不时之疫气。"《温疫论》言："瘟疫之为病，非风、非寒、非暑、非湿，乃天地间别有一种异气所感。"《吴医汇讲·瘟疫赘言》记载"疫气由口鼻吸受，肺为出入之门户，无有不先犯肺者"。

有学者发现[1]新冠肺炎患者的舌苔多厚腻或见腐苔，湿浊较重，且湖北地区冬季寒冷，湿气较重，此地区人们喜好进食肥甘厚味，易生内热助痰助湿，故外有寒湿侵袭，内则湿热易生，整体呈现外湿与内湿一致的现象。[2]杨家耀等[3]对90例普通型新冠肺炎患者进行中医证候与体质分析显示湿阻中焦、寒湿袭肺为主要中医证型，痰湿质、气虚质、血瘀质、湿热质为主要体质类型。又有学者认为[4]，新冠肺炎多由脾虚水湿代谢异常，复加外感疫毒之邪，而致肺、脾、肾、心多脏腑功能失常，其根本在脾，故提出"从脾论治"。叶天士"外邪入里，里湿为合"，吴鞠通"内不能运水谷之湿，外复感时令之湿"。此病邪以"湿"邪为主，病位在肺，与脾胃有关。病机为疫毒外侵，肺经受邪，脾胃亏虚。预防新冠肺炎的关键除了顾护肺卫之外，还应顾护脾胃，应采用培土生金的防治方法，预防新冠病毒的感染。正如《石室秘录》云："治肺之法，正治甚难，当转治以脾，脾气有养，则土自生金。"结合身热、咳嗽、咳痰与舌象辨证，临床以寒湿偏重和湿热偏重两型分别施治。寒湿较重者居多，随病情进展可伤阳；若素体湿热，或郁而化热，则表现为湿热较重，进而可出现伤阴、气阴两伤、化瘀，故临床上应辨证施治。

二、"脾肺同治"治疗新冠肺炎的理论基础

肺所吸入的自然界清气和脾脏化生而成的水谷精气积聚于胸中合为宗气，宗气具有行呼吸、贯通心脉、行气血的生理功能。脾肺在生理功能上相互协调，一方面，肺维持正常的生理活动需要脾运化的水谷精微来提供所需的能量，脾胃化生的水谷精微亦有赖于肺之宣发肃降来疏布于周身。《素问·经脉别论》云："饮入于胃，游溢精气，上输于脾，脾气散精，上归于肺……"另一方面，肺之宣发肃降可推动脾运化水液的生理机能，使津液畅达周身，而脾运化水液功能亦有赖于肺之宣发肃降才能正常循行全身，以濡养四肢百骸，肺脾两脏之间"协同合作"，共同调节人体内水液代谢平衡，保证津液正常输布与排泄。综上，脾肺二脏在气的生成与水液代谢方面相辅相成，若肺气不利，则脾脏无法向上布散水谷精微与水液，出现水液内积，化生痰湿；若脾气虚损，脾失健运，水湿内停，肺失宣降，则咳嗽、咳痰。在国医大师熊继柏诊治的若干病例中发现，[5]本次疫病的发病过程大致相同，即初始发热、咳嗽、咳痰，亦可除发热外无明显症状，之后咳嗽、咳痰加重，若发热不退则可表现为发热逐渐加重，在其中任何阶段都可以出现胸闷、呕恶、精神倦怠、纳差、大便秘结或稀溏的兼见证，此时从脾肺论治有一定可行性。此外，从经脉角度来看，手太阴肺经起自中焦，肺经又与大肠经通过经脉属络相表里，肺病多及大肠，进而影响胃腑功能。《薛生白医案》中指出："脾为元气之本，赖谷气以生，肺为气化之源，而寄养于脾也。"从五行关系看，脾为土，肺为金，脾土生肺金，故脾为肺之母。培土生金，使得脾胃之间润燥相济、升降相因、纳运相得，从而肺脏得以滋养。

从脾治肺实际上属于隔治法的一种，隔治法是除正治法以外的另一种供临床治疗相关脏腑疾病的方法，主要通过调节他脏来治疗本脏病变，最耳熟能详的就是

《黄帝内经》中提到的"见肝之病，知肝传脾，当先实脾"，提及隔治法首先要熟知正治法，正治法应当理解为治疗某种疾病的首选治法。有些疾病病位明确，未兼夹他脏，此时运用正治法治疗相应脏腑即可取得疗效，在新冠肺炎发生发展过程中，诸多脏腑共同参与发病过程，此时正治法可能不完全符合治疗法则，则出现了隔治法。隔治法的内涵应理解为通过调理其他脏腑的盛衰来调节本脏的生理功能紊乱，从而使机体复归于平衡的状态。

三、案例举隅

患者，女，52岁，2020年1月29日出现发热，体温最高达38.6℃，畏寒明显，全身肌肉酸痛，干咳，自服阿奇霉素、布洛芬等药物，症状无明显改善。2020年2月4日就诊时查胸部CT：两肺散在斑片状感染灶。血常规显示：白细胞$3.68×10^9$/L，中性粒细胞72.5%，淋巴细胞17.69%。2020年2月7日确诊为"新型冠状病毒肺炎"。西医予洛匹那韦利托那韦片口服，干扰素雾化吸入抗病毒以及消炎等治疗，其间体温反复，最高达39℃。2020年2月10日主任医师查房：体温38℃，心率73次/分，血压135/75mmHg，精神欠佳，偶有咳嗽，干咳，动则喘促，时有呼吸困难，伴见乏力，口干，纳差，大便略干，舌紫暗，苔黄腻。四诊合参，辨证为湿毒蕴肺，郁而化热证。以化湿解毒，透邪宣肺为治疗原则。处方：生石膏30g（先煎），知母10g，麸炒苍术10g，厚朴10g，草果6g，北柴胡15g，羌活10g，葛根15g，蝉蜕6g，甘草片5g。5剂，每日1剂，早晚分服。

2020年2月16日查房：患者服上方后体温渐退，偶有咳嗽，咳少量白色泡沫样痰，胸闷，偶有气促，纳眠可，二便调，舌淡，苔白微腻。治以宣肺化痰止咳。处方：麸炒苍术10g，厚朴10g，紫菀10g，蜜款冬花10g，苦杏仁10g，黄芩片10g，黄芪30g，山药15g，陈皮10g，葶苈子10g，甘草片5g。5剂，每日1剂，早晚分服。

服药期间患者病情趋于稳定，患者无发热，无咳嗽，无胸闷气喘，无口干，纳食正常，二便调，2月20日患者治愈出院。

按语：外感寒湿疫毒，郁闭于肺，伏于膜原，正邪相搏，正伤邪张，营卫被遏，故郁而发热，寒湿之毒与热夹杂为患。"客邪贵乎早逐"，故"乘人气血未乱，肌肉未消，津液未耗，病人不致危殆"之际，治以透邪宣肺，化湿解毒，云"投剂不至掣肘"[6]。方中温药之草果、厚朴、苍术、羌活，主归脾胃经，均以燥湿为主，又各自发挥温中行气、健脾解表之功；与之相对的凉药知母、生石膏、北柴胡、蝉蜕、葛根，以清热散热为主，又各自发挥滋阴清热、生津止渴、和解疏风之效。全方温凉并用，使燥湿不致枯其津液，泻火又不伤其中阳，而"即入膜原，必待发病，邪气舒张，始能攻泄"[7]。

四、结语

新冠肺炎的致病因素"湿邪"与中医之脾脏运化水湿的功能紧密相关。通过调理"后天之本"，不仅可调节脏腑功能，还可提高人体正气而防御外邪的侵袭，充分体现了脾肺同治的思想。分期治疗新冠肺炎时选用恰当的化湿药，兼表证时加祛风胜湿药提高化湿疗效，通过祛湿使脾健运；平日里注重调畅情志，适度运动以调和脏腑气血。总而言之，针对新冠肺炎患者的中医诊疗，我们当谨从病机，随证施治，标本兼治，从而进一步发挥中医药在新冠肺炎诊治中的优势。

（何　涛）

参考文献

［1］仝小林，李修洋，赵林华，等.从"寒湿疫"角度探讨新型冠状病毒肺炎的中医药防治策略［J］.中医杂志，2020，61（6）：465-470+553.

［2］李斌，陈芳，田晓航."我们在应对策略上有了更深刻的认识"——仝小林院士"解读"《新型冠状病毒感染的肺炎诊疗方案（试行第四版）》中的中医治疗方案［EB/OL］.（2020-01-28）［2020-01-28］.

［3］杨家耀，苏文，乔杰，等.90例普通型新型冠状病毒肺炎患者中医证候与体质分析［J］.中医杂志，2020，61（8）：645-649.

［4］程慧娟，周兰.周兰从脾论治新型冠状病毒肺炎的临床经验［J］.中国民间疗法，2020，28（21）：18-21.

［5］陈青扬，刘佑辉，王伟，等.国医大师熊继柏对新型冠状病毒肺炎的辨治方略［J］.湖南中医药大学学报，2020，40（3）：267-270.

［6］郑重光.温疫论补注［M］.北京：人民卫生出版社，1995：2-14.

辨证论治谈新冠

早在三千五百年前，中国史上就有了瘟疫的记载，历史上几乎是四年暴发一次瘟疫。当疫情扩散时，就有数以万计的一线工作者，他们的奋不顾身，不断尝试，留下的医案为后人学习。面对新型冠状病毒的肺炎，它在中医病名上的选择、病性和治法方药见解均不一致，命名包含了"瘟疫""寒湿疫""冬瘟疫"等，这样的命名是因为选择了相异的地域、季节和个人体质。所谓中医的三因制宜即因时、因地、因人。新冠夹湿夹毒，这归于"湿毒疫"的范畴。所归属的病因为"戾气"，所受湿邪夹带了疫毒之邪气。[1]它所属的病理因素是热、毒、寒以及瘀和虚。针对病机的分析是以湿邪为主，湿邪具有郁而化热的特点，所蒸腾于体表后发热，头身困重，阻遏气机，喘促咳逆，乏力，纳呆，便溏。病情夹寒夹热，寒热错杂，因地域、个人体质、时节相异。治疗的原则是清肺、止咳、化湿解毒、清热。治疗新冠的理念在于：尽早发现尽早治疗，根据病人的个人体质用药，避免误诊和漏诊。

新冠经过了辨病症、辨证型，辨体征。辨病时西医选用核酸检测，CT成像技术判断新冠肺炎，中医归属"疫病"，感受了戾气，他的传播途径是呼吸道和接触的传播，采用了中西医结合的方法进行诊疗，推荐的汤剂有麻杏石甘汤，小柴胡汤和五苓散，用于宣肺和解表；解毒和化湿。选用的中成药是藿香正气胶囊和连花清瘟以及疏风解毒胶囊等对症治疗。[2] 传统中药在治疗传染病的过程之中，它所能发挥的作用是无与伦比的，在治疗SARS、甲流等诸多传染病中，中医疗效是得到共识的。临床医师结合了当地的情况对新冠进行具体问题具体分析，在辨证论治的基础下，方药跟随症状的变化而变化，药疗进行合理的加减，为病症的治疗开拓新的思路和见解。[3]

一、行为干预

情绪（喜、怒、忧、思、悲、恐、惊）的调节，各个情绪的太过或者不及都会连累至相应脏腑，医者可以根据不同的情绪对患者进行疏导，选用情志的转移疗法，分散病人对病情的注意力，提倡教病患五禽戏、太极、八段锦等，调畅气机，稳定其神志。引导病患呼吸平缓，肌肉放松，调理病患的心智、气机，调达气血，通络经脉。中医在心理疗法中颇有见解，制法丰富，形式上也是多样的，因此心理疗法和药物治疗是齐头并进的。[4]

二、辨证论治

新冠采用基础方剂后如遇伴随症状，如肝郁气结证原方加柴胡疏肝散，肝郁化火为伴随症状时原方加丹栀逍遥散，当肝郁脾虚为伴随症状时原方加逍遥散，同时可配合针灸疗法，如电针取穴是百会和印堂。体针取穴是膻中、合谷、太冲、肺腧等穴位。夹痰者，选穴中脘穴和丰隆穴。夹瘀血者，选穴合谷和三阴交穴。夹湿邪者，选穴阴陵泉和天枢穴。夹烦躁易怒者，选穴膻中穴和内关穴，夹脘腹胀满者选穴中脘穴和内关穴。走罐治疗选用腰背部的督脉、膀胱经，艾灸治疗选穴在膻中、肺腧、足三里、中脘等。耳尖放血针对实热证患者，离子导入治疗方案选穴是五脏背俞穴，选用药物是柴胡，白芍，甘草和枳壳。[5]

三、治疗未病

1.欲病救萌

新冠不同于其他传染病，它传播速度快，传染源同时包括了无症状传染者，家庭或者群体聚集性的传播，这大大增加了疫情防控的难度。所以，当患者出现疑似症状，接触过疫区者都应该进行隔离，这对疫情的防控是至关重要的。出现轻症，或者无症状感染时以及接触过疫区者都可及时的服用中药，对病症采取有效的主动出击的方式，防患于未然，这样可以将疾病扼杀在其萌芽之中，我国卫健委颁布了新冠治疗方案里面提到了藿香正气用于脾胃失调者，连花清瘟胶囊用于体虚发热的患者，疏风解毒胶囊用于发热恶风者。[6]

2.既病防变

新冠具有发病迅速，传播力广，病情转变快等特点，所以在病情的早期诊断主要是选用利湿解毒之方药，阻遏病情进展。当病情到达中期的时候就采用化痰、清热、解毒、祛瘀的方法来改善患者的现有症状，减轻病情带来的痛苦，将蔓延的病情得到及时的控制防止其继续转化。当病情到达后期，就需要采用扶正，清除余热，滋阴，补气的方法。中医药的治疗在新冠的早期是疗效显著的，这是从大量的临床中得出的结论，所以中医运用的机理则是充实机体的腠理，防护住孔窍从而阻挡病邪内侵。其次是稳固肺之卫气，增强其正气，提升自身的免疫防护屏障来抗邪气。再者是疏通机体的经络，调节脏腑之气机，防止疾病的传导及变化。机体如若卫气不能固，而正气亏损者，病邪则可通过鼻窍、毛孔进入机体先侵犯肺脏，随经入里，传遍累计多脏腑。[7]

肺开窍在鼻，外合于皮毛，中医针对新冠的治疗是经过了体表的皮毛，鼻饲吸收了药力，通过肺卫的推动，将药物由皮毛经肺经经络经脏腑，灌注于血脉之中，到达于脏腑，从而抵御外邪之侵入。同时也可以运用针灸、推拿、拔罐等疗法由外往内，循经脉连脏腑，疏通表里达到防御病邪之目的。

四、讨论

中国在疫情防控方面取得的成绩是有目共睹的，当然中医治法的功效是不容被忽视的。对新冠的传播途径，病情转归，预后的认识，以及中医疗法的干预和其作用机理的认识都是具有重要意义的。中医在治法上有驱寒除湿、温阳、补气，升阳气化湿浊，通畅了气道，可以止咳降逆。活血、祛瘀、止痛、疏通经络改善由血瘀带来的疼痛，亦可固本扶正气抵御外邪。大量临床研究证明了在疫病恢复阶段，若得不到妥善的处理则会留下后遗症。疫情所感受的邪气归因于疫毒而非六淫邪气，新冠的病发过程具有转寒、转热以及转燥的可能，并且发病迅速，湿邪疫毒体现在病患的病程长，病情缠绵易于反复，病久气耗，气推动无力则瘀，体现了"湿为阴邪，湿性黏滞"的病情特点，在病情尚未痊愈还在恢复期时，由于情志所伤或者过度劳累，饮食不节等依旧会体现出旧病复燃，结局指标是新冠核酸检测由阴转阳。[8] 新冠病位在肺，所涉及的脏腑是脾胃和肾，我们应该指导病患调整起居时间，饮食清淡不油腻，疏导情志，避免因预后调理不当而产生复发和后遗症。

五、总结与展望

新型冠状病毒肺炎所带来的灾难是不容小觑的，病毒来势迅猛，给我国的医疗带来了很大的冲击，但是病毒肆虐之际，中国不但控制了疫情继续扩散蔓延，同时也恢复了国内生活和生产。当今，我们需要构建中医领域的传染病学、诊断学、肺病学以及预防医学等学科带头人和团队，加强中西医结合发展，建立疫情防控小组，有助于学科长期有效地发展下去。传染病的特点是发病快，传播强，机体"应答过激"形成重患，所以要及时清除体内有害的代谢产物，疫情之毒多数侵犯肺卫、气分而极少转入营、入血分，因为西医运用呼吸机和输液辅助病情不会继续恶化，所以，我们更应该提倡中西医结合疗法。中医在疾病防御上具有更多优势，其体现在"正气存内，邪不可干"，当人体正气充沛具有强的免疫力，最后抵御外邪入侵，不会轻易生病，相反，正气亏虚者更容易引得外邪入侵，产生疾病。因此，中医在预防疾病的同时更加注重对自身正气的调养，当正气非常充沛，起居饮食规律，劳逸适度，合理的运动，体质平和者不易感染疾病。新冠的预防和治法是需要根据当地的气候、人群来制定相应的处方药物，从而改善体质提升患者对疾病的抵抗，帮助脏腑受损后的修复及遏制住疾病的恶化。新冠在病机中可以总结为湿邪郁肺证，方药是藿香正气散或者达原饮。当肺卫失宣时可选用银翘散，新加升降散。湿郁化热证可选用麻杏石甘汤，当清热和化湿并重可选用甘露消毒丹治疗，阳明腑实证可以选用凉膈散。内闭外脱证是湿邪内陷心包，热毒重者用安宫牛黄丸，有风者用紫雪丹，痰闭者用苏合香丸，痰热者，用至宝丹，肺脾气虚证选用黄芪四君子汤等。[9]

中医辨证以解毒通络、分期治疗、分型治疗为辨证思路。根据临床研究对新冠的认识逐渐具体化，我们在对其疾病的认知和观点上也要保持高度一致性，与时俱进，不断地创新。[10]

（刘俞彤）

参考文献

［1］景一鸣.治新冠肺炎 中医诊疗大有可为［N］.北京日报，2020-02-29（003）.

［2］张妮.中医对新冠肺炎疗效有多大［N］.环球时报，2020-02-18（008）.

［3］高瑞瑞.新冠肺炎恢复期中医康复指导建议发布［N］.中国消费者报，2020-03-02（003）.

［4］本报武汉一线报道组.中医突击 火线救人［N］.光明日报，2020-02-24（003）.

［5］本报记者.防治新冠肺炎 中医药可全程发挥作用［N］.衡水日报，2020-02-24（B02）.

［6］卫岚旻.传承挖掘中医名方：中医药防治新冠有方［N］.上海中医药报，2020-03-06（003）.

［7］徐博文.新冠肺炎的中医预防［N］.上海中医药报，2020-03-13（005）.

［8］夏瑾.抗击新冠肺炎，中医提供了不一样的防治策略［N］.中国青年报，2020-03-17（008）.

［9］王君平.防治新冠肺炎见证中医实力［N］.人民日报，2020-04-30（005）.

［10］吴英杰，付小宇，张新雪，赵宗江.基于"三因制宜"原则探讨新冠肺炎不同中医方案的差异性［J］.中国实验方剂学杂志，2020，13：17-24.

结合抗疫经历谈医改

2020年9月21日，习近平总书记在联合国成立75周年纪念峰会上发表关于新冠疫情的重要讲话。2020年突如其来的新冠肺炎疫情困扰着全世界，这次疫情对全世界是一次严峻考验。疫情仍在全球蔓延时，针对联合国应该如何发挥作用，习近平提出4点建议，强调后疫情时代联合国应主持公道、厉行法治、促进合作、聚焦行动。[1]以下结合我的抗疫经历谈谈中西医抗疫之争与国家医改。

一、从个人抗疫经历谈中医与西医的抗疫之争

今年新冠疫情之初，我积极响应号召，报名参加新冠疫情防控工作，并有幸成为第三批国家中医医疗队成员，参加武汉抗疫，更有幸在唯一的中医方舱医院——江夏方舱医院参与抗疫。江夏方舱医院2月14日开舱，至3月10日关舱，我见证了江夏方舱医院抗疫的整个过程，同时也见证了中医参与这次疫情救治的难度。这次疫情发生之初，受医院安排，先后在我院发热门诊、急诊科发热门诊（已排除新冠流行病学史）并准备派去支援长沙市一医院隔离病房，当时湖南省中医药管理局局长

已经亲自给我们五位（来自湖南中医药大学第一附属医院、湖南中医药大学第二附属医院、湖南省中医药研究院附属医院、长沙市中医院、湖南省直中医院各一位中医医生）做了战前动员，因此我加入了长沙中医抗疫微信群，见证了部分长沙新冠救治过程，其中最为重要的是，我见证了中医加入新冠抗疫之难度。最先不让中医介入，其间还告知熊继柏国医大师亲自参与诊治工作，后来在长沙市卫生健康委员会的行政干预下仍然困难重重，最后是通过湖南省卫生健康委员会和湖南省中医药管理局联合发文及各项行政干预才正式介入此次疫情的救治工作。刚开始虽然参与了救治过程，却被告知不准进入重症病房，只允许看轻症。但后来有患者要求中医处方，这时中医才真正全方位地介入了长沙的新冠肺炎救治工作。

以上是在长沙中医参与救治困难的情况，而在武汉，可从两个事例看中医参与的难度。

第一个是关于江夏方舱医院名字的来历。江夏方舱医院是由江夏区大花山户外运动中心改建的，最先准备取名为江夏大花山中医医院，但考虑名字太长，拟取名江夏中医方舱医院，而武汉没有中医药管理局，武汉的中医氛围差，如果把中医两个字放在医院名字里面，还担心病人歧视而不愿意进入我们方舱，所以最后取名为江夏方舱医院。

第二个事例是武汉对中医的重视度不够，在我出征武汉前，武汉市卫生健康委员会曾发过文件要求中药参与率达到100%，但即使下文了，也没有真正达到100%。当时社会上就有很多中医与西医之争，所以张伯礼院士为了给中医争口气，为了看看中医在这次新冠疫情中到底能不能发挥作用，就主动向国务院请战，要求建立中医方舱，因此我们所在的江夏方舱医院就被我们中医承建制接管了。在江夏方舱医院里面真正做到了中药使用率100%，而且我们湖南所管辖的病区无一人转为重症。[2-3]曾经有病人住进江夏方舱医院后，拒绝服用中药且要求转院（当时她的丈夫在其他医院住院），经过我们团队的充分沟通后，她同意了服用中药治疗，最后收到了满意的疗效，成为我们病区第一批出院患者。

中医与疫病的斗争有数千年历史，积累了丰富的经验，距此次新冠疫情最近的一次大型抗疫斗争就是2003年的SARS疫情，中医药在这次疫情中同样发挥了不可磨灭的作用。关于治疗过程中，到底是中医好还是西医好？在互联网上掀起了狂风暴雨。至今西医上仍然没有针对新冠病毒的特效药物，针对病人的治疗仍然是以对症支持治疗为主。唯一的中医方舱医院——江夏方舱医院收治的都是普通型和轻型新冠肺炎病人，初期在协定处方基础上据兼证加减、后期"一人一方"的中医诊疗方案，在阻止轻型、普通型患者，向重型、危重型发展方面发挥了重要的作用，576名轻型和普通型的新冠肺炎患者，没有1例转为重型和危重型。中医药在新冠肺炎疫情抗击中发挥了重要作用，参与面之广、力度之深，受关注的程度之高，都是新中国成立以来前所未有的。国家中医药管理局先后派出五批近800人的专业队伍驰援武汉，全国支援武汉的医疗队有近5000人是来自中医药系统。全国除湖北以外的地区，中医药参与救治的病例，占累计确诊病例的96.37%，在湖北地区，中医药的参与率也大于90%。在重型和危重型的中医药治疗中也发挥了很好的作用，特别是在退高热、促进渗出吸收、提高氧合水平、降低肺纤维化、通腑气方面，中西医相互配合、相互协作，有效地降低了病亡率。中医在康复调理、药膳食疗、针灸熏洗、传统功法等方面的优势，也将发挥核心作用。但疫情防控工作中的中医药作用、中西医并重还没有得到真正发挥和体现，中西医协同救治新发突发传染病、重大疑难疾病的机制还有待真正形成，以从各级层面进一步完善中西医协同救治病人的机制，实现中西医优势互补，积极发挥好中医药作用，造福老百姓。

二、从新冠救治体系谈国家医改

1.建议将私立医院转为公立医院，并加大对公立医院的投入

在新中国成立之际，政治建设、经济建设、生态环境建设、文化建设等都需要国家付出大量的资金和心血，我们国家经历了从起步到现在飞速发展的艰辛历程。随着国家的飞速发展，多年来医疗改革、教育改革和住房改革是最近多年在"两会"上出现最多的关键词，是当代社会最突出的社会问题，它被称为压在中国人民头上的三座大山。虽然国家多年来，在医疗改革上耗费了很大的财力，但由于需求巨大，投入仍然不足，导致很多医院由公益性质转变为以市场主导的非公益性质或半公益性质。医院为了生存，使一些公立医院私有化，医院就想着如何创收，使得医疗体质异化，很容易产生过度医疗的现象，因此医生的权威性得到挑战，导致的医患矛盾日益尖锐，时常出现各种伤医，甚至杀医事件。

此次新冠疫情发生后，以习近平总书记为首的党中央高度重视，将疫情防控当作头等大事在抓，且习近平总书记亲自指挥、亲自部署，亲临一线，坚持把人民的生命和身体健康放在第一位。因此党中央派遣了约4.2万医务工作者支援湖北，举全国之力控制湖北疫情。在抗击新冠肺炎过程中，让我目睹了优越的中国社会主义制度在抗击疫情中的作用，可以很快、很灵活地集中一切可利用的资源参与疫情防控。但是也看到了此次疫情中的一些不足，在此次抗击新冠疫情中，最先派往疫情最中心的是部队医院，然后是各地的公立医院，很少调动私立医院的医务人员支援湖北。在深圳市，其GDP明显高于某些省份，可在疫情发生的一个多月时间内，仅派出了73名医务人员支援湖北，这其中很重要的一个原因就是深圳大部分医院被私有化了。国家在医疗改革中，大量地吸纳民营资本投入进来，这样不仅发展了医

疗，也减轻了国家对医疗投入的压力，但随之而来的就是这部分医院基本以市场经济为主导，失去了公立性，面对突发的公共卫生事件，国家难以迅速调动这些私立医院的医疗资源。这就是过度的自由化和市场化带来的弊端，过度的市场化，必然导致政府在管理过程中失去了主导权。经历这次疫情后，国家医疗改革应该重视这个现象，应该增加公立医院的投入或者将一些私立医院收归国有，将"私"改为"公"。

2.建议国家加大对公共卫生体系的建设

武汉出现新冠疫情后，多家医院已经出现发热病人急剧增加，一床难求，病人得不到收治，这些因素加快了疾病的蔓延，因此在经历了2013年非典及今年的新冠疫情后，国家应该重视公共卫生体系的建设，完善疾病预防控制体系，完善传染病的防治能力，特别是要加强各种预警制度的建设。经历此次疫情后，我国应对各地新发病例的处理速度得到了很大的提升，北京、辽宁、天津、新疆、安徽、上海、成都、重庆等地的散发病例出现后，迅速全员检测，很快得到了控制，没有导致大面积蔓延。近期在山东济南、河南郑州、湖北武汉、福建泉州、甘肃兰州等地的冷链出现病毒检测阳性后，同样采取了极快的速度。这些都体现我们国家控制疫情的各种制度越来越完善。

3.建议国家应扶持中医药发展，强化在公共卫生防治体系中的作用

习近平总书记曾说："中医药学凝聚着深邃的哲学智慧和中华民族几千年的健康养生理念及其实践经验，是中国古代科学的瑰宝，也是打开中华文明宝库的钥匙，更是中华文化伟大复兴的先行者。"中医药在为了中华民族健康方面发挥了举足轻重的作用，在此次新冠疫情中，虽然中医药发挥了重要作用，但全国仅有97家中医医疗机构作为定点医院参与了救治工作，湖南省才2家中医医疗机构作为市级的定点医院。全省县级以上中医医疗机构基本无独立的感染楼和感染病区，发热门诊、急诊、ICU、呼吸等科室基础薄弱；监护设备、呼吸机、ECMO等设备不足，医疗救治能力不强；中医药急诊、重症、呼吸等专业人员也相对不足，中医药人员的院感意识还有待提高，院感专家不足，中医医疗机构救治条件和救治能力还不能满足重大新发传染病、重大疑难病的救治需求，因此需要国家加大对中医药应对公共卫生突发事件救治能力投入，加大中医医疗机构感染能力的基本建设投入。同时，加强发热门诊、急诊、ICU、呼吸等相关学科基本建设和服务能力提升。

另外，国家需要进一步加强综合医院和专科医院中医药工作。综合医院、专科医院都要充分发挥中医药作用，坚持以病人为中心，中西医协同治疗和救治病人，提高病人临床疗效。要将中医药融入综合医院、专科医院所有临床科室，实现中西医优势互补，为病人提供中西医两种治疗方法，提高人民群众健康水平。

（祁双林）

参考文献

[1] 习近平.在联合国成立 75 周年纪念峰会上的讲话［N］.人民日报，2020-09-22（002）.

[2] 华光，蒋霞，周丽凤，等.从"顾护脾胃"论治新型冠状病毒肺炎［J］.中医药导报，2020，26（13）：4-5，17.

[3] 华光，王建国，蒋霞，等.从"湿毒损伤肺络"探讨新型冠状病毒肺炎的病机和用药［J］.中医药导报，2020，26（11）：6-9.

新型冠状病毒肺炎防治中固护脾胃思想的意义与反思

目前来看，新型冠状病毒肺炎（以下简称新冠肺炎）不仅是突发的新型急性呼吸系统传染病，其病毒在自然界中的存续性以及病毒本身的变异性，很有可能致使其将在相当一段时间里持续危害人类健康。因此，继续加强对其防治的研究则具有重要的价值与意义。基于中医药在新冠肺炎的防治中较为显著的疗效，且在西医学尚未研发出具有针对性疗效的专门药物或疫苗的情形下，我们有必要进一步探索中医药对于该病的防治机理，不仅能有助于更好地防范该病的持续危害，同时也能为未来有可能的突发疫情积累有效的中医防治方案素材。通过对已知新冠肺炎相关临床资料调查发现，除了临床绝大多数可见的呼吸系统系列症状以外，消化系统症状表现也是突出与高发的，而大量临床中的中医药方案也均针对性地采取了相关护治脾胃的方药，[1]正是根据这样的发现，且基于中医学对于脾胃在培扶正气、抵御外邪中所呈现的核心作用，特此拟探讨中医固护脾胃对于防治新冠肺炎的价值与意义，并进一步有所反思。

一、新冠肺炎患者在临床中的脾胃相关病症表现

众所周知，新型冠状病毒肺炎作为以呼吸传播为主的一种具有大规模传染性、流行性疫病，其侵犯人体首要的途径即为口鼻，也因此，诸多患者在临床中多能体现出具有共性的咳嗽、痰喘、胸闷以及发热、鼻塞、流涕等呼吸系统疾病表现。[2]这些表现正如《吴医汇讲》指出疫邪"由口鼻吸受，肺为出入之门户，无有不先犯肺者"，说明肺是疫病传染的首要病位；也如《黄帝内经》有语"肺病者喘咳气逆"，即咳、喘、气逆均属肺部疾病，说明本病表现符合肺脏发病的特征。因此，在临床论治中，我们始终把缓解呼吸系统症状作为临床救治的核心工作，而很多最终陷入危重甚至失去生命的患者，也有不少是因为呼吸系统崩溃而累及全身器官所

导致的最坏结果。

但值得注意的是，除了上述常规共性的呼吸系统疾病以外，新冠病毒肺炎患者还在疾病初期较早的呈现出一系列消化系统疾病。[3] 如纳差、腹泻或便结、腹胀、恶心呕吐、头身困重、肢体乏力等脾虚胃衰之象；更甚者，部分新冠肺炎患者首发症状仅表现为腹泻，竟然早于作为第一病位的肺理应呈现的呼吸系统相关症状。对于这一现象，首先诸多学者认为此是病毒特性所致，本病首要病位并非单独在肺，而是在"肺、脾"两脏，关于这一点，迄今为止，随着医学界对于本病了解的深入，已基本得到了学界的共识，并在益发成熟的诊疗方案中贯彻了这一认识。此外，在笔者看来，除了病毒特性导致本病出现肺、脾相关诸症以外，更重要在于从中医理论角度来看，肺、脾二脏本就相关相连，二者不仅在中医理论视域中具有密切的生理联系，同时在功能运作上亦唇齿相依、休戚相关，故而该疫病一旦犯肺，必然会影响到脾。也因此，在笔者看来，对于新冠肺炎而言，重视脾胃的论治，不仅是治疗过程中必然的治疗需求，同时因为脾胃在脏腑之间特殊的生理作用、功能地位以及其与肺之密切联系，因此必然会成为整个疾病转归发展的关键所在；诚然如上述，呼吸系统问题为本病核心首要解决的痛难点，但脾胃同样是不容忽视的关键点，势必成为论治新冠病毒肺炎不可或缺的主要研究内容之一。

二、新冠肺炎患者出现肺脾相关病症的理论分析

如前所述，总起来看，之所以本病出现肺脾相关病症，在笔者看来主要是三个方面的原因：一者在于本病病毒的特性，二者在于肺脾之间的关系，三者在于脾胃在脏腑组织中的核心地位。下面就基于这三点认识一一分析。

1.病毒特异性导致肺脾受病

所谓病毒具有特异性，最早是由明代医家、中医瘟疫学说代表吴有性提出的，主要包括三个内容：一是病种特异性，不同疫气（即所谓病毒）所致病种不同，如大头瘟表现为头面焮肿，喉疫以喉头肿痹为主要特征，流脑、乙脑以脑膜炎为疾病常见转归等，即是不同疫病表现不同症状的病种特异性；二是病位特异性，之所以呈现病种的特异性，正是基于不同疫气所袭击人体部位不同，一气专入某脏腑或某经络，如上述大头瘟之疫气专门袭击头面，喉疫则专门袭击咽喉，流脑、乙脑则最易逆传心包，再如霍乱、痢疾之类直入中焦胃肠腑等；三是物种特异性，指的是病毒基本不会在不同物种之间传染，就不再赘述。

对于新冠肺炎的认识，目前经由诸多专家学者的研究，已经逐步清晰。如刘清泉等学者认为该病证候要素为湿、热、毒、瘀以及气虚；仝小林等学者强调此病病位在肺、脾，以寒湿伤阳为主，兼有不同变症；杨道文等学者则认为其病机可概括

为湿毒壅阻，气机不畅；范逸品等学者则根据气候及新冠肺炎患者症状表现，总结其病机特点为毒、燥、湿、寒、虚、瘀；王玉光等学者同样认可其病位在肺、脾，病机特点为湿、毒、瘀、闭；而王怡菲等学者对24个省市自治区诊疗方案整理分析后得出：本病病位在肺，累及脾胃，病性以湿、毒、闭、虚为主，湿毒壅肺为主要病机。[4] 依据权威的《新型冠状病毒肺炎中医诊疗手册》，本病病机为"疫毒外侵，肺经受邪，正气亏虚"，病性则为"湿、热、毒、虚、瘀"。综合各家认识可见，新冠肺炎病位首要在肺，进而涉脾，病机特点以湿、毒为主，兼杂寒、热、毒、瘀、虚。[5] 由此可见，新冠肺炎专袭肺、脾二脏，可视为该病之病种及病位的特异性。

2.肺脾相关而肺病易致脾病

诚如《黄帝内经·灵枢·经脉》记载："肺手太阴之脉，起于中焦，下络大肠，还循胃口，上膈属肺。"可见，在中医学的生理认识中，肺、脾二脏因经脉络属的联系而在生理上具有紧密关系，因此其中一脏受病也必然会引起另一脏的病变，此系其生理联系所致。另如《黄帝内经·灵枢·动输》又言："胃为五藏六府之海，其清气上注于肺，肺气从太阴而行之。"说明二者在人体气机运作的功能上又有着相辅相成的关系，脾胃作为五脏六腑气血生化之源，其吸收饮食水谷的清气而首先上注于肺，进而由肺之宣发肃降布散全身，可知脾胃为全身脏腑功能提供源动力，而肺为其在输注动力的首要助动脏腑，可见二者功能上亦是相依互助。另又如《黄帝内经·素问·咳论》有咳嗽"皆聚于胃，关于肺"的因机认识，还有"其寒饮食入胃，从肺脉上至于肺则肺寒，肺寒则外内合邪因而客之，则为肺咳"这样的因寒凉饮食入胃所致肺气上逆而咳嗽的病症描述。综观可见，二者可以说生理上联系紧密、功能上唇齿相依也进而在病理上互为影响。

3.脾胃在脏腑中的重心地位使其易受连累

实际上，脾胃学说在中医藏象理论中一直占有重心地位，是历代医家反复探讨、格外重视的脏腑组织。之所以如此重要，并非中医前贤的主观倾向，更重要的在于其本身事实上的生理地位及功能意义。诚如《黄帝内经·素问·经脉别论》记载："饮入于胃，游溢精气，上输于脾，脾气散精，上归于肺，通调水道，下输膀胱，水精四布，五经并行。"可见，作为最早的中医经典理论体系著作《黄帝内经》已把脾胃在五脏六腑中的重心地位阐释的十分清楚，明确认识到脾胃为气血生化之源，为四肢百骸、脏腑经络之功能运作、器质充实的动力来源和物质基础脏腑。正因如此，可以说各脏腑疾病在发生发展的过程中往往容易累及脾胃，也由此固护脾胃成为论治各类疾病的基本思想。故而我们可见，张仲景在其著述中始终贯彻"保胃气、存津液"之思想，并有承气汤类、建中汤类、理中汤类等10余类围绕脾胃所设的方证；后世亦有四君子汤、异功散、六君子汤、参苓白术散等经典健脾益气专方；更有李东垣等大扬"脾胃受伤、百病丛生"之理，立补中益气系列方药；还有如缪希雍、叶天士、吴鞠通等温病学家专从滋养胃阴入手，倡导"存得一分津液、变存得一分生机""胃喜润勿燥、脾喜燥恶湿"等医理。由此观之，脾胃在五脏六腑中具有不同寻常的重心地位，因其作为后天之本是一身脏腑功能的源动力所在，故而在各类杂病中均有易受连累的可能性，致使健脾保胃已成为各类疾病论治中自觉贯彻的基本认识，此也正是"有胃气则生，无胃气则死"的中医思想体现。

三、基于治疗新冠肺炎的经典方药探析固护脾胃的用药思想

综上所述，不论是从新冠肺炎本病的致病特点而言，抑或是肺脾相关的理论而言，还是脾胃这一脏腑在生理功能上的地位而言，固护脾胃必然成为救治新冠肺炎临证方药的侧重点。实际也是如此，以国家卫健委及中医药管理局推荐的清肺排毒汤为例，其包含麻杏石甘汤来宣肺平喘、辛凉清热；在此方基础上又以五苓散温阳化气、健脾利水；再合小柴胡汤和解少阳、梳理气机；又佐以射干麻黄汤强化平喘止咳、化痰肃肺之效；最后再加山药、枳实、陈皮、藿香来健脾醒胃、理气化湿。[6, 7]综观全方，不只是最后的佐助之药体现了固护脾胃之思想，就其基础方而言，其中麻杏甘石汤之炙甘草，五苓散之茯苓、白术，小柴胡汤之姜半夏、生姜，即是原方使用中所现固护脾胃之用药意图。由此观之，作为官方颁布的新冠肺炎经典用方，作为大范围推广使用并取得显著疗效的国家级中医验方，固护脾胃的用药思想已然在其中体现得淋漓尽致，诚可视为救治新冠肺炎侧重固护脾胃的典型治案。此外，不论是在预防中以玉屏风散为主的加减应用，还是在新冠肺炎临证中针对一类湿困脾胃为主证而采用三仁汤、藿朴夏苓汤、王氏连朴饮等进行救治的案例，[8-10]均能处处看到贯彻固护脾胃思想的临证处方用药。因此，笔者认为，固护脾胃几乎可以视为中医临证处方的一种底线思维，对于脾胃机能的保护即是本病救治的实际需要，亦是疾病转归的关键所在；故而可以总结说，救治新冠肺炎病毒过程中所体现的固护脾胃之方药策略，既是中医临证的基本选择，亦是指导包括新冠肺炎在内各类疾病论治的重要思想与经验。

四、意义与思考

总而言之，固护脾胃的思想是中医学的基本原则，是中医临证处方的基础要素，是论治各类杂病的底线思维，是贯彻扶正抗邪之旨的核心所在。至今，新冠肺炎在全球范围内的散播方兴未艾，我们有必要总结这一宝贵思想，为世界抗疫乃至全球公共卫生体系的重构来贡献具有独到特色优势的中国中医智慧。基于这样的认识，

笔者认为固护脾胃思想对于救治新冠肺炎或者说未来防治各类疫病有着重要的价值与意义，主要体现在三个方面：

1.预防上立足脾胃培扶正气

所谓"正气存内，邪不可干"，虽说疫病毒性强势，有着"五疫之至，皆相染疫，无问大小，病状相似"之强致病性，但正气始终是抗邪的主导要素，而扶正之关键便在于强化作为一身气血生化之源的脾胃之功能。故而，强健脾胃应是预防工作的核心，更是中医药学在治未病中发挥主导的必然侧重内容。基于当前生活水平的提升，尤其是中国民众饮食方面的不良倾向，将固护脾胃贯彻在日常保健预防的行为中当是必要的举措，也因此有节有制的饮食行为及健康营养的食疗办法将是提升全民健康的重要探索领域。

2.治疗中重视脾胃防患未然

如何进一步提升疾病治愈率，防止疾病恶化，促进疾病向愈，中医之固护脾胃思想定然是其中的关键所在。脾胃的固护是生命维系的根本，是正气抗邪的保障，更是疾病转归的枢要。如何进一步发挥中医在救治重大疑难疾病的协同作用，必然要在危急重症中重视脾胃作用而发挥中医药固护脾胃的特色，才能够为各类疾病的救治提供更为强力的中医保障。

3.康复中健运脾胃防复促康

如前所述，脾胃为五脏六腑、四肢百骸的功能提供源动力，是一身器质的生化源泉，自然也在疾病康复中扮演着重要的角色。及时的恢复在疾病中受到累及的脾胃功能，使患者康复过程中其脾胃功能能对药物及饮食水谷保持良好吸收效率，能够极大地提升患者的康复效率进而有效防止疾病复发，此正是中医在康复中发挥重要作用的特色体现。

总体来说，基于救治新冠肺炎中有关中医固护脾胃思想、方略的认识，笔者认为固护脾胃思想绝对是中医优势与特色的重要代表，对提升健康水平、疾病治愈率和康复率都有着现实的价值与意义。

五、总结

综上所述，是本人结合专业展开的对于新冠肺炎救治的思考与认识。最后值得一提的是，虽说固护脾胃是包括新冠肺炎在内救治各类疾病的关键要素，但临证中并非只要固护脾胃就能治愈各种疾病，正如前述，固护脾胃乃是中医临证之底线、基础与关键，临证治病的核心仍要以辨证论治而因机立法、随证处方。但无疑，以新冠肺炎的救治为例，固护脾胃思想绝对是中医药学理论的重心内容，是中医药理论知识体系中不容忽视而能彰显优势的重要板块，值得我们进一步的探索与认识，更值得每一位中医人的践行与推广。新型冠状病毒肺炎绝不是人类抗疫的终点，而是我们攀登医学高峰的新起点，中医的脾胃学思想将是每一位中医人勇攀医学高峰的重要行囊。

（刘　芸）

参考文献

［1］杨健，柏玉涵，时昭红，等.从脾论治新型冠状病毒肺炎的可行性分析［J］.天津中医药，2020，37，（09）：994-996.

［2］王玉光，齐文升，马家驹，等.新型冠状病毒肺炎中医临床特征与辨证治疗初探［J］.中医杂志，2020，61（4）：281-285.

［3］解开红.从脾论治肺系疾病的探讨［J］.云南中医中药杂志，2019，40（3）：7-9.

［4］王玉光，齐文升，马家驹，等.新型冠状病毒肺炎中医临床特征与辨证治疗初探［J］.中医杂志，2020，61（4）：281-285.

［5］周铭心，王苗，等.新型冠状病毒肺炎中医防治策略与方药筛选［J］.中医学报，2020，35（262）：458-460.

［6］国家中医药管理局.中医药有效方剂筛选研究取得阶段性进展.2020-02-06.

［7］国家卫生健康委员会办公厅，国家中医药管理局办公室.关于推荐在中西医结合救治新型冠状病毒感染的肺炎中使用"清肺排毒汤"的通知.2020-02-07.

［8］刘柳毅，刘丽君，等.中医药对新型冠状病毒肺炎的认识与防治［J］.中国药业，2020，29（05）：23-25.

［9］于明坤，柴倩云等.新型冠状病毒肺炎中医预防及诊疗方案汇总分析［J］.中医杂志，2020，61（05）：9-11.

［10］熊继柏.国医大师熊继柏谈《湖南省新型冠状病毒肺炎中医药诊疗方案》［J］.湖南中医药大学学报，2020，40（2）：123-128.

中医经典文献对新型冠状病毒肺炎治疗的指导作用探析

2019年年末，新型冠状病毒肺炎（以下简称新冠肺炎）疫情迅速在我国各个地区蔓延，该病已被纳为《中华人民共和国传染病法》规定的乙类传染病，按甲类传染病管理。《新型冠状病毒感染的肺炎诊疗方案（试行第三版）》（以下简称《方案》）首次将新冠肺炎归属于"疫病"范畴。[1]随着中医方案的不断完善和实施，该疾病的危重转化率和病死率得到有效控制，[2]但中医药能在此次疫情中起到重要作用并非偶然。回顾历史，中国的战疫史和中华五千年文明几乎是同步的，在《中国疫病史鉴》中有统计从西汉至清末，我国至少出现过321次瘟疫，但在这些疫病的危机面前，中华儿女并没有倒下，而是著成了一部部防疫经典，创造了许多名方，积累了丰富的经验。据统计，[3] 截至2020年3月15日，全国各个地区发布的31个新冠肺炎中医药防治方案或诊疗方案中记录中医经典名方有68个，共出现348次，约60%的方剂出自于温病类或伤寒金匮类等中医经典文献。中医经典名方在治疗新冠肺炎期间得到广泛的使用及认可，现以张伯礼院士主审，王琦院士主编的《新型冠状病毒肺炎中医诊疗手册》（以下简称为《手则》）及各版《新型冠状病毒感染的肺炎诊疗方案》（以下简称方案）为基础，梳理中医经典文献对新冠肺炎辨证治疗的指导作用。

一、发病特征

1.传染性强，发病迅速

《素问·至真要大论》中记载"夫百病之生也，皆生于风寒暑湿燥火，以之化之变也"，意为疾病为气候异常，六气太过或不及所产生的。而吴又可的《温疫论》说"夫疫之为病，非风、非寒、非暑、非湿，乃天地间别有一种异气所感""又名疫者，以其延门阖户，又如徭役之役，众人均等之谓"；《诸病源候论·卷十》亦曰："人感乖戾之气而生病，则病气转相染易，乃至灭门。"说明古人早已发现疫病与六淫之气致病不同，前者具有强的传染性，易于流行，病情发展迅速，与新冠病毒的特征相似，故新冠肺炎也称为"疫病"。《温疫论》中还记载"邪自口鼻而入……邪气所着，有天受，有传染，所感虽殊，其病则一。凡人口鼻之气，通乎天气"，其中说明感染病邪主要为"天受""传染"及"邪自口鼻传入"，病邪可以通过自然界的空气传播和接触传播，通过口鼻感染呼吸道而发病，这与新冠病毒的传播途径也相似，对疫情的防控意义重大。

2.发病有潜伏期，症状相似，病情轻重不一

《温疫论》曰"瘟疫乃感天地之异气所致……感之深者，中而即发，感之浅者，邪不胜正，未能顿发""时疫初起，原无感冒之因，忽觉凛凛，以后但热而不恶寒，然亦有所触因而发者，或饥饱劳碌，或焦思气郁，皆能触动其邪，是促其发也……伤寒感而即发，时疫感久而后发"。吴又可指出人体感受"异气"后不一定马上发病，而是"伏而发病"，病位的深浅和人所处的环境和状态是决定是否发病的关键因素。新冠肺炎发病的潜伏期为1～14天，[4] 所以密切接触者和无症状感染者在隔离期间应注意饮食规律，补充营养，调畅情志，避免过度的紧张和焦虑，以防止发病。《素问·刺法论》记载"五疫之至，皆相染易，无问大小，病状相似"，《温疫论》中也指出"大约病偏于一方，延门阖户，众人相同者，皆时行之

气，即杂气为病也……疫气者亦杂气中之一，但有甚于他气，故为病颇重，因名之疠气"，表明疠气致病具有特异性，感染者症状相似，一气至一病。新冠肺炎患者多表现为发热、咳嗽咳痰、乏力、周身酸痛等症状，[5]可根据患者症状的特异性及时采取相应措施。根据目前新冠肺炎重症死亡人数分析，老年人和有基础疾病患者病情较重。吴又可认为："凡人受邪……种种不同，因其气血虚实之不同，脏腑禀赋之有异，更兼感重感轻之别，考其证候，各自不同，至论受邪则一也，及邪尽一任诸症如失。""一气自成一病，每病各又因人而变。"

《素问·刺法论》曰："正气存内，邪不可干。"若人体气血调和，脏腑功能旺盛，则正气充足，病邪不可侵犯，但老年人及有基础病的患者脏腑功能虚衰，气血失调或亏虚，则易感染病毒，病情转向危重。

二、病性

《方案》第三版将新冠肺炎的主要病性归为湿热，症型包含湿邪郁肺和邪热壅肺，病机特点为"湿、热、毒、瘀"，《手册》在此基础上加了"虚"。第四至第五版《方案》将疫病初期辨为寒湿郁肺证，第六和第七版又增加了湿热蕴肺证。《温热经纬》载："温疫白苔如积粉之浓……此五疫中之湿疫。"张璐[6]等统计分析45例新冠肺炎患者入院后的苔象，结果显示多数表现为白腻苔，并且结合本次发病的时间和地点，将新冠肺炎归属于"湿疫"已达成共识，但属于"寒湿疫"还是"湿热疫"仍有争议。[7]

1.寒湿疫

张三锡《医学六要》中记载"天久淫雨，湿令流行，民多寒疫"，指出湿邪是引发寒疫的重要因素。清代吴坤安在《伤寒指掌》中记载"疫病当分天时寒暄燥湿，病者虚实劳逸，因事制宜，不可执泥。如久旱天时多燥，热疫流行，宜清火解毒，忌用燥剂。天久淫雨，湿令大行，脾土受伤，民多寒疫，或兼泻痢，宜渗湿和脾，忌用润剂"。说明湿邪易损伤脾土，导致寒疫。临床上患者初期多表现恶寒发热或不发热，伴有乏力、食欲不振，甚至恶心呕吐、腹泻等太阴脾虚寒湿症候，属于太阳和太阴合病。[8]

2.湿热疫

新冠肺炎中后期多表现为低热、身热不扬、乏力、困倦、脉弦滑或滑数等湿邪侵袭等症。湿性黏滞，易郁而化热。吴又可认为"温邪上受，首先犯肺，逆传心包"，符合新冠肺炎的传变规律，新冠肺炎初期表现以发热、咳嗽咳痰为主，侵犯位置为上焦肺，病情转向危重则出现喘息、出血、神昏等热入营血或心包证。

三、治则治法

1.辨病为主，专病专方

《温疫论·论气盛衰》中说"疫气盛行，所患皆重，最能传染……然则何以知其为疫？盖脉证与盛行之年所患之证纤悉相同，至于用药取效，毫无差别"。一气一病，每一种疫病都有特定共同的病因病机，临床上所表现的症状相似，故应采取针对性的治疗。吴又可明确指出"有是气则有是病……能知以物制气，一病只有一药，之到病已，不烦君臣佐使品味加减之劳矣"，强调治疗疫病应辨病为主，为疾病设定专方。因此中医治疗新冠肺炎，应抓住疾病的主要症候，总结病因病机，设定治疗方案。在疾病初期，即观察期，治以解表透邪化湿，可用藿香正气胶囊、金花清感颗粒、连花清瘟胶囊、疏风解毒胶囊，胃肠道症状较重者可用藿香正气胶囊，乏力或发热症状较重者可以用金花清感颗粒、连花清瘟胶囊、疏风解毒胶囊。轻型、普通型、危重型都可根据情况服用清肺排毒汤，2020年1月27日，国家中医药管理局在4个省试点进行清肺排毒汤治疗新冠肺炎患者的疗效观察，统计结果显示该方药的有效率可达90%以上。清肺排毒汤由麻杏石甘汤、小柴胡汤、五苓散、射干麻黄汤和橘枳姜汤等多个经典方组合而成，针对新冠肺炎的病因病机，起到宣畅三焦，使邪有去路，兼以扶正，标本同治。[9]

2.扶正祛邪，融合寒温辨证

《素问·刺法论》曰"不相染者，正气存内，邪不可干，避其毒气，天牝从来，复得其往"，明确正气虚弱是感染的主要内因，邪气为外因，预防疾病固护正气，辟邪气，治疗疾病应扶正祛邪，相应治法有"虚则补之，实则泻之"。《温疫论》中亦记载"本气充满，邪不易入。本气适逢亏欠，呼吸之间，外邪因而乘之""邪不去则病不瘥，愈沉愈伏"。吴又可主张祛邪为主，首创的"戾气学说"认为"戾气"有别于六淫，具有强烈的传染性和危重性，应及早祛除为病人接触病痛，防止疾病进一步发展，但"戾气"易伤及人体正气，耗伤阴液，故需辅以滋阴补气养血以护正。《素问·至真要大论》中记载"寒者热之，热者寒之"，目前《方案》中辨新冠肺炎初期既有"寒湿"也有"湿热"，可根据患者临床症状进行辨证，两者都有胸闷纳呆，食欲不振，大便溏烂或不爽等湿犯脾土证，若以发热、周身酸痛、咳嗽咯痰，苔淡胖苔白腻为主则为寒湿蕴肺证，治以散寒祛湿，可选九味羌活汤或神授太乙散。若以低热、身热不扬或不发热、头身困重、干咳痰少、舌淡苔黄腻则辨为湿热蕴肺证，治以化湿透邪，辛凉宣泄，可投升降散、达原饮等方。

四、小结

截至2020年12月8日24时，全国累计治愈出院病例81743例，[10]我国抗战新冠疫情已在攻坚阶段。在对抗疫情期间，中医学者一直在不断探索，从不同的学术流派角度及辨证方法分析新冠肺炎，不仅形成了一套具备病因病机、治则治法、理法方药的完整理论体系，并为临床提供了贴合实际、简便有效的治疗方案。习近平总书记强调"传承精华，守正创新"，中医经典古籍文献就是精华，中医药能在此次"战役"中脱颖而出，离不开《黄帝内经》《伤寒论》《温疫论》《温病条辨》等中医经典防疫文献。事实证明，在面对新的突发疾病时，不仅要应用先进科学技术，也要注重整理挖掘经典、传承经典。

（邓玉霞）

参考文献

［1］国家卫生健康委员会. 关于印发新型冠状病毒感染的肺炎诊疗方案（试行第三版）的通知［EB/OL］（2020–01–02）［2020–02–17］.

［2］刘清泉，夏文广，安长青，等. 中西医结合治疗新型冠状 病毒肺炎作用的思考［J/OL］. 中医杂志：1–2［2020–0304］.

［3］佟琳，杨洪军，李想，等. 国家及各省份新型冠状病毒肺炎诊疗方案中治疗期古代经典名方的使用情况分析［J］. 世界中医药，2020，13：2002–2007.

［4］国家卫生健康委办公厅. 关于印发新型冠状病毒肺炎诊疗方案（试行第六版）的通知［EB/OL］. （2020– 02–19）［2020–02–22］.

［5］国家卫生健康委办公厅. 关于印发新型冠状病毒感染的肺炎诊疗（试行第七版）的通知［EB/OL］. （2020–03–03）［2020–03–03］.

［6］张璐，余德海，党思捷，等. 浅谈新型冠状病毒肺炎的中医辨证分析［J］. 天津中医药：1–3.

［7］陈晶晶，张念志，韩明向，等. 基于六经辨证理论浅析新型冠状病毒肺炎的治疗［J］. 云南中医学院学报，2020，03：24–28.

［8］何友成，黄健，陈慧，等. 从六经病机辨析新型冠状病毒感染肺炎［J］. 云南中医学院学报，2020，02：28–33.

［9］姚佳，史晓燕，陈秋，等. 清肺排毒汤治疗新型冠状病毒肺炎的方药理论研究［J］. 辽宁中医杂志，2020，05：94–98.

［10］国家卫生健康委员会. 截至2020年12月8日24时新型冠状病毒肺炎疫情最新情况［EB/OL］. （2020–03–02）［2020–03–04］.

浅谈中医药防治疫病经验对新冠肺炎的指导作用

新型冠状病毒肺炎（以下简称为"新冠肺炎"）是一种由新型冠状病毒引起的肺部炎症，临床表现以发热、乏力、干咳为主。我国以湖北武汉的疫情最为严重，在多方努力下，2020年3月，中国疫情基本控制，然而，截至2020年11月，欧洲、亚洲、非洲、南美洲和北美洲新冠感染人数仍在不断增加。中国从2019年12月8日通报首例新冠肺炎病例到2020年3月10日方舱医院全部休舱，实现28省确诊病例零增长，用了仅仅3个月的时间，这都得益于中西医结合治疗。中医药防治疫病有3000多年的历史，此次新冠肺炎来势迅猛，正是有了中医的助力，中国才能在如此短的时间内，实现复工复产复学。

一、中医药防治疫病史

中医药典籍中关于防治疫病的记载可追溯至《黄帝内经》，《素问·遗篇·刺法论》[1]云："五疫之至，皆相染易，无问大小，病状相似……不相染者，正气存内，邪不可干。"在中华民族几千年的发展历程中，我们一直在与疫病抗争，从汉代到清末两千年的时间里，中国至少暴发过300多次疫病。

东汉时期，皇家衰败，宦官、外戚争权，时局动荡，战争连年不断，以致民不聊生，疾疫广泛流行。张仲景[2]云："余宗族素多，向余二百。建安纪年以来，犹未十稔，其死亡者三分有二，伤寒十居其七。"在严重的疫情，特别是伤寒病的严重危害面前，一个两百多人的大家族竟死了三分之二，可想而知，普通老百姓死亡率更甚。仲景[2]"感往昔之沦丧，伤横夭之莫救，乃勤求古训，博采众方"，系统总结了东汉以前的医学成就，形成了我国第一部理法方药具备的医学典籍《伤寒杂病论》。其《伤寒论》确立了辨证论治原则，为临床医学的发展创造了条件，创立了六经辨证的理论体系，不仅系统地揭示了外感热病的诊治规律，使外感病的治疗有规律可循，也为后世温病学说的形成与发展奠定了基础。

魏晋时期，战争、灾害不断，经济重心南移，人口大量流动，成为疫病暴发的高峰期。曹植在《疫气说》中描绘了当时疫病的现状"建安二十二年，疠气流行。家家有僵尸之痛，室室有号泣之哀。或阖门而殪，或覆族而丧"。[3]葛洪在《肘后备急方·治尸注鬼注方第七》[4]中提到尸体为"鬼邪"（即疫病）所害者，

"死后复传之旁人，乃至灭门"，第一次阐述了疫病的传染性；书中记载了很多预防和治疗疫病的方药，如《肘后备急方·治卒霍乱诸急方第十二》中提到"先辈所用药皆难得，今但疏良灸之法及单行数方，用之有效，不减于贵药，死未久者，犹可灸"，重视用灸法配合理中丸及厚朴大豆豉通脉半夏汤治疗霍乱；《肘后备急方·治伤寒时气瘟病方第十三》中提及"治伤寒，及时气瘟病……取旨兑根、叶合捣三升许，和之真丹一两，水一升，合煮，绞取汁，顿服之，得吐便差。若重，一升尽服，厚覆取汗，差"；[4]《肘后备急方·治瘴气疫疠温毒诸方第十五》中记载9首复方及若干单方治疗瘴气疫疠温毒；[4]《肘后备急方·治寒热诸疟方第十六》中用"鼠妇、豆豉二七枚"[4]治疟病，屠呦呦低温提取青蒿素的灵感就来源于其中的单方"青蒿一握，以水二升渍，绞取汁，尽服之"[4]。

南北朝时期，陈延之提出了"古今相传，称伤寒为难治之病，天行温疫是毒病之气，而论治者，不别伤寒与天行温疫为异气耳"，明确阐释了伤寒和天行温疫之间的区别，提出要辨病论治。如《小品方·治冬月伤寒诸方》中提到"诏书发汗白薇散，治伤寒二日不解方"[5]、《小品方·治春夏温热病诸方》中提到"茅根汤，治温病有热，饮水暴冷者方"[5]"治天行，若已五六日不解，头痛壮热，四肢烦疼，不得饮食，大黄汤方"[5]。

唐宋时期，疫病的预防措施日渐成熟，如"屠苏酒"自华佗提出后，陈延之在《小品方》中收录，到了唐朝，孙思邈在《千金要方》再次强调"屠苏酒"能"辟疫气，令人不染温病及伤寒"[6]。孙思邈还提到将"屠苏酒"的药渣放置水井中净化水源，熏辟疫中药清洁空气，悬挂佩戴香囊等方法。这些方法在《外台秘要方》亦被推崇，这和曹植所处的时代大相径庭，当时他觉得"悬符（即挂香囊）"祛邪是一件可笑的事情。

金元时期，李东垣经历了汴京大疫，撰写出了《脾胃论》，提出了扶正祛邪的治法。刘完素倡导"六气皆从火化"，用寒凉治热的主张比历代医家更加明确，引发了对温热病的全面探讨。朱丹溪提出"阳常有余，阴常不足"的观点，重视滋阴的治法，比历代医家更为清晰，对清代温病的治疗产生了重要影响。

明清时期，是疫病发展重要时期，医家对温热类疾病的认识层出不穷，代表人物有"温病四大家"。吴又可撰写的《温疫论》开温病学著作先河，首次提出"戾气"致病观，创立了邪伏膜原理论。叶天士著写的《温热论》创立了卫气营血辨证，用药崇尚轻清之品。吴鞠通继承了叶天士对温病的研究，撰写了《温病条辨》，创立了三焦辨证。薛生白的《湿热病篇》将湿热为病的情况与治疗之法分析得透彻深刻。

二、防疫经验对防治新冠的指导作用

1.未病先防

未病先防，即中医的"治未病"思想，是中医养生保健的最高境界。《素问·四气调神大论》云"圣人不治已病治未病，不治已乱治未乱"[1]，如何来做到未病先防，在《素问·遗篇·刺法论》有提到"不相染者，正气存内，邪不可干，辟其毒气"[1]，由此可见，对于新冠肺炎的预防可以从保存正气和辟其毒气这两个方面着手。

保存正气，要调养形体，保证身体健康，要肝气调达，保持情志舒畅。中医传统强身方法有"太极拳""八段锦""五禽戏""气功""导引按摩"等，通过调养形体，促进全身气血流畅，扶助人体正气，加强人体抵御疫病的能力。中医在治疗新冠时，特别强调肝气调达、情志舒畅。新冠肺炎疫情发病突然，传染性强，长期居家隔离，容易使人出现恐慌、焦虑及烦躁等情志表现，这种不良情绪长期得不到疏解，容易导致肝气郁结、情志失调。因此要"和五志、调七情"，做到"恬淡虚无，真气从之"，最终达到"精神内守，病安从来"。

辟其毒气，可以服用解毒的中药、熏艾、佩戴香囊等手段。《关于印发新型冠状病毒肺炎诊疗方案的通知》[6]从第六版到第八版均提到在观察期，有乏力伴胃肠不适的症状，可以服用藿香正气胶囊（丸、水、口服液）；有乏力伴发热的症状，可以服用金花清感颗粒、连花清瘟胶囊（颗粒）、疏风解毒胶囊（颗粒）。除了从自身对症服用解毒的中药辟其毒气外，也可以通过传统的熏艾草、佩戴装有芳香化湿药物的香囊来净化环境达到这个目的。

2.既病防变

在此次新冠疫情治疗中，清肺排毒汤发挥了重要作用。2020年1月27日，在山西、河北、黑龙江、陕西四省试点开展"清肺排毒汤"救治新冠肺炎患者临床疗效观察，至2月5日0时，中西结合治疗214例，总有效率达90%以上。[10]2月7日，根据项目组214例患者良好临床疗效数据，国家卫生健康委、国家中医药管理局联合发文推荐在中西医结合救治新冠肺炎中使用"清肺排毒汤"，此方适用于轻型、普通型、重型患者，在危重型患者救治中可结合患者实际情况合理使用。[11]2月18日，国家卫生健康委、国家中医药管理局将"清肺排毒汤"纳入新型冠状病毒肺炎诊疗方案（试行第六版）[7]。2月27日，"清肺排毒汤"已经在10个省66个定点医疗机构开始使用，纳入观察病例1183例，现在已经有640例出院，457例症状改善，疗效非常好，[12]其成果在《柳叶刀》预印本上有报道。[13]在3月3日印发的新型冠状病毒肺炎诊疗方案（试行第七版）[8]和8月18日印发的新型冠状病毒肺炎诊疗方案

（试行第八版）[2]中，清肺排毒汤的地位岿然不动。

"清肺排毒汤"是主要由《伤寒杂病论》中经典方剂化裁而成，该方被纳入国家第六版至第八版新冠肺炎诊疗方案，并作为治疗各型新冠肺炎的唯一通用方剂推荐使用，是最早开展系统研究、临床使用范围最广的方剂，也是湖北、武汉使用量最大的方剂，为我国抗疫做出了贡献。

新冠肺炎患者以发热、乏力、干咳为主，清肺排毒汤对改善其症状疗效显著。清肺排毒汤由麻黄9g，炙甘草6g，杏仁9g，生石膏15～30g（先煎），桂枝9g，泽泻9g，猪苓9g，白术9g，茯苓15g，柴胡16g，黄芩6g，姜半夏9g，生姜9g，紫菀9g，冬花9g，射干9g，细辛6g，山药12g，枳实6g，陈皮6g，藿香9g。共21味药组成，关于此次疫情是属湿热还是属寒湿，专家们各抒己见。

清肺排毒汤主治湿热疫，其组方由麻杏石甘汤、五苓散、小柴胡汤、射干麻黄汤和橘枳姜汤加减而来。热毒壅肺，肺失宣降而发热、咳嗽，故以麻杏石甘汤清热宣肺、降气平喘。五苓散利水渗湿、温阳化气，小柴胡汤和解清热，射干麻黄汤下气平喘，橘枳姜汤理气健脾。综上可见，全方共奏宣肺止咳、清热化湿、解毒祛邪之功。

清肺排毒汤主治寒湿疫，其由麻黄汤、五苓散、小柴胡汤、射干麻黄汤和橘枳姜汤加减而来。麻黄汤、五苓散相合，既祛寒闭又利小便祛湿，射干麻黄汤和橘枳姜汤宣肺降气，小柴胡汤为半表半里，既防邪气入里，又调肝和胃。综上可见，全方共奏驱寒利湿、宣肺透邪、扶正祛邪之功。

清肺排毒汤作为治疗方药，不可用来预防新冠肺炎。在此次战疫过程中，对清肺排毒汤存在着争议，中医全面接管的江夏方舱中轻症患者居多，而轻症患者有自愈的可能，但收治的391例患者，无一例转为重症。

总而言之，中国从2019年12月8日通报首例新冠肺炎病例到2020年3月10日方舱医院全部休舱，实现28省确诊病例零增长，用了仅仅3个月的时间。美国这种科研大国无论在药物还是医疗设备方面，研发力度绝对不逊于中国，但从4月到11月长达6个月的时间，新冠确诊病例超过1000万，国际疫情仍在肆虐。中国仅用3个月的时间，其间还包括了春节小长假，就基本控制了疫情，实现全国复工复产复学，此成果得益于中西医结合治疗。

3.愈后防瘥

新冠治愈患者疫毒之邪已祛大半，正气尚未恢复，患者热退后常见胸闷、气喘、乏力、周身酸痛、失眠等临床症状。从湖北省中医医院首设康复门诊，到康复门诊开遍祖国大地，无不体现着中医"愈后防瘥"的理念。恢复期患者主要分为肺脾气虚、气阴两虚两个证型，中医通过辨证论治，帮助患者顾护正气，兼顾余邪。

三、小结

中医药防治疫病有3000多年的历史，积累了大量的抗疫经验，其"未病先防""既病防变""愈后防瘥"的理念贯穿于此次新冠肺炎的治疗与预后。

新冠肺炎来势迅猛，正是有了中医的助力，中国才能在如此短的时间内，实现复工复产复学。

（龙　飘）

参考文献

［1］王冰.黄帝内经素问［M］.戴铭，张淑贤，林怡，戴宇充，点校.南宁：广西科学技术出版社，2016.3，175.

［2］张仲景.伤寒论［M］.北京：中国中医药出版社，2006.原序.

［3］曹植.曹植集校注［M］.北京：人民文学出版社，1984.177.

［4］葛洪.肘后备急方［M］.王均宁，点校.天津：天津科学技术出版社，2005.13–57.

［5］陈延之.小品方［M］.高文铸，辑校注释.北京：中国中医药出版社，1995. 108 –123.

［6］孙思邈.备急千金要方［M］.太原：山西科学技术出版社，2010.280.

［7］国家卫生健康委员会办公厅，国家中医药管理局办公室.关于印发新型冠状病毒肺炎诊疗方案（试行第六版）的通知.2002–02–18.

［8］国家卫生健康委员会办公厅，国家中医药管理局办公室.关于印发新型冠状病毒肺炎诊疗方案（试行第七版）的通知.2020–03–04.

［9］国家卫生健康委员会办公厅，国家中医药管理局办公室.关于印发新型冠状病毒肺炎诊疗方案（试行第八版）的通知.2020–08–18.

［10］国家中医药管理局.中医药有效方剂筛选研究取得阶段性进展.2020–02–06.

［11］国家卫生健康委员会办公厅，国家中医药管理局办公室.关于推荐在中西医结合救治新型冠状病毒感染的肺炎中使用"清肺排毒汤"的通知.2020–02–07.

［12］国家中医药管理局. 清肺排毒汤在10省份66个定点医疗机构使用，疗效很好［EB/OL］.（2020–02–29）.

［13］Ma，Yan and Shi，Nannan and Fan，Predictive Value of the Neutrophil–to–Lymphocyte Ratio（NLR）for Diagnosis and Worse Clinical Course of the COVID–19：Findings from Ten Provinces in China （4/1/2020）.

基于中医治未病理论探讨生物—心理—社会医学模式下新冠肺炎的防治

治未病是中医学防病治病的重要原则，早在《黄帝内经》中便有"上工治未病"的记载，后来张仲景等医家提出"肝病实脾"等见解，对治未病理论做出进一步发展。现代生物–心理–社会医学模式，以适应新的医学发展需求，强调从生物学、心理学、社会学三个不同领域，综合考量现代社会的人口谱、疾病谱、死因谱和病因谱的变化，把疾病的致病原因从单一的生物因素的考量提升到从整体观点看待，运用综合措施防病治病，增强人类健康。该医学模式的提出与中医学理论相融相同，本文试从中医治未病理论探讨现代生物—心理—社会医学模式下的新冠肺炎防治。

一、生物相关与病同人异

生物—心理—社会医学模式概念的内涵是指医学所具有的生物性、心理性和社会性，生物类致病因素包括细菌、病毒、寄生虫等，中医"六淫""疫气"等外感致病理论与现代医学生物致病因素是一致的。[1]本次新冠肺炎属中医疫病范畴，病因为感受疫戾之气，内侵机体所致，传变迅速。本次疫情虽人群普遍易感，但人群年龄分层中，儿童病例多数临床表现较轻，且预后良好，[2]合并基础疾病的老年人死亡率最高。[3]

生物类致病因素内侵机体，破坏机体稳态，导致疾病的发生，即中医学中所言"阴阳失衡，疾病乃生"。但不同群体感染新冠肺炎的症状具有差异性，预后与疾病转归同样具有差异性。正如《医学源流论·病同人异论》曰："天下有同此一病，而治此则效，治彼则不效，且不惟无效而反有大害者，何也？则以病同而人异也。"病邪入侵机体，因机体的年龄、基础疾病、免疫功能具有差异性，疾病症状、转归、预后，即有差别，在中医学中亦有相关论述。中医疾病治疗学，强调疾病治疗应当与人各有体的体质学说有机结合，不可一概而论。中医体质学说，强调不同年龄阶段的人体气血盛衰不同，发病特点、疾病预后皆不同，预防治疗上应有所区别，应当因人制宜，制定个性化预防方案，对不同体质人群应进行不同干预。

本次新冠肺炎的相关研究显示，痰湿质、气虚质、血瘀质、湿热质为主要体质类型[4]。素体亏虚、湿气重是感染新冠肺炎的重要内在因素，体质强盛者不易感邪，体质偏虚者感邪易发，且病情重，即疠气发病与正气强弱密切相关。基于体质对疾病发生、发展、转归与预后的重要影响，目前有研究学者对某些疾病的危险体质进行调查分析，识别危险体质，对未病人群进行有针对性的筛查，达到未病先防的目的，[5] 从而构建相应的辨体预警、辨体防变、辨体防复体系，在疾病的未病先防、已病防变、病后防复各阶段中发挥前瞻性预警指导作用。将入侵的生物病邪与人群体质差异有机结合，通过调整人体的偏颇体质，改变病毒生存的环境，从而减少疾病的发生及恶化。

二、心理相关与形神合一

《素问》曰："心者，君主之官也，神明出焉……主明则下安……主不明则十二官危，使道闭塞不通，形乃大伤。"《养性延命录》亦曰："喜怒无常，过之为害。"均强调情志与疾病相关。"怒则气上，喜则气缓，悲则气消，恐则气下，寒则气收，炅则气泄，惊则气乱，劳则气耗，思则气结"，则对情志变化与人体气血变化的影响做了进一步阐释。此次新冠肺炎，传染性强，病情凶险，波及范围广，不仅给社会特别是政府和医疗卫生系统带来了严峻挑战，也给社会公众带来了巨大心理压力和精神困扰，而不良的情绪和精神因素又可以反作用于疾病，导致疾病的恶化加重，甚至产生急性应激障碍等不良结局。

现代生物—心理—社会医学模式，在理论构成要素上强调疾病病因不再是单纯的生物因素，强调心理因素和社会因素共同构成疾病的病因。同理，在疾病预防上不仅包括病原预防，同时也有心理预防和社会预防。正如《内经》云"人有五藏化五气，以生喜怒悲忧恐"，即形神合一、身心相关，人体应当处于本身（形）与神志功能（神）的和谐统一的状态，才为健康状态。

新冠肺炎由新型冠状病毒致病，作为一种外界的不良刺激，必然会造成新冠肺炎患者情绪的波动，进而影响患者的心理状态，就会形成心理紊乱状态，使病情加重，甚至在新冠肺炎的基础上又变生他病。因此，寻找简便有效的方法疏导大众的不良情绪，帮助个体、家庭科学有效地进行心理调适，减轻家庭和社会负担，刻不容缓。中医学情志调摄理念中，道法自然、形神合一的养生理念是其重要内涵。唐代孙思邈在其所著《千金要方》中，专有"养性"之论，《孙真人卫生歌》云："世人欲得卫生道，喜乐有常嗔怒少，心诚意正思虑除，顺理修身去烦恼。"亦即《内经》云"恬淡虚无，精神内守"以守"真"，均强调修身养性的道理，以期达到平和恬淡的精神境界，对疾病的预后产生积极的治愈作用。同时，七情致病具有广泛性、特异性、同一性、先后性、乘侮性、激发性、合邪性等特点，[6]因而在疾病的预防上也应当遵循七情致病独有的特点，"先其时"进行干预预防。

三、社会相关与天人合一

自然环境是人类生存、繁衍的物质基础，人与环境密切相关，相互作用，环境的组成成分及存在状态的变化影响人体的生理功能，一旦环境的异常变化超出人体正常生理调节的限度，则可能引起人体某些功能和结构异常，乃至发生病理改变。[7]《内经》确立了"天人合一"整体观的思想，把人与环境看作密切相关的统一体，认识到外界的变化与人体的相关性。

五运六气学说中，朱丹溪言："春应温而反寒，夏应热而反凉，秋应凉而反热，冬应寒而反温，此非其时而有其气。是以一岁之中，长幼之病皆相似者，名曰瘟疫病也。"强调环境的异常变化引发瘟疫病的出现。此次新冠肺炎始于己亥末，己亥年终之气太阳寒水，气候本应寒冷，却出现"风热偏盛"的情况，寒令当至未至，遂暴发疫情。[8]

从治未病角度出发，健康管理应该是实现人、自然环境、社会环境等空间的和谐，不仅强调外界病原体预防管理外，同时也应强调自然环境与社会因素的维护，以实现全生命周期的时间跨度上、外在环境上的中和。[9]随着人类对自然的改造，自然环境与社会环境关系日益密切，森林植被的破坏、温室效应、白色污染等问题日益突出，深刻地影响着人类生存的自然环境及生态环境。在疾病整体预防上，仅仅强调人体自身及病原学的预防显然是不够的，从生物—心理—社会医学模式的转变上看，也更应该强调自然、社会因素的综合管理。目前自然生态环境既是全球性社会问题，同时也是一个公共卫生问题，在医疗预防管理工作中，不仅应呼吁公众重视外界自然环境对人体的不利因素和影响，同时也应当对环境与人类健康的相关性进行探索和研究，以实现在生物层面、心理层面、环境层面"三位一体"的危险因素管理。

四、循证相关与整合医学

生物—心理—社会的医学模式，在理念上强调完整把握生命活动，医学研究不再仅仅停留在单一、独立的病因和预防管理层次，还应当通过与生物其他相关各领域交叉、耦合、协同，构建一个相互联系、相互影响的整体网络。该模式的转变在内涵上涉及各学科相互协作，以实现形式和实践上的医学整合，而整合医学的科学决策上，又与循证医学密切相关。循证医学强调将临床证据、个人经验和患者的实际情况结合起来，在最佳科学研究证据基础上指导医疗决策。作为目前医学实践的主流方法学，循证医学提供的科学证据认为是最好的证据。[10]

新冠肺炎的防治，也应当以问题与证据为导向，发掘防治疾病中存在的问题，以循证为证据的进行医学整合，形成疫情防治新的支撑点，以解决当前和长远健康问题及潜在发展倾向。如借鉴流行病学与临床医学的整合，结合临床实践积累的资料，同时又运用流行病学的方法，既有利于发现疾病的病因和影响因素，为疾病的预防指明具体方向，同时也有利于了解疾病的分布特点、影响因素，从而及早发现危险人群和危险因素，对疾病预防和预后做出估计和判断。

综合来说，疫情防治中将相关学科进行有机的整合，可以克服预防及临床实践中个体化、单一化的视野，形成整体化、网络化的疫情防控体系，同时有助于我们跳出原有的思维，以新的视野探寻防控疫情的新道路，从而实现"上工治未病"的理想。

（肖颖馥）

参考文献

［1］金凤丽.中医病因学与现代生物–心理–社会医学模式殊途同归［J］.南京中医药大学学报（社会科学版），2009，10（04）：190–193.

［2］佘佳桐，刘文君.儿童新型冠状病毒肺炎的流行病学特征与防控措施［J］.热带医学杂志，2020，20（02）：153–155.

［3］王晓群，李小江，王洪武，等.中医药治疗新型冠状病毒肺炎现状［J］.中国中医基础医学杂志，2020，26（09）：1418–1422.

［4］杨家耀，苏文，乔杰，等.90例普通型新型冠状病毒肺炎患者中医证候与体质分析［J］.中医杂志，2020，61（08）：645–649.

［5］方旖旎，王琦，张国辉，等.中医体质学在"治未病"中的应用研究［J］.中医杂志，2020，61（07）：581–585.

［6］韩丽萍，刘实.七情致病心理社会因素探析［J］.中国中医基础医学杂志，2005（10）：777–779.

［7］傅华，段广才，等.预防医学［M］.北京：人民卫生出版，2018：18–19.

［8］李晓凤，杜武勋.基于五运六气理论对新型冠状病毒感染肺炎的几点思考［J］.中华中医药学刊，2020，38（03）：13–16.

［9］方锐，杨勇，郭清，等.从美国补充与结合医学的发展谈治未病与健康管理的思维范式［J］.中国中西医结合杂志，2020，40（11）：1381–1387.

［10］何权瀛.如何科学地制定临床决策——循证医学、指南共识、精准医学、整合医学与临床决策［J］.医学与哲学（B），2016，37（06）：1–7

谈中医药在新冠肺炎中的作用及未来发展

一、中医药对瘟疫的防治

1.中医药对瘟疫的认识

疫在古代是传染病的统称，而疬和瘟同义，都是指具有强烈传染性的疾病。[1]隋代医家巢元方在其病因病机证候学专著《诸病源候论》[2]中首提"乖戾之气"。几千年来，中医药学历经数百次大型瘟疫洗礼，中医药在几千年抗疫防病实践中积累了丰富的经验，总结了宝贵经验，形成了较为系统的抗击瘟疫的理论与方法。据《中国疫病史鉴》统计，从西汉到清末，中国至少发生过321次大型瘟疫。从张仲景的《伤寒论》，至吴又可的《温疫论》，再至吴鞠通的《温病条辨》；从六经辨治，到"戾气""邪伏膜原"理论，再到卫气营血、三焦辨证的体系，中医对于烈性传染性疾病的认识及辨证治疗愈发完善。吴又可指出疫病不同于其他六淫所致疾病，疫"有天受，有传染"。"天"不是指日月星辰之天体，他补充说："凡人口鼻之气通乎天气。"很明显是指空气，即存在于空气中的致病因子"戾气"；所谓"传染"，则指接触传染而言。[3]吴鞠通《温病条辨》认为："温疫者，厉气流行，多兼秽浊，家家如是，若役使然也。"指出了疫病的致病特点。[4]

在瘟疫流行中，疫疬之气起决定作用，即使正气旺盛，当遭遇致病力强的疫疬之气，也难以抵御，从而发为疫病。中医药防治疫病有悠久的历史，在数千年疫病的流行中，依靠中医药为维护人民健康做出了巨大贡献，中医药又是一门不断发展、不断完善、生命力强盛的医学科学，所以在近些年出现的瘟疫防治中，也发挥了同样重要的作用。

2.中医药对瘟疫的预防与治疗

用中药治疗是防治瘟疫的重要举措，通过运用达原饮、人参败毒散、普济消毒散、荆防败毒散、葱豉汤、白虎汤等方剂，分别运用于瘟疫或疟疾邪伏膜原或恶寒壮热者、伤寒时气兼头痛项强及壮热恶寒者、大头瘟、外感风寒湿邪者、外感风寒风热者。同时综合时令季节、发病环境、个体体质等，从环境净化、养生摄身、接种预防和情志调节等方面入手，以控制传染源、切断传播途径、保护易感者、治疗感染者为基本方法，对空气、水源等环境净化消毒，具体可采用烧熏法、佩挂药物法给空气消毒，配合药浴来辟疫，用苍术点燃烟熏的方法，以达到燥湿避秽的作用，以此调整机体内在环境进行辨证论治，达到体内阴阳气血调和，使人体处在"阴平阳秘"的和谐状态。《黄帝内经》提出对瘟疫要注意"避其毒气"；《素问》指出运用意念引导正气运行的方法，可以使未患病之人进入疫病病室而不被感染；《灵枢·刺法论》曰："可以折郁扶运，补弱全真，泄盛蠲余，令除斯苦……以法刺之，预可平疴。"针刺五藏，可疏通经脉，预防瘟疫；《景岳全书》中提到运用"福建茶饼"进行口腔消毒，以防病从口入；晋唐用于佩戴辟疫的单味药物桑根、女青；唐代孙思邈则提出"屠苏酒"以"辟邪气，令人不染温病"。这些理论、方法和方药对指导中医药防治疫病发挥了重要作用，有着极为重要的现实意义。

二、中医药防治新冠肺炎

在此次新冠肺炎的暴发及抗疫过程中，中医药的参与，产生了极重要的疗效及贡献，通过整体审查及辨证论治，[5]因时制宜、因地制宜、因人制宜，养正气以辟邪气，使人体正气内存、邪不可干。

新冠疫情暴发于武汉，发病季节为冬春季，武苗青等[6]研究发现，多数患者舌体偏胖大，有齿痕，厚腻苔甚至腐苔者多，均表现出"湿"的特点，结合外在环境因素呈现"湿"象，综合季节及武汉的地域特征，春节前后武汉地区阴雨天为多，容易产生湿邪为患，当属"寒湿（瘟）疫"，是感受寒湿疫毒而发病，因此将此次疫情归属于以湿邪为主的疫病。在发挥药物治疗效果的同时，通过炮制、配伍及药后调护等方式降低药物的不良反应是中医药治疗新冠肺炎的一大优势。

国家卫健委第六版新冠肺炎诊疗方案[7]将此次新冠肺炎分为四个主要的分型，分别为轻型、普通型、重型和危重型。以扶正固表为基本大法，同时发布了有着明显疗效的"三方三药"，即清肺排毒方、宣肺败毒方、化湿败毒方、金花清感颗粒、连花清瘟胶囊以及血必净注射液。其中清肺排毒汤为使用相对较广的基方，它由多个治疗寒邪引起的外感热病的经典方剂优化组合而成，包括了麻杏石甘汤、五苓散、小柴胡汤、射干麻黄汤。除了中药汤剂外，还运用了针灸、推拿、穴位贴敷等传统的治疗方法固护人体的正气，抵御邪气的侵袭，促进患者免疫功能的恢复，扶正以驱邪。[8]

中医药抗击疫情的效果在全国是有目共睹的，据国务院新闻办公室发布的《抗击新冠肺炎疫情的中国行动》白皮书，在全国新冠肺炎的确诊病例中，有74,187人使用了中医药，占总确诊病例的91.5%，其中湖北省有61,449人使用了中医药参与新冠肺炎的治疗，占确诊病例的90.6%。[9]临床疗效观察显示，在中医药参与治疗后，患者明显的减轻症状、控制了病情进展、减少了激素用量、减轻了并发症，这也将使国际社会对我国中医药发展拥有全新的认知。这次的抗击新冠疫情实践证明，运用中医药防治新冠肺炎疫情的疗效显著、切实可行。

三、中医药在疫情结束后的发展

虽然中医药在此次疫情防控中发挥了重要的作用，但同时也暴露出了不够完善的方面。我们对于新冠肺炎的研究及认识仍然有所欠缺，防治疫情时的制度不够健全，防治疫情的体系不够完善，且基层的中医药防治方面的人才紧缺。故我们应进一步去提升当疫情暴发时的应急救治能力及面对疑难病症时的救治水平，同时继续推进科技研发工作，完善分级诊疗并优化双向转诊能力。将传统理论运用于新的传染病分析，尚需做进一步的探索和实践，所以在完善上述方面的同时，我们还应继续加大对于古代瘟疫文献的研究力度和深度，结合历史上历代医家防治瘟疫的临床经验及自拟方，系统地去挖掘并且整理各个医家防治瘟疫地方药及特色，总结出各个时期应用于瘟疫防治的理论，广泛汲取古代疫病预防精华，以便于我们能够早日突破当前中医药防治瘟疫地理论相对局限的局面。我们要遵循中医药发展规律，传承精华，守正创新，加快推进中医药现代化、产业化。值得注意的是，在疫情中强调中医药的应用要贯穿整个疾病发生发展全过程的同时，也要切实避免由于中医药的滥用引发的不良作用对中医声誉造成的负面影响。

习近平总书记强调，中医药凝聚着中国人民和中华民族的博大智慧，[10]中医药是需要我们来守正创新的，我们在继承中医防治经验的基础上，还应该将传统理论与现代对于传染病的研究与认识相结合，构建出中医疫病防治的完整新体系，完善防治辨证体系，发掘出安全有效的防治方药，这不仅对于中医药的发展意义重大，同时对控制各种急性传染病也有着重要作用，是新世纪一件重大而艰巨的历史任务。多难不能兴邦，但要拥有化难兴邦的勇气和智慧，疫情带来的"危机"，抑或是中医发展的"转机"，吾辈从不畏惧任何艰难，吾辈定能使中医药继续传承。

（王梓仪）

参考文献

［1］宋乃光.中医疫病学之研究（上）［J］.北京中医，2006，25（1）：51-52.

［2］巢元方.诸病源候论（卷8）［M］.北京：人民卫生出版社，1955：52.

［3］吴有性，孟澍江，杨进.温疫论［M］.北京：人民卫生出版社，1990.

［4］盛增秀，王英，江凌圳.运用中医温病瘟疫学说抗击非典型肺炎［J］.浙江中医杂志，

2003，38（6）：231–232.

［5］魏士雄，王平. 从新型冠状病毒肺炎疫情中探讨中医药的一定优势和价值［J］. 陕西中医，2020，41（3）：287–289.

［6］苗青，丛晓东，王冰，等. 新型冠状病毒感染的肺炎的中医认识与思考［J/OL］. 中医杂志，（2020–02–07）［2020–02–23］.

［7］国家卫生健康委员会. 新型冠状病毒感染的肺炎诊疗方案（试行第六版）解读［EB/OL］.［2020–02–05］.

［8］罗丹，张海明，于兆民，等. 中医"治未病"理论指导新型冠状病毒肺炎防治的思考［J］. 陕西中医药大学学报，2020，43（2）：5–7.

［9］康朴. 中医药为全球战疫贡献中国智慧［EB/OL］.（2020–04–24）［2020–05–12］.

［10］王君平.《中华人民共和国中医药法》实施3周年：为中医药创新性发展提供法治保障［J］. 中国中西医结合杂志，2020，40（7）：890.

《内经》"治未病"思想对中医药防治新冠肺炎的启示

从2019年12月"不明原因肺炎"首次出现至今，新型冠状病毒肺炎（Corona Virus Disease 2019，COVID–19）已经在全球范围内呈现出愈演愈烈的大流行趋势，严重威胁了全世界人民的生命健康，成为当下全世界的公共卫生灾难。现代医学缺乏针对新型冠状病毒肺炎治疗的特定抗病毒药物，以对症治疗及支持治疗为主，临床效果差、死亡率高。而具有数千年发展历史的中医药疗法却在此次疫情防控中取得了显著的临床效果并获得了社会各界广泛的认可，中医药从参与者变为主力军，在改善新型冠状病毒肺炎患者的临床症状、防止疾病恶化、减少疾病并发症、提高患者生存质量等方面发挥了不可或缺的作用。张伯礼院士在新冠肺炎新闻发布会中介绍，有中医医疗队参与治疗的方舱医院隔离患者中，转重症率只有2%～5%，远低于世界卫生组织（WHO）公布的13%，说明了中医药在新冠肺炎防治中的有效性和优越性，也使得社会各界对中医的认可度得到了质的提升。

一、《黄帝内经》"治未病"浅析

《黄帝内经》中曾有记载"五疫之至，皆向染易，无问大小，病状相似"，明确指出疫病具有广泛传染性，说明在我国古代就早已对疫病的传染性有了深刻的认识。其中提出的"正气存内，邪不可干，辟其毒气"，指出了在"毒气"侵袭人体使人得病的过程中巩固人体正气、增强人体自身抗病能力的重要性，强调提高内在抗邪能力才是防治疫病侵袭人体的根本，这也是"未病先防"思想的体现。此外更有"是故圣人不治已病治未病，不治已乱治未乱"这样的论述，为"治未病"思想提出了指导性的评价标准，也体现"治未病"思想在未病先防、养生保健等方面重要的指导作用，为建立中医文化特色的健康发展医学研究奠定了坚实的基础，尤其在此次新冠肺炎的防治过程中起到了不可替代的重大作用。

"未病"有无病、未成之病、未发之病、未传之病、未复之病五重含义。"治未病"就是根据疾病发生、发展规律采取一定的措施阻止疾病病变，阻断疾病的加重和转化，它是以人的生命为对象，以预防为主轴的健康医学体系。人体的健康状况分为正常态、亚健康态、疾病态和疾病恢复态四种，"治未病"针对四种状态分为日常养生、治欲病、治已病、防病复四类，其中治欲病、治已病、防病复三类在新型冠状病毒肺炎的防控过程中发挥了重要的作用。治欲病，立足于察微知著，防微杜渐，遵循生成规律，调气于疾病之先。治已病，即既病防变，着力于早期进行治疗，知常达变，遵循传变规律，阻断传变，避免造成危害。防病复，即愈后防复，着眼于后期调理，顾护正气，防邪复发，遵循疾病发展规律，使机体恢复至正常状态。"治未病"思想是中医学预防思想的核心，为中华儿女数千年来的繁衍生息提供了理论指导。

二、"治未病"思想在新冠肺炎防治中的应用

1.未病先防

未病先防是指在机体未染病之前，即根据机体的先后天状态及疾病易患倾向，采用各种预防措施，以避免疾病的发生。在疫情期间，传染源的防控和传播途径的切断是新冠肺炎疾病预防的重中之重，另外还要重点关注易感人群，这不仅需要切实提高患者和医护人员的自我防护意识，更需要全国人民的共同努力。除此之外，中医药在疫情的预防中有其独特优势，在疫苗尚未研制成功之前，运用中医药调节人体生理机能、固护正气能对疾病的预防起到积极的作用。

中医药理论在新冠肺炎预防方面有其独特优势，首先需要评估每一个人的体质特征，以调整人体健康状态，增强个体的抵抗力为首要任务。对于寒性体质的人，我们可以用艾条灸关元、神阙、命门、足三里等保健穴位来补阳气。对于热性体质的人，我们可以用代茶饮和食疗清泄其内热来增强抗病能力。另外在疫情发生期间，各省市根据国家颁布的新冠肺炎的诊疗方案并结合各省市气候和疾病特点制定了中医药防治方案，如实卫固表的玉屏风散，解表化湿的中成药藿香正气胶囊（水）以及湖南省官方发布的针对成年人的以黄芪、连翘、白术、石菖蒲、藿香、山银花、防风、甘草为组成的1号方和针对老年人、儿童和体虚者的以黄芪、山银

花、陈皮、大枣、甘草为组成的2号方等，这些方法均可起到扶正祛邪、预防疾病的作用。[1]

2.既病防变

既病防变是指根据疾病当下所在疾病发展链条的阶段，尽量做到早诊断、早干预以阻断疾病的发展和传变。张伯礼院士指出，在新型冠状病毒肺炎治疗中，中医药要积极介入，全程参与，成为治疗的主力军。[2]而在治疗过程中要注重疾病的阶段性，重视早期阶段病势的阻截，避免轻症进一步转为重症。另外关于重症的治疗，建议中西医结合，中医药的参与有助于降低病重率、病死率、改善预后情况。疾病传播是一个从轻微到严重，从严重到危险的过程，了解疾病的各个阶段，可以掌握疾病的严重程度，治疗的效果，预后的好坏。正如《灵枢百病始》所言："是故虚邪之中人也，始于皮肤……则传舍于络脉……传舍于经……传舍于输……传舍于伏冲之脉……传舍于胃肠……"故对于疾病的施治需根据疾病所在分而论之——邪在皮毛，当以表散；在经脉，当通经脉；入里，当从里泄邪。由于疾病的传变规律是由表及里、逐次加重的，故治疗当及时果断，防其传变，否则必贻误时机，致病渐重，预后不良。另外，张仲景在《金匮要略》中提出的"见肝之病，知肝传脾，当先实脾"，以及叶天士治温热病所提出的"先安未受邪之地"，皆是"既病防变"治疗思想的典型代表。

对新冠肺炎的治疗首先应审因论治，以此判别新冠肺炎的根本病因、持续病因，直接病因。其次应审机论治，按照温病的卫气营血、三焦辨证理论，以及《伤寒论》的六经辨证理论进一步分析其病理变化及发展规律；在此基础之上还可根据中医的八纲辨证确定证候类型，根据证候结合传统的理法方药进行辨证论治。充分把握患者在不同疾病阶段的临床症状、舌苔脉象等的不同，辨证患者为寒湿疫、湿毒疫或其他证型，根据证型采取辛温解表、清热解毒、芳香化浊、祛湿清热等法的同时，中西医结合，优势互补，改善患者症状，防止疾病进一步传变。

3.愈后防复

愈后防复是指在疾病的康复阶段，应顾护正气防止疾病的反复。有研究表明已康复者的新冠病毒抗体仅可在体内保留三个月，也就是说已感染康复者仍有再次感染的风险。所以新冠病毒感染者预后一方面要中医药调养促其康复，另一方面要注重顾护正气防止再次染邪复发。《三因极一病证方论·劳复证治》："伤寒新瘥后，不能将摄，因忧愁思虑，劳神而复；或梳沐浴，作劳而复，并谓之劳复。或饮食不节，谓之食复。此皆大病后，精神、血气、肠胃并虚之所致也。"疾病痊愈后易因思虑、劳作、饮食不节发生疾病的反复。所以在康复方面，针对患者因病后气血虚弱、脾胃受损、心神不安等造成的气短乏力、面色萎黄、食欲不振、失眠、焦虑等症状，可通过补气养血、健脾和胃、养心安神等效果的中药进行调理，帮助患者尽快恢复正常。尤其针对重症患者更要做到"愈后防复"，重症患者大病初愈后，易出现气短、乏力、纳差等肺脾气虚证表现，且可能由于余邪未尽造成疾病的反复迁延。应尽早进行中医药康复干预，联合中医针灸、穴位按摩、穴位贴敷、耳穴、八段锦等传统治疗方法对患者病毒清除后肺功能、消化道功能、免疫功能的恢复有重要意义，将对预后产生重要作用。

三、辨证认识和看待中医药在疾病预防中的作用

中医学是建立在实践基础上发展形成的一门防病治病的医学科学，在人类与疾病的斗争中留下了不可磨灭的功绩，其理论体系也随着临床实践及疾病变化不断地充实完善。自20世纪以来，中医的发展存亡遇到了前所未有的挑战。不少人对中医在临床上的疗效及中医理论的科学性提出质疑，甚至有学者提出废除中医的主张，这些质疑甚至是反对的声音严重阻碍了中医学的发展。另外，随着现代科学技术手段在中医药研究中的不断渗透，中医药不能很好地将二者完美结合，从而导致中医药现代化发展陷入一个"越发展越偏离本质，越偏离本质越停滞不前，越停滞不前越需要发展"的怪圈。且政策上的"重西轻中"倾向，法制法规的空白缺失，标准及技术评价体系的不完善，管理制度的混乱，以及人才培养模式的不成熟等，也都是中医药发展所面临的重大问题。尽管中医药在此次新冠肺炎的防治中发挥了重大的作用，但我们仍不能忽视中医药在发展过程中面临的这些问题。要加大对中医药的扶持力度，完善中医药相关的法律法规及技术评价标准，完善合理的中医药人才培养模式，建立行之有效的中医药自主评价体系，将中医基础理论与现代科学技术有机结合起来，传承精华、守正创新，临床实践上坚持中西医结合及中西药并用，充分发挥中医药在防病治病、辨证论治、多靶点干预等方面的独特优势，参与疫情防控深度干预的全过程，从中医药角度研究确定病因病机、治疗原则和方法，形成覆盖新冠肺炎医学观察期、轻型、普通型、重型、危重型及恢复期发病全过程的中医诊疗方案和技术规范，在全国范围内推广，广泛发挥中医药的抗疫作用。

（牟珍妮）

参考文献

［1］徐旭，张莹，李新，等. 各地区中医药预防新型冠状病毒肺炎（COVID-19）方案分析［J］. 中草药，2020，51（04）：866-872.

［2］李琳，杨丰文，高树明，等. 张伯礼：防控疫情，中医从参与者变成主力军［J］. 天津中医药大学学报，2020，39（01）：1-3.

新冠疫情下中医药对危重症救治的应用探索

2020年新年期间，由武汉地区蔓延开来的"新型冠状病毒肺炎"由于其高致病性，高传染性受到国内外社会的广泛关注。党中央高度重视，2月10日习总书记在京指导COVID-19疫情防控工作中就指出，必须牢牢坚持中西医结合并举，充分发挥祖国传统中医药的独特治疗优势。《新型冠状病毒感染的肺炎诊疗方案（试行第六版）》中推荐在COVID-19普通型及重型病例中应用清肺排毒汤，后期数据显示总体治疗有效率达90%以上，且能明显降低病因死亡率。[1]目前全球疫情呈失控状态，而我国仅用不到三个月时间迅速控制新冠流行及病例救治，实践经验充分表明，中医药是我国抗击新冠疫情取得重大成功的一大特色及亮点，张伯礼院士更是强调了中医药均全程参与了此次新冠疫情防控工作。

作为新一代中西医结合的博士，我们必须肯定中医药全面进入了此次抗疫的"主战场"，但同时，我们需意识到"主战场"还是仅限定在方舱医院、临床轻症病患中，而对于临床危重症病例，现代医学仍掌握绝对话语权。"中医不过慢郎中"的刻板印象在我国意识形态中根深蒂固，而当代许多中医人本身缺乏道路自信，自动放弃对危重症病例的中医药干预机会，本文旨对经典中医古籍中临床危重症的病因病机及治疗经验进行了系统总结，结合对于SARS及COVID-19的朴素唯物论中医学认识，对临床危重症病例的辨证施治及个体化治疗进行实践，希冀探索后疫情时代下中医药在危重症领域的应用道路。

一、以史为鉴，总结中医经典古籍救治危重症的体会

作为中医学理论的奠基者，《黄帝内经》系统总结了中医急诊危重学的理论学基础，《素问·生气通天论》云："阴平阳秘，精神乃固，阴阳离决，精气乃绝。"举例来说，寒邪多伤人体阳气，热邪多伤人体阴液，疾病进展时可因阳气耗脱或阴气耗竭导致阴阳离决，后代医家所提出的理中汤、复脉汤均是以此阴阳学说病机理论回阳救逆作为指导。《内经》以"厥""卒""暴"等对危重病进行命名，《素问·大奇论》云："脉至如喘，名曰暴厥；暴厥者，不知与人言。"同时，对于部分病症的临床表现描述可谓朴素客观，《灵枢·厥病》云："真心痛，手足青至节，心痛甚，旦发夕死，夕发旦死。"形象描述了急性心肌梗死发作时的

典型症状特点。在辨证论治方面，《素问·阴阳应象大论》云："因其轻而扬之，因其重而减之，中满者泻之于内；其有邪者渍形以为汗，其在皮者汗而发之，其实者散而泻之。"此类治则现仍用于指导急性出血坏死性胰腺炎的治疗，若患者有邪热聚集于胃肠、府气不通的阳明腑实证，选用大承气汤可凑通府泄热之功效。[2]

除中医理论上的阐述，张仲景的《伤寒杂病论》在理法方药层面做了更加系统的总结，强调病情危重时需顿服以取桴鼓之效。水湿痰饮、热盛动血、疫戾毒邪等危急情况旦发夕死，不但需要用药迅猛，医家推荐迅服。"伤寒，胸中有热，胃中有邪气，腹中痛，欲呕吐者，黄连汤主之"。阳气不降，独存于上，发为胸中热，阴不得升独存于下，故见腹中痛，当调和阴阳，清上温下，可采用昼三夜二服法，少量多次频服，避免一次服用过量所致呕吐。"少阴病，脉沉者，急温之，宜四逆汤"，四逆汤为回阳救逆代表方剂，阴盛阳衰或阳气将亡而见吐利、脉微肢厥之证均可用之。少阴病中不仅注重"扶阳"，还注重"存阴液"，认为津液存亡是疾病传变的重要因素，少阴病热化证，急下存阴之法充分体现了"留得一份津液，便有一线生机"，这提示了《伤寒论》对表现为津液耗竭的"亡阴"证有充分认识。[3]

二、以疫谈今，探索中医药危重症救治可行之路

自2003年SARS席卷全国时，中医药就开始介入危重症病例的治疗，这也是祖国医学全面参与公共卫生事业的开端。天津中医药大学校长张伯礼及其团队总结了天津市肺科医院应用中西医结合的方法成功救治的多例重症患者，发现多数合并有外感热病的症状，且出现激素撤药困难伴长程发热，辨证施治时可采用清热解毒的双黄连针剂及清开灵注射液；对于病势危急的肺实热证，则力求通腑气，泻肺热，重用黄芩、石膏、知母等，且多合并有痰湿的症状，更加注重行气健脾，燥湿化痰，先后运用了藿朴夏苓汤、王氏连朴饮等方剂。[4]非典的抗疫经验全面体现了因人、因时、因地制宜的中医学个体化辨证施治策略。

从病因病机上分析，中医学将新型冠状病毒归类为戾气，"夫温疫之为病，非风、非寒、非暑、非湿，乃天地间别有一种异气所感"，疫病的发生与邪气盛衰及正气亏虚相关，"正气存内，邪不可干"，疫病发生也与饥饱劳累、久病劳损、外感湿邪、年老体弱等诱因相关。部分患者在病后一周会出现喘憋、呼吸困难、水肿、神志障碍等危重症，多见于年老体弱或本身合并有多种基础疾病。《温病条辨》亦云，"温病死状百端，大纲不越五条，在上焦有二：一曰肺之化源绝者死，二曰心神内闭，内闭外脱者死……"参考非典抗疫的经验，南京中医药大学袁征等认为运用整体辨证思维，可明显缩短危重周期，减少不良预后。[5]COVID-19进展为重度ARDS的病例中，除机械通气、俯卧位及糖皮质激素等西医处理外，基于疫邪

引动伏饮，肺失宣降故喘咳；内饮停心下而成胸痹；饮溢于肌肤而浮肿身重；舌苔白滑为外寒内饮之表现。对于这类患者，我们可采用化内饮而解表邪、表里双解的理论，小青龙汤加减辅以清热、降气、平喘、利水消肿。对于病情危重甚至多脏器功能衰竭的患者，多伴有休克、少尿、脓毒症心肌抑制、脓毒症脑病、DIC等诸多问题，现代医学采取循环支持、积极抗休克、抗感染甚至CRRT及有创呼吸支持等手段，病死率颇高，此时病机多辨证为疫毒侵犯三焦，出现瘀毒内阻、内闭外脱，若表现为气营两燔证可使用清瘟败毒饮加减，若疫毒内陷神昏不醒则用安宫牛黄丸等开窍醒脑，若出现阴竭阳脱则可给予参附汤或四逆汤以益气固脱，回阳救逆。[6-7]

清肺排毒汤是当前临床救治工作中使用最广、用量最大的中药方剂。多以临床"急用、实用、效用"为导向。拟方人将麻杏石甘汤、射干麻黄汤、小柴胡汤、五苓散等多个经方有机组合，临床实验表明，使用清肺排毒汤治疗的701例患者中，130例治愈出院，51例症状消失，268例症状得到有效改善，212例症状平稳，显示出稳定的临床疗效。现代药理学研究则表明，该方可明显减轻肺部炎性渗出、减少肺间质性炎症、改善通气氧合的同时明显缩短自然病程，短期内达到改善胸部影像学的作用。其机理在于抗炎、减少包括NF-κB、IL-6、IL-10等炎性因子的分泌、同时还能减少中性粒细胞的趋化作用。其中多种有效成分被证实可以抑制病毒复制、抑制病毒颗粒与肺泡上皮细胞之间的黏附作用。[8-9]

宣肺败毒颗粒是我国首个进入临床实验治疗新冠肺炎的新药，7月16日该药获得美国FDA二期临床许可。由麻杏石甘汤、麻杏薏甘汤、千金苇茎汤、葶苈大枣泻肺汤等经典名方化裁而成。其中还作为君药的虎杖、马鞭草是通过现代中药网络药理学技术筛选处理。张伯礼介绍，虎杖苷对于抑制冠状病毒效果明显，马鞭草的组分对于抑制局部小气道的炎症作用最优，宣肺败毒颗粒是中国古代的经验方和现代科学技术的智慧结晶。[10]

三、小结

习总书记强调："中西医结合，中西药并用，是此次疫情防控的一大特点，也是中医药传承精华、守正创新的生动实践"。[11]经典古籍中诸如《黄帝内经》《伤寒论》《肘后备急方》多次体现了对于临床危重症的系统描述及总结，亦是留给当代中医人的一笔不可多得的财富。在此次抗击新冠疫情中发挥突出作用的清肺排毒汤、宣肺败毒颗粒多出自经典方的合理组合，临床疗效显示对于重症病人起到了治疗效应。

作为新时代中西医结合的博士，未来中医药在危重症领域的应用之路，个人认为应该做到以下几点：坚持严谨求实、积极开拓的创新精神，为中医药现代化谋求新途径；加强中西医团结协作，现阶段除辅助西医治疗外，充分发挥中医祛邪扶正、整体观及辨证论治的独特优势。

（邓　竣）

参考文献

［1］国家卫生健康委办公厅，国家中医药管理局办公室.新型冠状病毒肺炎诊疗方案（试行第六版）（摘登）［J］.健康指南，2020，（3）：8-11.

［2］王晓鹏，陈腾飞，刘清泉.论《黄帝内经》对中医急诊重症学科的贡献［J］.北京中医药大学学报，2018，（2）：93-96.

［3］王曼，刘传波，王彤，等.《伤寒杂病论》中经方及煎服法在急危重症中的应用［J］.中国中医急症，2018，（11）：2048-2050，2054.

［4］高树明，马英，杨丰文，等.张伯礼：中医药在防治新型冠状病毒肺炎全过程发挥作用［J］.天津中医药，2020，（2）：121-124.

［5］张军平，张伯礼.SARS的中医药辨证治疗体会［J］.天津中医药，2003，（3）：22-24.

［6］陈婷婷，史丽萍，袁征.新型冠状病毒肺炎危重症中医药干预的必要性思考［J］.中国中医药现代远程教育，2020，（3）：前插3-3，前插4.

［7］王喜红，韩振蕴，许梦白，等.新型冠状病毒致病的中医认识和思考［J］.北京中医药大学学报，2020，（7）：539-543.

［8］田毅萍，高玉林.浅析清肺排毒汤治疗新冠肺炎的理论依据及作用机制［J］.中国医药导刊，2020，（5）：289-293.

［9］彭修娟，杨新杰，许刚，等.基于整合药理学探讨清肺排毒汤治疗新型冠状病毒肺炎的功效及作用机制［J］.中国实验方剂学杂志，2020，（16）：6-13.

［10］马密霞，秦宁，闵清，等.抗新型冠状病毒肺炎药物研究进展［J］.武汉工程大学学报，2020，（3）：237-245，252.

［11］张冉燃.中医药锚定"传承精华守正创新"［J］.瞭望，2019，（44）：16-17.

基于新冠疫情探讨"伏邪"理论以及关于中医药发展的思考

一、新冠疫情之概述

2020年春节前后，我国暴发了传染性呼吸系统疾病，即为新型冠状病毒肺炎，简称新冠肺炎，其中以湖北武汉的疫情最为严重，并且以极为猛烈的态势迅速蔓延到我国几乎所有的省市。《关于印发新型冠状病毒肺炎诊疗方案（试行第七版）的通知》指出[1]，新冠肺炎是由"疫戾"之气所触发，隶属于中医"疫病"的范畴，并且发病患者主要呈现为轻型、重型、危重型三种，同时致病因素与六淫邪气中的"寒、热、湿"密切相关。邪气内蕴可蒸酿为毒，呈现一派寒、热、湿、毒的两相错夹的复杂证候。从古溯今，疫病的发生并不鲜见，我国古籍中便有记载，疫病不同于"风温""暑温"等急性外感热病，而是由于感染"疠气""疫戾"之邪所引发，带有明显的传染性、传播性以及强大的致病性。对于人与社会可造成深重灾难的流行性传染疾病。根据古籍记载，疫病按照病性可划分为温疫、寒疫与杂疫。[2]《温疫论》曾提出："夫疫者，感天地之病气也。病气者，非寒、非暑、非暖、非凉，亦非四时交错之气，乃天地别有一种病气也。"即疫病是起源于自然界的，但并非单纯感受了六淫邪气，而是疫疠之气侵犯机体所导致。其中或可能由于气候因素兼夹了六淫之邪，而导致在发病的过程中出现了阴阳属性的偏势。《黄帝内经》曰："余闻五疫之至，皆相染易，无问大小，病状相似。"则阐明了疫病之间可出现互相传染，具有明显的传染性与传播性。正如同此次暴发的疫情，传播之迅猛，影响之广泛，病情之严重，病症之相似，患者大多出现发热、恶寒、乏力、咳嗽、咽痛、气短、咯痰、头痛、遍身关节疼痛，部分出现了以恶心呕吐、腹痛腹泻、气短喘鸣等症状。[3]新冠肺炎这种新型急性呼吸系统传染性疾病在兴起之初，由于缺乏及时有效的防治与控制方法，所以应从传统医学中求索，参考历史进程中应对疫病的策略，结合临床相应的诊疗措施，大力发挥传统医学的优势，深刻运用临床诊疗方式，总结经验教训。据临床研究表明，中医药对于千百年来疫病的治疗，以及到近年来防治SARS和H1N1流感所表现出的优势，为人民的身体健康做出了突出贡献。以往的历史事实与经验表明，中医药对于新冠肺炎具备切实可行的防治手段，对于后人有着深刻意义与启发。[4]

二、致病之"伏邪"

1."伏邪"之追本溯源

伏邪即为藏匿之邪，藏于体之内，而不显于外。伏邪学说最初起源于《黄帝内经》，而到了明清时期则渐趋成熟，而《灵枢·岁露论》则论述了"贼风邪气"侵袭于人体之后，其发病的特点是"徐以迟"，即疾病发生时为"徐发""迟发"。主要表现为邪气侵袭于人体后伏藏于体内，经过一段时间之后发病。"伏邪"的表述首见于《温疫论》，起初指的是伏寒化温与外感伏邪，之后随着临床经验的积累，逐渐有医家认识到六淫、疫毒、瘴疠之气皆可侵袭机体，过时而发。随着医学理论的日益完备，时代的更新迭代，对于伏邪的概念也有着更深层次的理解，形成了伏邪的广义概念，即一切伏藏于体内不即时而发的疾病皆可称之为伏邪。[5]吴又可在《温疫论》中阐述"先伏而后行者，所谓温疫之邪，伏于膜原""其感之深者，中而即发；感之浅者，邪不胜正未能顿发"。经文献记载，各位医家对于伏邪的阐述，通过病因可划分为：外感、内伤。外感伏邪为伏气温病、伏寒化温、疫疠伏邪、六淫伏邪；内伤伏邪由情志、饮食、劳倦、疾病而致。[6]在现代医学的概念中，"伏邪"则与潜伏期感染、病原携带、隐形感染有相通之处，与病毒性肝炎、流行性感冒、艾滋病等传染性疾病密切联系。[7]

2."伏邪"之于新冠肺炎发病

（1）疫疠毒邪，过时而发

新冠肺炎具有一定的潜伏性，部分人在治愈后仍然存在复发返阳的隐患，这与中医的"伏邪"理论不谋而合。《伏邪新书》中提及，感受六淫邪气过时而发即为伏邪。已发病者不能及时治疗，病邪隐伏于体内，或治疗不当戕害正气导致正虚邪恋，遗邪毒于体内，病情深藏，亦可称伏邪。冬春季节气候多变，寒温湿热错杂，人体与自然气候未相适应，外邪易侵入体内。由于疫疠之气初期潜藏于体内，隐伏不发，正气未损尚能抗邪，故而起初症状多不明显。随着迁移发展，正气不能鼓邪外出，邪胜正衰，症状逐渐显现，即表现为新冠疫疠毒邪，过时而发的特点。

（2）正虚为本，伏邪戕正

发病与体质密切相关，病势会随着体质而产生一定程度的从化，并且体质的强弱对于感邪的轻重发挥着关键作用，由此对整体的病情产生影响。《黄帝内经》曰"夫精者，身之本也。故藏于精者，春不病温"，强调正气是伏邪发病的重要条件，邪胜正虚，感邪即可发病，反之正胜邪退而病愈。感邪程度也可直接影响发病之轻重，表里阴阳失和，导致邪侵人体，饮食、劳倦、内伤病后正气虚损而发病。由此正气不足易导致邪气克内。而疫疠伏邪的致病性较其他寻常病邪更强，若人体正气亏虚，起居无常、将息不行，导致卫表不固、腠理疏松，则极易感染外邪，从而内外相和为病。所以新冠肺炎的易感因素就包括了年高体弱、正气素虚、素有痼疾等。因正气不足从而防御外邪之力衰弱，感邪之后染病或病邪深入、病情进一步恶化，[8]即表现了正虚为本，伏邪乘虚伤人的特点。

（3）疫邪由浅入深，表里脏腑传变

新冠肺炎发病多为由表及里、由浅入深的过程。由于感受疫毒之邪潜藏于体内蓄势而发。病邪侵袭于卫表，由于邪盛正衰，营卫失和，正邪相争、卫阳阻遏，从而症见恶寒发热；邪气郁闭于肺，肺失于宣降，症见咳嗽咯痰；喉为肺之门户，肺气受损、疫毒侵袭可见咽干咽痛。肺气虚，气运行输转不利，可见气短喘鸣。疫疠之邪兼夹寒湿，则出现头身疼痛。若疫毒之邪深重，直中于里，临床表现为疫毒闭肺证。邪气由表直中，入里化热，症见发热、面红气促、痰黄稠、舌红、苔黄腻、脉滑数等。若治疗不当或病情迁延不愈，卫气分证未罢，又见营血分证候，病邪损及肝肾、心神，可见烦渴引饮，神昏谵语，惊厥抽搐，斑疹吐衄，视物昏瞀，舌绛少苔或无苔，脉沉细数或浮大而数的气营两燔或气血两燔证候。病邪久羁，阴阳失调，可出现阳虚卫外不固自汗，阴虚营阴不内守之盗汗、口干。根据五行生克乘侮规律与脏腑之间的生理病理变化，一脏病变会波及他脏，肺脾之间母子相生，从而本病可形成肺脾同病。肺气虚影响脾胃运化受纳，出现纳差厌食、大便失常。肝为刚脏主疏泄调达气机，助脾胃运化，促进胆汁的分泌与排泄。肺虚脾运化失司，影响肝脾的协调，肝胆疏泄失司，症见口苦、情志抑郁。脏腑在生理功能上密切配合，在病变过程中相互影响，肺与大肠相表里，肺失清肃，影响大肠之通降，肺气不畅则便秘。随着疾病的进一步进展，病邪渐趋于里，邪气壅盛，郁闭于内，元气衰败，散脱于外，久病及肾，而肾气衰弱，肾不纳气，则呼多吸少、动则喘促，肾气不固则二便自遗，最后肾气亡失，阴阳二气离决，则回天乏术。表现了新冠疫邪由浅入深、表里脏腑传变的特点。

（4）疫毒之邪，兼夹六淫

本次疫情的流行不同于六淫之邪，疫疠邪气可以兼夹六淫伤人致病。此次发病为冬季，气候寒冷，寒为冬令主气，寒为阴邪，易伤阳气，发病隐匿，潜伏期长均符合寒邪伤人致病的特点。有文献记载新冠肺炎中有超过半数的患者初诊时无明显发热症状，[9]《新型冠状病毒肺炎诊疗方案（试行第七版）》将方药清肺排毒汤纳入其中。目前从症状、方药、病型的角度综合来看，此次暴发的疫情多以寒疫为主，伴有少量的温疫。同时六淫致病有着明显的季节性、地域性，相兼性，由于地域不同，气候环境各异，从而致病因素也会相应变化。西北方气候干燥寒冷、东南方气候潮湿温润，不同的地域环境，寒疫可兼夹不同的六淫病邪，产生纷繁复杂的临床证候。沿海地区湿气蒸酝，湿邪困遏，导致肺脾失职，故而咳嗽咯痰、胸闷纳呆，二便失常。湿为阴邪易伤阳气，湿性重浊黏滞易阻滞气机，导致病情迁延难愈。六淫邪气中，燥与肺金关系密切，燥邪最易伤肺，燥性干涩，损耗阴液，从而部分患者首发症状出现了干咳少痰的症状。由于肺为"娇脏""燥以干之"，疫毒之邪兼夹燥邪，从而入里损伤肺金。总体上体现了新冠疫毒之邪，多兼夹六淫的特征。

3. "伏邪"之于新冠肺炎防治

（1）未病先防，既病传变

《素问·四气调神大论》中提出人应当顺应四时节律，违反自然规律可能遭遇疾病的天人合一哲学思想。中医理论倡导通过"天、地、人"理论进行诊病疗疾。用寒远寒，用热远热，如在温燥之邪侵犯人体时，同气相求，疾病根据体质而发生从化，那么在治疗上也应根据四时有所侧重。天、地、人三者的平衡打破则邪气始生。由于疫疠毒邪伏藏于人体，具有一定潜伏、隐匿的特性，所以本次疫情部分患者的起始症状并不明显，所以在治疗上根据天、地、人理论进行未病先防。起居有常、不妄作劳、情志和调、饮食有节、顺应天道，不悖逆于自然阴阳的变化。《灵枢·五癃津液别》："五藏六府，心为之主……肺为之相，肝为之将，脾为之卫，肾为之主外。"五脏六腑在生理病理过程中存在密切联系。邪侵肺卫，肺脾两虚，甚至久病损及心肝肾，在治疗中应注重疾病在脏腑之间的移易与传变。《灵枢·营卫生会》有云"卫出下焦"，肾气为一身之气的根本，正气输布于外，则称为卫气护卫人体，肾精充则脏腑之精化生有源，不易为外邪所侵犯，肺肾之间金水相生，主司呼吸运动与水液代谢，患者若出现相关功能失常，应注重肺肾同治。在此次疫情之中，防治疾病的高频中药共同特点是归经多属于肺、脾两经，[10]体现了中医药治疗时兼顾他脏，防病传变的特点。本病传染性极强，传播迅猛，应遵循治未病原则，未病先防，既病传变，尽早实施干预治疗。

（2）扶正补虚，固护正气

正气是决定发病与否的先决条件，体质盛抗邪能力强则病邪难以入侵，反之正虚无力驱邪则病发。治疗疫疠邪气首要应扶正固本，夯实正气。在疾病的恢复期，正虚邪恋，为防止病情反复，养正固元是上乘之策。在经历过一段时间治疗后，患者的正气或多或少出现了损伤，此时在驱邪的基础上应该佐以扶正。脾胃运化布散水谷精微，为后天之本、气血生化之源，气虚则无力推动血行，脏腑经络失于濡养，生理机能衰退。脾主肌肉四肢，固护于肌表，《灵枢·本神》认为脾气衰微，四肢痿软不用，肌肉不充，五脏失于安和，无力抵御外邪。故调养脾胃，调气和血，提升机体的抗病能力，"四季脾旺"则可抵御邪气的侵扰。在临床诊疗的过程中，恢复期应注重匡扶正气，健脾和胃，多运用扶正补虚类的方药，以利于患者的身体康复。但切忌在病情之初使用，以免滋补之品助邪留寇，不利于鼓邪外出。由此治疗上，恢复期应扶正补虚、固护正气。

（3）随症施治，三因制宜

中医祛病延年讲究因人、因地、因时而采取不同的策略，此之谓三因制宜。其中因人制宜的首要就是应辨明体质。体质是由先后天因素共同作用而形成的相对稳定的特性，主要分为偏实质和偏虚质。由于人与人之间的体质存在差异，治疗时应辨证施治。如气虚质多归属于肺脾气虚，治疗时应该补脾益肺；阳虚质多属于心肾阳虚，治疗时应温肾助阳。偏实质中，属于气滞血瘀体质的，应活血理气，开郁消瘀。本次疫情来势汹汹，波及全国各地区，历经冬春两季，地区间的气候存在明显差异。《黄帝内经》言秋冬时令应"阴盛于外而虚于内"，此次疫情始发于冬季，顺应自然生长规律，秋冬应养肾敛肺，养藏滋阴。若疫毒之邪兼夹燥邪，燥损肺津而虚热内扰。翌年春令，阳气升发万物生长，从而导致"阳盛于外而虚于内"。反之若兼有寒湿之邪，恐会损阳动络，此时应温阳散寒，固护正气。根据所处的地理环境，药物运用也存在差异。由于南方多湿北方多燥，在新冠肺炎防治期间选方用药也应相应变化。南方地区主要以理气化湿、清气解毒为主，而北方则以疏风祛邪、解毒宣肺为主，这种根据天、地、人，因时令、气候、地域、人身体质的差异，治法方药适当调整的方式，体现了中医随症施治，三因制宜的特点。

（4）中西医并重，整体与局部兼顾

从临床疗效与科研结果来看，采用中西医结合治疗新冠肺炎的优势也是与日突显。其中中医药对于把握病情的整体方向，提升患者的免疫力，控制病情的进一步恶化，促进患者向好向愈发展发挥着关键作用。由于中医从总体出发，扶正固本，祛除疫疠毒邪，将新冠肺炎细分为三期、四型、八证。[1]中医治疗遵循整体观念与辨证论治，从疾病的症状表象出发，同时分清主要症状与兼症，结合八纲辨证与卫气营血辨证，以人体脏腑为主体多方面着手，根据病因、病机、病位、病性、病势进行治疗选方，推测病情的预后与转归，从疫情最初的多人一方，逐渐积累实战经验到一人一方，一时一方，随证施治，体现了从宏观角度的多靶点、多部位的治疗方式。而西医则从病原微生物的微观角度出发，采用核酸检测与血清学检测两种方式，尽量降低检测疏漏。通过从微观角度进行对症治疗，主要采用抗菌药物与抗病毒药物相互结合，通过点对点的单靶点治疗，结合改善微循环、血管活性药物、康复者血浆治疗、免疫治疗等方式进行综合诊疗。[1]这种中西医结合的方式防治新冠肺炎，体现中西医并重，整体与局部、宏观与微观相结合的治疗特点。

三、疫情下中医药发展之思考

1.政策扶持，完善中医药教育体系

中医药是中华民族五千年的珍贵瑰宝，是在漫长的历史长河中通过社会实践不断形成、积累而发展的医学科学。尽管在岁月洗礼中，经过数次的存废争议，面临着西方医学与文化的强烈冲击，却依旧以坚实的理论体系、切实可靠的临床疗效获得了党和国家的一致支持并且发展逐渐向好。一直以来，党和国家高度重视医药卫生的发展，其中对于中医药事业也出台了一系列的保护政策。《关于扶持和促进中医药事业发展的若干意见》的提出，《中医药创新发展纲要（2006—2020）》的发布，《中华人民共和国中医药法》的颁布与实施，以及中共中央和国务院发布的第一个中医药文件《关于促进中医药传承创新发展的意见》[11]等，均为中医药事业的发展提供了强有力的保障。习总书记强调，中医药凝聚了世代中国人民与中华民

族的心血与智慧。博大精深、源远流长，守正创新、传承发扬是中医药发展的必由之路。长期以来，中医药的教育模式仍然坚持传统方式，教授课堂、临床观摩、跟师抄方等方法一直占据着主导地位，并且临床见习多处于观摩阶段，实际操作机会较少。由于中医药的医学特征，在急危重症方面缺乏相关人才，培养力度欠缺，面对突发的公共卫生的事件缺少综合型的骨干人才。由此中医药的发展目标应渐趋多元化、综合化，培养一批中医理论、临床诊疗技术与急重症救治能力兼有的人才队伍。加大对于临床基地的建设，加强高校医学生实践能力的培养，完善中医药教育体系，重视人才储备。加之国家政策的扶持，不仅能为我国中医药的发展提供更多的有利条件，同时对于坚定中医文化自信，改善中医药的发展环境做出有力保障。

2.博采众长，提升临床诊疗技术

党的十九大明确提出"坚持中西医并重，传承发展中医药事业"的重要任务，要求中医药发挥其在治未病中的主导作用、在重大疾病治疗中的协同作用以及在疾病康复中的核心作用，全方位地为健康中国的建设做出贡献，并走向世界惠及更多的人民[12]。新冠肺炎疫情发生，中医药医护人员冲击在前线参与驰援，参与规模之大、程度之深、时间之长前所未有。而经过数月的艰苦努力，我国亮眼的抗疫成绩切实扭转了人民大众对于中医药的偏见，让人民提升了对中医药的认知度，充分认识到了中医药的重要作用。抗击疫情，中西医结合的诊疗措施挽救了上万人的生命，中西医默契合作，积极深入抗击疫情，为国家疫情驰援，为国际疫情助力，让人民对于中医药更添信心，让党和国家对于中医药事业的发展、中西医并重的理念更加坚定。但中医诊疗技术落后也是影响其快速、准确诊断疾病的重要因素之一。中医传统的临床诊疗方法"望闻问切，四诊合参"在新冠肺炎的治疗过程中，远不如现代医学的CT、磁共振成像等影像学诊断技术精准。加之隔着护目镜察舌苔，透过防护手套诊脉的客观条件，切实限制了中医四诊并用，影响了中医诊断的准确性，并且通过与患者密切接触，也增大了医护人员的感染风险。同时中医药的传统治疗多为中药内服外用、针刺、推拿、导引等，相较于现代医疗设备，其方便性、即时性明显不足，这些方法在传染性强、患者众多、条件艰苦、时间紧凑的特殊时期，实践性远远落后于现代西医。因此，中医药的发展必须博采众长，传承与发展相融汇，传统与现代相适应，将中医的传统方法与科学技术相结合，深入发展医疗技术与设备，拓宽临床诊疗路径，拓展临床诊疗方案，培养中西医结合复合型人才。坚持守正创新，保留自身特色的同时，为中医药的现代化发展提供技术支持，促进中医药事业保质保量的可持续发展。进一步让国际社会深刻认识到中医药做出的突出贡献与伟大价值。开启中医药创新发展、传承发扬的新征程，为振兴中医药提供不竭的动力。

3.健全相关应急机制，提高中医药国际话语权

在本次疫情的防控过程中，虽然中医药广泛深入地参与救援，其重要性得到充分体现，但中医药在重大突发公共卫生事件的参与和相应的应对策略的制订及实施上还缺乏一定的"话语权"和"主动权"。中央指导组组长孙春兰在《求是》中对此次中医药参与抗疫凝练了"五个首次"[13]，即在没有特效药和疫苗的情况下，中医药首次大范围有组织地实施早期干预；首次全面管理一个医院，首次整建制接管病区，首次中西医全程联合巡诊和查房，首次在重型、危重型患者救治中深度介入。这既是对于中医药参与抗疫工作的高度赞扬，也突出反映了一个重要问题：即在我国目前医药体制建立完备、衔接紧密的公共卫生应急管理体系中，中医药并未能第一时间及时地真正介入，更别提在发病初期便参与治疗。而《中华人民共和国中医药法》是我国对于中医药最核心、最重要的法律，其对于中医药参与国家公共卫生应急管理的规定也并未明确说明。[14]因此，修订相关法律，建立健全完备的相关应急机制，完善国家公共卫生应急管理体系，强化中西医并重的临床诊疗制度十分紧迫。不仅能充分发挥中医药的优势，提升医疗的有效率，还能巩固中医的话语权、扩大中医的话语场，为健康中国战略的实施增添新力量。并且中医以辨证论治为基础的个性化、多靶点的诊疗方案，符合当今医学的发展态势，整体观念为主的防治方法弥补了主流医学以点带面的薄弱环节，为疾病的治疗提供了新的思路。不仅为推进中医国际化提供机会，同时能够补充与完善主流医学体系，为全人类健康做出贡献。还可以使中医提升国际影响力，占领属于中医的国际主战场，促进中医药的长足发展。作为医学生，我们更应该以此为契机，向国际推广具有中医优势的中西医结合诊疗方法，弘扬中医文化，让中医药打响国际知名度，提升国家话语权，使其发挥更大的价值，为全世界的人民做出更突出的贡献。

四、结语

目前，新冠疫情在我国的严密防控、精准治疗、及时随访的诊疗方法下获得了有效的遏制，抗疫战役取得了阶段性的胜利。从"伏邪"理论的发病与防治的角度对新冠疫情进行阐述，为中医药与现代疫情的相结合提供了现实依据与更有说服力的理论指导。同时通过"伏邪"理论，思考新冠肺炎后遗症是由于余邪未尽、正气未复，还是体质根据疾病已产生了变化，也是我们今后需要深入挖掘的重点。张伯礼院士指出，中医药抗疫有着数千年历史，这也是其在本次疫情中能够发挥重大作用的基石。在这一特殊背景下，中医药更应该把握机遇，充分发挥自身优势，博采众长，继承创新，勇敢迎接时代的挑战。同时在国家政策的扶持、中医药专业人员的不懈努力与相关科研人员的共同协作之下，取长补短，提升自身的诊疗技术，进

一步规范化、科学化地砥砺前行。在保留中医的核心理念的基础上，用客观实际的科研数据，用世界通用"语言"进行阐述，用疗效说话，采取正确的科研思维，提升中医药的国际竞争力与话语权。在国家大力培养中医人才，完善中医制度，坚持中西医并重的理念支持下，在健康中国战略的实施背景中，推动中医药的高速高质量的发展，让中医药这一璀璨的瑰宝为人民的福祉做出贡献，焕发出蓬勃生机。

（陈雅婷）

参考文献

［1］国家卫生健康委，国家中医药管理局.新型冠状病毒肺炎诊疗方案（试行第七版）的通知［EB/OL］（2020-03-04）［2020-03-20］.

［2］陶西凯.中医疫病源流及证治研究［D］.南京：南京中医药大学，2010：5.

［3］Guan W J，Ni Z Y，Hu Y，et al.Clinical characteristics of 2019 novle coronavirus infection in China［J］.Med R xivPreprint first posted online Feb.9，2020.

［4］Luo H，Tang Q L，Shang Y X.Can Chinese Medicine BeUsed for Prevention of Corona Virus Disease 2019（COVID-19）A R eview of Historical Classics，R esearch Evi-dence and Current Prevention Programs［J］.Chin J IntMed（Chin），2020，26（4）：243-250.

［5］魏晓光，吴兴全，王健.历代医家伏邪观［J］.长春中医药大学学报，2019，35（1）：175-178.

［6］刘清泉，高洁.伏邪探源［J］.中医杂志，2011，52（2）：95-97.

［7］王玉贤，韩经丹，范吉平.浅议伏邪与传染病发病［J］.中国中医基础医学杂志，2014，20（2）：187-189.

［8］夏淑洁，陈淑娇，等."五辨"思维在新型冠状病毒肺炎中医诊治中的应用［J/OL］.天津中医药，（2020-03-16）［2020-03-20］.

［9］Clinical characteristics of 2019 novel coronavirus infectionin China［EB /OL］.Med R xiv，（2020-02-06）［2020-03-20］.

［10］沈洁，郑敏霞，谢升阳，等.新型冠状病毒肺炎中医药防治组方规律分析［J/OL］.中国药业，（2020-03-20）［2020-03-20］.

［11］黄蓓.中共中央国务院印发《关于促进中医药传承创新发展的意见》［J］.中医药管理杂志，2019，27（21）：191.

［12］《决胜全面建成小康社会，夺取新时代中国特色社会主义伟大胜利——在中国共产党第十九次全国代表大会上的报告》［J］.青海交通科技，2020，32（1）：2.

［13］史锁芳，刘清泉.从"江夏方舱中医模式"探讨中医药在新型冠状病毒肺炎治疗中的价值［J］.江苏中医药，2020，52（4）：11-14.

［14］孙春兰.深入贯彻习近平总书记重要指示精神全面加强疫情防控第一线工作指导督导［EB/OL］.（2020-04-01）［2020-08-08］.

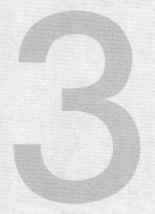

第三篇

中医与抗疫之未来

——疫情后审视中医谋发展

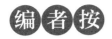

2020年6月16日，习近平主席同塔吉克斯坦总统拉赫蒙通电话时首次提到"后疫情时代"一词。2020年11月21日，国家主席习近平以视频方式出席二十国集团领导人第十五次峰会第一阶段会议并发表重要讲话。习近平强调："沉舟侧畔千帆过，病树前头万木春。"指出：后疫情时代的世界，必将如凤凰涅槃、焕发新生。

在庚子春来暴发的新冠疫情中，中医药临危受命、挺身而出，在抗疫、防疫、控疫等诸多环节中再次守护了我们，不负人民地交了一份满意答卷，成为这场抗疫阻击战的一大特色和亮点。目前国内疫情防控趋于稳定状态，这般稳定当之无愧归功于中国制度下的管理和祖国医学的参与。从管理角度而言，中国建立了中央层面的防控体系，围绕组织领导、排查管控、宣传教育、物资储备以及统筹协调等多个方面部署开展；从治疗上看，本着坚持中西医并重的中国卫生健康工作方针，展开中医和西医共同并肩战"疫"。正如世卫组织所说：中国采取了历史上最勇敢、最灵活、最积极的防控措施，改变了疫情的快速扩散流行的危险进程，减少了全国范围内数十万病例的发生。中国疫情的下降，保护了国际安全，构建起了阻止疫情传播的第一道防线，为全世界抗击疫情赢得了时间。

然而，需要引起我们重视的是，全球疫情并未完全消失，而是时起时伏，随时都可能小规模暴发，从外国外地回流以及季节性的发作等情况依然存在，必将对各方面产生深远影响。作为疫情时代的中医药人，理应抓住新的机遇，迎接新的挑战，"乘胜追击"，在总结抗疫经验的基础上，我们更应思考如何顺势而为，抓"疫"之机，全面推进中医药更进一步的发展。

本篇内容将着重探讨疫情之下及疫情之后中医药如何谋求发展，而这一切均离不开习总书记所提及的"传承精华，守正创新"。本篇内容既有探讨在新时代下中医药及时把握机遇，通过制作自己的新名片、营造自己的形象、打造自己的品牌、重塑自己的话语权等多种方式给自己正名。又有通过总结分析中医药抗击新冠之优缺点，依托于经典理论以及我国制度优势，完善应急管理方案以及研究建立中医药防治传染病应急体系，以此来充分发挥中医药在公共卫生应急领域的作用，也有对充分挖掘和利用民间中医这一优秀的储备力量提出期许，同时对结合现代技术、综合物流技术以及人工智能技术的中医互联网诊疗提出了展望。更有坚定中医文化自信、坚持中医文化立场、坚持中西医并重方针、把握科技革命的历史机遇，进而认识、迎接甚至是实现推进中医药的现代化发展；通过培养高质量新时代"中医+N"人才、加快推进产学研一体化、加快药品审批及加强药物监督等诸多方式形成理论、实践、科研、教育全面发展的战略布局从而实现健康可持续发展；通过在全球化浪潮中紧跟时代步伐，利用多元化国际传播方式加强中医药的国际化传播和发展。

医虽源于古，但其命为新，新的时代下则有着新的使命。我们真切地希望本篇内容可以为疫情时代下的中医药人思考如何推进中医药的现代化以及可持续、国际化发展提供一定的思路和启发，以此促进中医药更好地为人类健康和卫生事业保驾护航。

（柯　超　邓婷坡）

疫情后的中医药新名片

庚子冬春之交，疫情来势汹汹。未知的前方险象丛生，中医药逆行者们毅然把背影留给后方，在抗疫前线发挥了重要作用，以血肉之躯筑起了一道抗击疫情的钢铁长城。在五千年的渊源历史中，中医药在一次又一次的瘟疫中守护着华夏儿女，这次疫情同样是对中医药的一次大考。同时在此次大考中，中医药也遭到了很多质疑声音。中医药的临床疗效已经用事实说话，然而仍然许多"中医黑"，在接受中医治疗后治愈出院，却仍然不相信中医。医虽源于古，但其命为新，随新的时代有新的使命。作为新时代的中医人，面对这机遇与风险并存，我们应该思考如何给中医药正名，如何重塑中医在人民群众中的形象。在全球命运共同体的今天，面对"走出去"的问题，如何把握中医在国际上的话语权。要想打造好中医的新名片，我们必须遵循习总书记所说的"传承精华，守正创新"，溯本清源，去其糟粕，取其精华。

一、医者，易也——不忘初心，传承精华

人如果忘了自己从哪里出发，就会迷失前进的方向。制作中医药的新名片，必须不能忘了自己姓什么。而中医药新名片的根和魂，就在于传承。华夏五千年，中医药历史源远流长，博大精深。中医药的核心在于"天地人一体观"和独树一帜的防治体系，蕴含着深邃的哲学智慧。阴阳二道，四时之变，五行之用，一缕药香，一根银针，一柱艾绒，简便廉效，跨越古今。回望历史的长河，中医药的发展涌现出了灿若繁星的医学典籍，此中不仅蕴藏着救死扶伤的医学理念，更包含着对自然、生命和疾病的系统化认知与宝贵的总结。

浩瀚如烟的中医古籍，记载着数以万计的方剂、疗法，其作为一种珍贵的不可再生的历史文化资源，必须用现代化方式进行数字化整理。屠呦呦从《肘后备急方》中所获启发，"青蒿一握，以水二升渍，绞取汁，尽服之"发现了青蒿素。然而，由于当时认知和思想的局限性，不可否认部分古籍中存在着一些不适宜的内容，如《肘后备急方》治疗疟疾中的"日报雄鸡""蜘蛛"等疗法。因此，必须加强对古籍的保护和挖掘工作，只有保护好才能利用好。此次新冠疫情中，也出现了一些关于中医药应"废医存药"的声音，然而失去了中医理论的药物，就如同断根

之果，失去了它的生命力。辨证论治是中医药理论的核心，决不能以西医理论来指导中医药物，不可一概而论，而当辨其证、立其法、施其治。此次新冠肺炎疫情中所使用的"清肺排毒汤"，也是根据对病机的辨证分析，由《伤寒论》的几首名方加减化裁而成，是不忘初心、传承精华，又改革创新的一次生动实践。因此，中医药的新名片必须不能丢失自己的根本，要把握中医药的核心与灵魂，要挖掘和传承中医药宝库中的精髓与英华，去芜存菁。

二、医者，意也——圆机活法，守正创新

苟利于民，不必循旧。新时代中医药的名片，要焕发新活力，改革与创新则是必然之举。此次疫情中，中医药的深度参与，在不同的阶段均取得了显著成效，为防控疫情贡献了中医药力量。在国家的支持下，中医药可以说迎来了发展的好时机，然而守正创新才能适应新时代人民的需求。此次疫情筛选出的"三方三药"[1]，即清肺排毒汤、宣肺败毒方、化湿败毒方、连花清瘟胶囊、金花清感颗粒、血必净注射液，不仅有汤剂，还有中成药、胶囊剂、颗粒剂、注射液。在快时代的今天，随着生产力水平和制药开发的不断进步，中药制剂进入科学化工业化的时代，中药发展出了多种多样的剂型，可以提高中药的有效性和稳定性。传统汤剂不易携带和服用，于是创造出了携带和服用方便的颗粒中药，也有针对名方提取和利用的中成药，胶囊、丸剂、注射液，这些新剂型各有其优缺点，需要综合考虑，而这些剂型的创新都是与新时代人民群众的需求紧密联系的。

因此，中医药的创新发展，也要走在趋势的前沿，与科技和人工智能相结合。此次疫情中，"互联网+中医"得到了一次生动的实践。许多慢性病患者需要长期服用中药，然因为疫情的影响，面诊受到了阻碍。患者亟待医师进行调整药方，进行用药指导。而借用互联网，微信小程序抑或是中医互联网软件，对于慢性病患者可以及时与医师进行咨询和沟通，免除了疫情中的接触的风险和舟车劳顿之苦。同时，一些病情比较复杂的患者也可以第一时间得到指导，医生也可对患者的服药反应和病情有了进一步的了解。此次疫情中，在隔离点、社区、单位大范围集中发放预防性中药。为了更好了解药物服用后的反馈，则可以借助中药包装袋上的二维码，通过大数据和人工智能，生成患者的病情档案，收集和掌握第一手数据。这样有助于医师给与患者更加精确的个性化的用药方案，同时也能够使我们的中医药疗效得到更加客观确凿的证据评价。

借助科技的力量，让古老的中医药变成数字中医药，通过数据挖掘与分析，总结出中医药的诊疗规律并予以推广。在此次疫情中，"互联网+中医"不仅在防治过程中焕发出了蓬勃的生机，并且在预防、康复、网络科普、咨询、辟谣各个阶段

都发挥了有力的作用。中医医师们免费为人民群众提供有关新冠肺炎问题的在线解答，并且及时地提供辟谣和有效科普等方式，疏解了公众的恐慌与焦虑情绪。通过网络推出的"正气抗疫操"，简单易学，有助于人体培护正气，抵御邪气，在家就可以通过视频学习，故而视频一出，点击播放量即超过千万。这些都反映了人民群众对中医药知识的迫切需求。故而中医药的创新，必须结合人民群众的需求，结合时代特色来进行。物不因不生，不革不成，新时代的中医药名片，需要遵循中医药的发展规律，在传承的基础上勇于创新，古老的中医药才能历久弥新。

三、医者，艺也——雅俗共赏，与时偕行

中医药是生活中的医学，来源于人民群众，服务于人民群众。新时代中医药的名片，必然是与人民群众紧密相连的，是人民群众喜闻乐见的。中医药是可以雅俗共赏的，中医药既可以阳春白雪，科研化、学科化、国际化，也可以下里巴人，在厨房里、在田野里、在生活里。因此，我们需要有科学家、专家在实验室里、在诊室里、在教室里，也需要从实验室、从病房、从诊室走出来，走进人民群众的生活中去。"知屋漏者在宇下，知政失者在朝野"，问医于民方知得失，问需于民方知冷暖，问策于民方知虚实，群众最为智慧，群众最有力量。只有了解群众的需求是什么，中医药在新时代才能蓬勃发展。

中医药不仅是中华民族的瑰宝，中医药也是服务于世界人民的，中医药是必然要与国际接轨的。根据《中国的中医药》白皮书介绍，随着中医药"一带一路"全方位合作新格局基本形成，目前中医药传播已经遍及183个国家和地区，与多个沿线国家建设了30个中医药海外中心，制定并颁布了20项中医药国际标准，注册了100种中药产品。[2]中医药的国际化，必须要用世界人民能够听得懂的语言去解释，要与国际接轨，所以做好中医药的国际化，必须要文化先行。同时，中医药的生命力在于临床，不断提高临床疗效和规范标准是国际化的基础。通过此次新冠疫情，中医药不仅在国内防控疫情阻击战中发挥了重要作用，并且走出国门，贡献了自己的一份力量。中医抗疫专家驰援非洲，乌克兰总理服用中药后康复等诸多事实，让中医药的科学价值在此次疫情防控中得到了科学家的高度认可，"TCM（Traditional Chinese Medicine）"成为国内外知名期刊和科学家们的热词。因此，疫情后我们新中医人更应该思考，在国际的话语场上如何重塑中医药的话语权，如何用现代化的方式来评价中医药。初心不改，守正出新，与时代共行，以提高临床疗效为目的。同时，中医药必须要夯实自身，建设一个属于自己的、可被国际认可的、经得起检验的评价体系，这样才有底气发声，把握自己的话语权，进而被接纳和认可。

中医药是贴近人民群众的，也是接地气的。前些年"伪中医""中医骗子"一度盛行。不可否认中医理论有其专业性，部分概念具有抽象化和意象化的特点，如"八卦、气"等内容，较为晦涩难懂。正是人民群众不了解，才被不法分子有机可乘，但其背后反映出的根本需求是人民群众热爱中医，对中医药文化的向往与热爱。因此，中医药文化科普，有助于促进人民群众对中医药核心价值理念的认同与认知，满足人民群众的需求。中医药科普要从生活中出发，用通俗易懂、简单易行、切实可用，即"听得懂、可以用、看得见"的途径和方法进行中医药文化和健康知识的宣传。中医药科普应采用多层次、多角度、多形式、多渠道的方式与活动，目前常见的有中医药健康文化主题活动、中医药文化进入校园、中医药文化进入社区、中医药文化科普巡讲等活动，建设中医药博物馆、中医药健康养生文化体验馆。同时，如何使中医药的新名片具有活力，还可以运用"中医+"思维，[3]与文化产业合作，制作中医药科普书籍、音频和视频，开发相关的文化创意产品，打造独特的文化品牌，甚至制作一批优秀的人民群众喜闻乐见的文化影视作品。在疾病的预防、治疗和康复、中医药旅游和养老等方面，为人民群众提供全方位、全周期的健康服务。让中医药文化走进人民群众生活中，更贴近他们的心，让古老的中医药"活"起来。

四、结语

舵稳当奋楫，风劲好扬帆。在国家的支持下，中医药的发展迎来了天时地利人和的好机会。疫情后我们中医人更应该理智思考、审视不足、不忘初心，秉持"传承不泥古、创新不离宗，传承精华、守正创新，雅俗共赏、与时偕行"的原则，踔厉奋发，制作中医药的新名片，坚定中医文化自信，[4]让中医药在新时代焕发出新的活力！

（罗云涛）

参考文献

[1] 张晓雨，刘硕，孙杨，等.从"三药三方"谈中药新药审评理念、研发思路及策略［J］.中国新药杂志，2020，29（16）：1818-1821.

[2] 罗茜.评价系统视角下中医形象构建的话语策略研究——以《中国的中医药》白皮书英译本为例［J］.中医文献杂志，2019，37（06）：32-36.

[3] 何清湖，孙相如，陈小平，等."中医+"思维的提出及其现实意义探讨［J］.中华中医药杂志，2016，31（7）：2472-2475.

[4] 何清湖.论坚定中医文化自信［J］.湖南中医药大学学报，2020，40（10）：1189-1192.

疫情后中医话语权"一体两翼"的构建

"话语是人们斗争的手段和目的，话语是权力，人通过话语赋予自己以权力。"这是法国哲学家福柯对话语权的定义。由此可看出，话语不仅只作为一种思维表现和沟通交流的手段，也是一种方法，并且最终体现为现实权力。[1]话语权作为重要的意识形态工具承担着重要的宣传作用，具有重要的战略意义和战略价值。放眼医学话语权体系，中医话语权力量较为薄弱，未在当今中国社会认知中形成主流影响、未在医疗领域中占领主导地位、未在大环境的科研创新中充分突显中医特色等。中医在新冠肺炎疫情全阶段发挥了重要的抗疫、防疫、控疫作用，通过自身疗效证明其科学性及有效性，在一定程度上提升了在社会民众中的历史地位。因此，疫情后，是中医话语权提升的窗口期，对于中医未来发展而言具有十分重要的战略意义。

一、中医话语权的困兽与牢笼

1.内有困兽

中医是一门实践医学，因此在其产生发展过程中，学术流派众多，不同医家对于同一疾病有着不同的见解，因此在向大众传递思想时可能会根据自身立场，阐述不同的观点，从而引发分歧；民间中医作为中医力量的重要组成部分，存在固守陈规、家族传承等局限性，在中医内部容易形成争论。除此之外，中医的门槛设置过低，"伪中医"在市场上，容易混淆视听，败坏中医声誉，也为反对者提供了抨击的"子弹"。没有统一的话语场，让中医内部缺乏团结的基础。

因此，在思想上，要形成统一的中医话语场，整合学术及民间中医药资源，形成有效的闭合内环，充分挖掘各自优势，资源互补，良性互动，吸纳不同学术意见，对外统一语境，团结一致，提高思想认知；在行动上，巩固行业内部的统一标准体系建设，形成广泛的专家与民间共识，促进学术思想交融，搭建学术平台，让中医话语场形成内在统一。

2.外有牢笼

全盘西化的学术体系束缚着中医研究的发展。在医学研究方面，一直以来现代医学占据高位，中医以及绝大多数传统医学居于研究次位。在学术研究领域遵循现代医学的动物模型化、评价体系物质化、客观化等与中医本身的发生发展规律相违背。但在目前的社会背景下，融入西化科研体系，是中医做出的艰难抉择。必须承认的是，西化的学术体系在目前的前提下能够较为直观的表述科学研究成果，能够较为标准地促进现代认知水平的发展。在此对比之下，中医的客观实质性、物质性方面存在一定欠缺，对于其内涵的挖掘只能通过借助西化的学术体系来完成，使中医科研符合现代社会认知。

从积极意义上而言，中医本身是可以融入现代并且适应现代最新科技发展，并转换为自身优势；但从另一角度上来看，中医过分强调依赖现代科学技术则会动摇原本的根基。中医的优势在于辨证论治、整体观念等，当西化的科学认知，从微观、部分研究中医时则背离了其原本的思想内涵及核心价值。中医的人本思想，重点在人、在神、在功能，而不仅仅是客观存在生物标记的物化及微小化。缺乏自身特色的中医药科研，只能是附属，永远不能掌握学术研究的主动权，因此在全盘西化的学术研究领域中必须要实践出一条富有中医特色、独特的学术研究体系。

二、构筑疫情后中医话语权的"一体两翼"

1.护中医之体

中医药从中华民族诞生以来就起着无可替代的重要作用，在众多大疫中凸显其无可替代的历史地位。选择中医药参与新冠肺炎疫情的治疗工作是必经之路，是体现以人民为中心，对人民负责的必由之行，是全心全意为人民服务的必然之举。

《说文解字》提出："疫，民皆疾也。"中医认为"疫病"具有传染性、流行性、明确的致病因素以及病死率高四大特点，并在一定程度上受环境影响的一类疾病。[2]

对疫病的记录而言，殷商时期的甲骨文早已记载。而《尚书》中所呈现的传染病就是疫疾，再到我们之后熟知的《黄帝内经》中记载的病名"疫、疠"，具体可以体现在《素问》中的"五疫之至，皆相染易，无问大小，病状相似"等描述，强调疫病是一类症状相似、传染性极强的疾病。[3]同时在《内经》中也提出了"五运六气"学说，为中医认识疫病的传变规律提供了重要的理论依据。[4]

对疫病的治疗而言，东汉张仲景所编著的《伤寒论》第一次较为全面地提出了相对应的治疗方式，其著作对病邪的传变规律，对如何辨证、辨经治疗进行了论述。提出了白虎汤等经典方剂，为中医治疗疫病提供了经典理论依据及临床实践指导。从晋代开始直至宋代，中医疫病开始进入萌芽阶段，有关疫病的论著逐渐增多，医家百花齐放，探讨疫病可能的病因病机和不同的临床防治方法。金元时期，鼠疫高发，[5]此时医家们在选方用药上开始突破"法不离伤寒，方必遵仲景"的规则，对疫病的治疗进行了发展和理论创新。明清时期疫病学正式形成，我国第一部疫病学专著《温疫论》，正式开创了中医传染病学说，其后，清代的戴天章等人也对疫病进行记载，疫病学理论不断地充实，最终形成了温病学派，至此中医已形成了对疫病的学科体系与科学认识。[3]

此次新冠肺炎疫情，中医团队通过分析其病因病机给出了较为全面、科学、客观的认识，认为：其病位在肺脾，基本病机特点为"湿、毒、瘀、闭"[6]。并在短时间内凝聚中医智慧，构建中医完整治疗方案并且运用于临床实践中。于中医而言是一次练兵行动，更是激励文化自信、民族自信、中医自信的重要之战。

在习近平总书记的领导下，全力支持中医药参与新冠肺炎患者的救治，让中医在实践中出真知。手套切脉，护目镜看舌象，疫情挡不住中医人"望闻问切"。在江夏方舱医院收治的轻型新冠病毒肺炎患者全部使用中医中药治疗，没有一例转为重症，没有一例患者复阳。因此，中医的临床疗效在这次全球疫情大考中得到了充分的肯定。在此次新冠肺炎疫情中，中医人通过自身实践，积极参与了新冠肺炎疫情防控的全过程，临床诊疗方案的编订，逐步让中医的话语权回归，让中医在临床救治中增加底气。

在国家政策层面而言，2020年6月，习近平总书记指出，防治新冠肺炎疫情过程中，中医药发挥了独特作用，在国际上引起了广泛关注，要强化中医药特色人才建设，打造一支高水平的国家中医疫病防治队伍。要加强对中医药工作的组织领导，推动中西医药相互补充、协调发展。全力支持中医药的发展，国家政策的引领是中医掌握话语权的重要根据。

在民众层面而言，中医在疫情期间的防疫、战疫、控疫中，在人民群众中得到了更加深层次的认可。全国中医药救治确诊病例患者参与率超过90%，中医药在防控疫情中取得了极大的促进作用，也进一步得到了人民群众的信任，每有大疫，必有中医的进一步提档。

中医话语权的发展，重塑离不开历史发展的规律与机遇，更离不开以人民为主体的国家背后强有力的政策支撑和广大人民群众的信任。为此中医人要利用好、发展好、维护好中医药本身，坚定依靠人民群众，服务人民群众，在人民群众中实践，用临床疗效与实力建立信任，用人文关怀构建牢固关系，用历史底蕴形成民族共识。

2.立科研之翼

中医理论要为中医所用，厘清中医思维，要建立中医药特色的科研标准。要确立以人为核心，突出人在临床上的疗效。中医不同于现代的西方医学，将病因建立在微观物质之上，更多的是注重于人本身的功能。现代科学的进步能够为中医提供标准及客观化的数据支持，但无法从根本上验证中医的实质性的特点。单纯的凭借西化的学术理论来评定中医只会自掘坟墓。那如何创新中医科研，把握创新发展的主动权？其关键在于"传承精华，守正创新"。

此次新冠疫情期间，中医的"三方三药"，结合临床实际，进行临床运用取得了良好的疗效，中西医结合的高治愈率，患者的临床症状得到极大的缓解，让中医用疗效说话，这也是中医临床特色科研的优越性。因此，中医科研的路线一定要新，一定要深入临床实践，建立自身的学术体系与标准，与现在单一的评价体系标准进行区分，逐步地提升中医的学术影响力，进而增强中医话语权。

3.撑宣传之翼

（1）坚持正确意识导向

话语权作为一种意识形态，是一种重要的精神力量。中国的快速发展是提升国际话语权的核心保障，也是中医话语权提升的重要依据。因此要紧跟时代的选择，紧跟正确的舆论导向，要积极进取，应对各方挑战，更加坚定中国的制度自信、道路自信、理论自信、文化自信。当今，中国特色社会主义已经发展到了新的历史阶段，这是坚定中国共产党领导的必然结果，是中国人民和历史的选择。因此在中医话语权问题上，一定要紧扣社会主义核心价值观，正本清源，走正确道路。

（2）加强专业人才建设

虽然中医在国内有雄厚的群众基础，但由于众多历史原因，[7]人才层次培养而言，中医遭受了毁灭性的打击。而随着中国经济的不断向好发展，国家政策的大力扶持，普通大众认知水平的提高，中医逐渐在整个医疗体系中的比重提升，部分地区的中医氛围十分浓厚，但对于与西医平分秋色的状态仍旧相去甚远。为此加强宣传舆论体系的重塑，专业的中医宣传，人才的培养就显得尤为重要。目前，中医的形象过于刻板，一提到中医人们的印象就是白胡子老头，大马褂，脉诊等固化了中医本身的形象，合理的人才梯度建设不仅需要资历丰富的专家教授，更需要吸纳年轻的中医人才，充分发挥年轻人的创新活力，结合当代进行中医宣传的内容、手段的创新，要大力培育具有厚植中医情怀、国际视野的中医人才梯度。

（3）提升内容质量建设

质量是话语权的来源，优质内容的宣传及科普能够一定程度上提升中医的公信力，这就要做到内容精、准、新。精，中医的内容宽泛而全面，但其中也存在一些具有时代局限性的内容，因此在中医话语权提升中一定要精选，例如可以选择经典名方、名穴等；准，则在于知识的准确性，对于统一的宣传语境下而言要形成内外合力，上下通认，不引发歧义；新，要紧跟时代潮流，创新中医内容发展，保障话语权具有时代背景。因此也应该抓住流媒体时代的机遇，创造培育新的中医宣传出口，做到统一、覆盖面广的中医特色体系，让更多人了解中医。

三、结语

突出中医话语权，本是一项艰巨而漫长的任务，此次新冠肺炎疫情是一次检验中医的大考，也是重塑中医新形象的机遇，更是凝聚中医力量、提升中医话语权的关键窗口期。我们坚持马克思主义对真理的释义和"实践是检验真理的唯一标准"这一认识论原则，并且坚定相信中医基本理论是真理、是科学。[8]中医的生命力在临床疗效，疗效是重塑话语权的重要依据。因此，我们必须掌握话语主动权，更加坚定信心，遵循中医药发展规律，传承精华、守正创新，相信历久弥新的中医药一定能更好地惠及中国及世界人民。

（冯　祥）

参考文献

［1］张建忠，卞跃峰，宋欣阳. 中医在国际组织中的话语权现况与提升策略［J］. 中医药导报，2017，23（16）：3-5+12.
［2］吴宇峰，于琦，王燕平，等. 中医温疫类疾病认识的继承与发展［J］. 中国中医基础医学杂志，2013，19（07）：736-739.
［3］夏清. 中医治疫历史进程探析［J］. 亚太传统医药，2020，16（11）：211-214.
［4］苏颖.《黄帝内经素问》两遗篇之疫疠观对防治温疫的重要启示［J］. 中国中医基础医学杂志，2011，17（01）：21-23.
［5］范行准.《中国医学史略》［M］. 北京：北京出版社，2016.
［6］李思聪，冯祥，毕磊，等. 新型冠状病毒肺炎诊疗方案中成药选用分析与药理研究进展［J］. 中药材，2020，43（03），764-771.
［7］邓文初."失语"的中医——民国时期中西医论争的话语分析［J］. 开放时代，2003（06）：113-120.
［8］张艺蕾，孙志海. 疫情下基于马克思主义真理观论中医理论的科学性［J/OL］. 医学争鸣：1-7［2021-01-27］. http://kns.cnki.net/kcms/detail/61.1481.R.20201125.1628.032.html.

《关于费尔巴哈的提纲》对疫情后
中医发展的若干启示

庚子年初，新型冠状病毒肺炎（Corona Virus Disease 2019，COVID-19，简称"新冠肺炎"）疫情席卷神州，危及全球。截至2020年11月1日，全球新冠肺炎确诊病例超过4542万例，累计死亡病例超过118万例。在全球每日确诊病例仍不断刷新高位的当下，我们无法预估后疫情时代会延续多久。但从我国的数据来看，当前累计确诊9万余例，累计死亡4千余例，仅有零星的境外输入病例和无症状感染者新增。中国的抗疫已经取得了阶段性的胜利，总结其抗疫经验，也许可以引用2018年3月20日习近平总书记在两会上的话语："中国人民是具有伟大创造精神的人民、是具有伟大奋斗精神的人民、是具有伟大团结精神的人民、是具有伟大梦想精神的人民，这是对中华民族伟大精神在新时代的科学阐释。"[1]在共产党的正确领导下，英雄的中国人民以伟大的中华民族精神为精神依托，团结一致应对疫情，在全民总动员下，我们在较短时间内有效控制住了疫情。而中医药在抗疫中的作用无疑是对民族创造精神的最好阐释。但疫情风暴之中，我们听到了很多不同的声音，既有神话中医的唯心主义，也有企图用科学之名诋毁中医的旧唯物主义。如何审视中医在疫情中发挥的作用与地位，这需要我们用哲学的、发展的、批判性的眼光去看待和分析。1845年春天马克思[2]在比利时布鲁塞尔写下了批判费尔巴哈的11条提纲，《关于费尔巴哈的提纲》批判了费尔巴哈和一切旧唯物主义，并批判了唯心主义自身的局限性。马克思以此定下了实践的基调，正式树立了科学的马克思主义实践观。中医在疫情中漂浮不定的定位，在马克思主义实践观的审视下，将会慢慢清晰。

一、中医与环境决定论

在《关于费尔巴哈的提纲》第三条到第九条中，马克思总结并且高度提炼了旧唯物主义未能认识和解决的一些社会历史问题，即否定了环境决定论，也否定了教育万能论，明确肯定了人和环境、教育的关系都应该以实践为基础。中医认为环境和人的关系十分密切，中医理论中在"六淫致病、顺应四时"等角度均常阐述了环境参与并决定了人类疾病的发生发展过程。新型冠状病毒之疫毒影响了人体的正常呼吸功能而导致肺炎，便是环境对人的影响。中医的整体观念并非费尔巴哈的环境决定论，马克思说："这种学说忘记了，环境正是由人来改变的。"中医理论中也非常强调人的能动性，认为人可以认识、改造环境，从而达到天人合一。中医经典《黄帝内经》中，通过对自然现象的观察，总结了自然和人类之间的规律，并提出了五运六气的理论，从根据年份之气推导天气情况，反映人可能出现的疾病，并提出预防策略。如新冠肺炎流行之初的2019年，即己亥年。《黄帝内经》记载："己亥岁终之气，自小雪日卯正，至大寒日丑正，凡六十日有奇。主位少羽水，客气少阳火，中见土运，火土相得。畏火司令，阳乃大化，蛰虫出见，流水不冰，地气大发，草乃生，人乃舒，其病温厉。"《黄帝内经》还提出了针对"温厉"的防止手段是"必折其郁气，资其化源，赞其运气，无使邪胜。宜治少阳之客，以咸补之，以甘泻之，以咸曀之。岁谷宜丹，间谷宜豆，制其火邪，莫能为害"。这一切都是从中医千年来的不断实践、认识与再实践而来，就像《关于费尔巴哈的提纲》中马克思的总结："一切社会现象只有在社会实践中才能找到最后的根源。"

二、实践是检验真理的标准

在《关于费尔巴哈的提纲》第二条中，马克思强调了实践在认识论中的重要性，创新性的提出了"实践是检验真理的标准"这一伟大理论。面对中医药在新冠肺炎疫情、乃至于人类史上重大疫情的定位，我们也应该遵循马克思这一观点。我们知道在马克思以前的旧哲学对真理标准问题存在片面的理解，如费尔巴哈的直观反映论与脱离社会实践而空谈真理标准问题等。马克思认为现实生活无论是国家大事还是个人小事，种种难题均在实践中加以解决。而且只有通过实践才能检验思维是否具有客观真理性，而脱离实践去争辩思维是否符合现实，"是一个纯粹经院哲学的问题"，是多余的徒劳。中医文化传承五千年，漫漫岁月里中国经历了无数次瘟疫灾难。中医药在历史上都发挥了什么样的防病治病的优势？我们能否在历史的实践中得出中医防治瘟疫疗效的肯定依据？

我们以鼠疫为例，比较一下中外史上严重的鼠疫疫情的死亡率（表1）。比较可知，对于鼠疫这种烈性传染性疾病，中医能发挥的作用也是有限的，无论是在东汉末年还是明末，死亡率都与西方国家遭遇鼠疫的死亡率相当。当然死亡率往往是通过文献记载，并非绝对准确，而且该时代背景下除了鼠疫这致命因素之外，还夹杂着战争、饥荒、生产力不足等等不利因素，不能单纯用死亡率去评判中医的治疗成功率。如此，我们应该从中外史上在疫情防控手段上进行比较。早在《汉书·平帝纪》记载："元始二年，旱蝗，民疾疫者，舍空邸第，为置医药。"这是中国传统医学在实践中发现的防疫手段：对疫区进行隔离。而西方认识到这一防疫手段，要追溯到1348年。当时欧洲暴发了黑死病，在流行期间，威尼斯的公共卫生保卫人员禁止载有感染疾病乘客的船只进入港口，并设置管理区。对于瘟疫经呼吸道传播的认识，早在西汉时期的《礼记》便有记载，曰"负剑辟咡诏之，则掩口而对"；《孟子·离娄》也记载了"西子蒙不洁，则人皆掩鼻而过之"，后来人们开始使用各种布料、绢布遮住口鼻，作为早期的简易口罩。而西方则是在罗马帝国初期，科学家老普林尼（23—79）利用松散的动物膀胱皮肤过滤净化不洁空气，这是口罩隔离的最早记载之一。在防疫隔离手段上，中国传统医学在一定程度上领先于西方医学，另一方面，中医还提出了意念吐纳、药浴、佩戴香囊、熏香等方法来防疫，而这些方法现代研究中被证实具有一定防疫作用。如实验研究中表明芳香辟秽的香囊可减轻流感病毒所致肺损伤；[3]芳香中药的气味能够兴奋神经系统，其有效成分的挥发油可激活免疫系统，刺激鼻黏膜分泌IgA抗体，阻止病毒在鼻黏膜上黏附、增殖扩散，并可以抑制多种细菌生长。[4]中医药无论在数千年的历史实践，还是在现代科学研究的基础实践中，都体现出了客观真理性。中医药的抗疫实践史承载了马克思主义哲学的实践性，实际上就是遵循工具理性和价值理性的有机统一。

表1　中外史上严重的鼠疫疫情比较

时间	地点	死亡率	时间	死亡率	佐证材料
430—427	雅典	接近50%	204—219	大于60%	在《伤寒杂病论》中描述"余宗族素多，向逾二百，自建安以来，犹未十年，其亡者三分之二，伤寒十居其七"。
541—590	君士坦丁堡	接近40%	1633—1644	30%	《明通鉴》记载"京师大疫，死者无算""死亡枕藉，十室九空，甚至户丁尽绝，无人收殓者""街坊间小儿为之绝影，有棺、无棺，九门计数已二十余万"。
1347—1353	欧洲	接近33%			

三、神话中医的唯心主义

在疫情期间，往往会听到神话中医的传说。如汉阳爱因思中医专科门诊的李跃华宣称采用低浓度苯酚进行穴位注射可成功治愈新冠肺炎，甚至可以发现潜在的感染者。但事实是所谓"治愈"患者，多数最后仍需到医院接受治疗，其所谓疗效全靠李跃华的无凭之言。除了一些民间中医的旁门左道，我们在中医界也听到一些过于神话中医的唯心之言。譬如夸大了双黄连口服液、连花清瘟胶囊等中成药对新冠肺炎的治疗效果，夸大了中医药治疗新冠肺炎的临床效果。无论是2013年的非典型性肺炎疫情，还是这次的新冠肺炎疫情，总能听到这样的话语：某某中医院采用中医治疗，结果零死亡零副作用，相比某某大型西医院，死亡率高，治疗副作用多大云云，这里无疑占了田忌赛马的便宜。有一篇文章说到"非典期间，广州医学院第一附属医院纯西医治疗的46例，死亡9例；广州中医药大学第一附属医院成功采用中西医结合治愈97例，死亡0例"。我们结合当年的资料可知，非典期间广州医学院第一附属医院收治的大多是重症患者，而广州中医药大学第一附属医院收治的是轻症患者，将这二者做对比，并不能准确的凸显出中医药的优势。华西医院刘教授[5]曾在顶级SCI期刊《Cochrane Database Syst Rev》发表了一篇评估中药联合西药与单纯西药相比对非典患者的有效性和安全性的文章。他们纳入了12个RCT和1个准RCT，纳入了640名SARS患者，发现与单独使用西药相比，中西医结合不能降低死亡率。但中医药具有一定改善症状、促进肺部炎症吸收、减少皮质类固醇的剂量、改善生活质量和缩短住院时间的效果。中医药并不能盲目自信，我们应该拿出让别人信服的证据，去坚定我们的信心。正如《关于费尔巴哈的提纲》所提到的，唯心主义虽然认识到了能动性的作用，却不能很好地认识能动和感性的活动之间的关系，仅仅把意识的能动效果不恰当地放大了，让其独立于物质而存在。所以我们必须联系物质与历史，去评价中医在抗疫中的作用。中医药在抗疫中确实存在一定优势，但必须实在严谨地去分析，不能道听途说，也不能仅看到表面的数据就妄下定论。现代医学重视循证医学证据，而中医也可成立具有中医特色的循证医学，让现代医学听得懂，能理解，可接受。

四、否认中医科学性的旧唯物主义

自从美国传教士在1834年来到中国传扬西医之后，历经数千年的传统中医慢慢地受到质疑与偏见。近年来越来越多的尖锐声音在咆哮：中医不科学。有人认为只有以下特征的学科才能算是自然科学：①研究对象的经验实在性，即研究对象是经验性的物质实体，是可以通过人的感官或实验仪器而经验性地认识到的。②认识的客观性，这体现在自然科学论断的可重复性。③微观认识性：自然科学依然特别尊崇原子构成论的世界观，依然坚持通过分析还原以寻找事物发挥功能作用的最小结构和作用单位（最小物质实体）。基于此，他们认为中医理论中的阴阳、五行、经络等不是具体的实质性的物质，违反了经验实在性；中医实践中往往同一个处方，不同人服用效果不一，不存在可重复性；中医强调整体观，而无法探寻到中医发挥功能作用的最小物质实体，不符合微观认识性，因而这些人把中医打上不科学的烙印，继而呼唤取缔中医，殊不知，这恰恰和费尔巴哈的唯物主义走了一样的歧路。正如马克思在《关于费尔巴哈的提纲》中所讲："对对象、现实、感性，只是从客体的或者直观的形式去理解，而不是把它们当作人的感性活动，当作实践去理解，不是从主体方面去理解。"这其实便是一种错误的旧唯物主义。中医学是反映自然、社会和思维客观规律的分类知识体系，是一门体现极强的临床实践性和中华人文哲思的学科。在中华儿女五千年反复实践中，在儒道佛等传统文化不断熏陶中，在每个时代的科学技术发展打磨中，逐渐构建了我们现在所认识的中医理论，这种理论注定与西医以解剖和分子生物学为基础的理论体系格格不入。例如西医体系对药理的认识，是基于还原论的哲学观，希望从微观的理解来获取整体宏观的认识。如微观的抗菌效果会反映到整体宏观层面的临床症状好转，而中医理论早期受道家思想影响，认为人体生病是因为内在平衡被打破，而药材各有偏性，通过药材的偏性来扭转恢复人体的平衡。而后张仲景等中医大家开始从不同角度辨证分析疾病正气抗争的趋势，譬如："阴、阳、表、里、寒、热、虚、实"的八纲辨证与"少阴、太阴、厥阴、太阳、少阳、阳明"的六经等，进而形成了独体的、具有严密的思维逻辑性的辨证论治体系，已摆脱了早期的玄学思想。所以中医或西医对药理的认识，是基于自身哲学体系所产生各自不同的认识，若中西医用自己的角度去评判对方，必然会产生极大的谬误。如果从分析还原到技术所能达致的极限以找寻事物发挥功能作用的最小结构单位的方法去研究中医，虽对细节有较深的了解，却不得不割裂了事物之间的联系，导致"只见树木，不见森林"的后果。中医理论体系里，人、经络、中药等都是复杂系统，犹如未解的黑箱，过去无法明确黑箱的结构是因为局限于科学技术手段的落后，但随着科学日新月异的进步，中医药完全可能由现代系统科学而实现现代化的。这需要我们用马克思发展观以及唯物主义观去审视中医，需要我们中医人不断地推动中医现代化，以期摆脱中医朴素而迷离的玄学状态而进化到形而上学的科学状态，这样中医才可能走向全世界，才可能走向未来。

五、总结

疫情之下，中医面临着前所未有的机遇和挑战。中医人不可妄自菲薄，陷入不科学的旧唯物主义；更不可盲目自信、自夸自擂，走上唯心主义的极端。中医是在几千年实践中诞生的学科，需要在不断的实践中去证实自己，更需要用马克思发展观去推动进化。让全世界中医人联合起来！

（林丰夏）

参考文献

［1］习近平.《习近平谈治国理政》第三卷［M］.北京：外文出版社，2020，139-145.

［2］马克思，恩格斯.马克思恩格斯选集：第四卷［M］.北京：人民出版社，2012：219.

［3］王旭东，谢飞，高益明.辟秽香囊抗流感病毒的实验研究［J］.中华中医药杂志，2010，25（06）：927-929.

［4］徐培平，丁伟，赵昉，等.中药预防流感作用与黏膜免疫相关性研究［J］.中国免疫学杂志，2012，28（11）：992-998.

［5］Liu X，Zhang M，He L，Li Y. Chinese herbs combined with Western medicine for severe acute respiratory syndrome （SARS）. Cochrane Database Syst Rev. 2012 Oct 17;10（10）：CD004882.

和而不同——疫情后中医现代化的思考

2019年底以来，新型冠状病毒肺炎（以下简称"新冠肺炎"）疫情对全世界人们的生命和健康产生了严重威胁，成为全球性最重大的公共卫生事件。[1]与之前的大型公共卫生事件一样，西医主要采用抗病毒、生命支持、提高免疫力等治疗，取得了一定的疗效；但西药不良反应发生率较高，据统计，因潜在的不良反应导致18%的新冠肺炎患者停用利巴韦林。[2]而作为我国瑰宝的中医药在新冠肺炎疫情的救治中，亦取得了显著成效。数据表明，全国中医药参与救治的病例占85.20%，湖北以外地区，中医药参与救治病例的治愈率和改善症状者占87%。[3]但也要看到，目前中医药抗新冠肺炎的基础与临床实证研究尚显不足，对其作用机理的挖掘有待深入。2020年1月25日，习近平总书记明确要求要不断完善诊疗方案，坚持中西医结合。第三至第七版《新型冠状病毒性肺炎诊疗方案》均纳入了中医药诊疗方案。

习近平总书记强调，"中医药学是中国古代科学的瑰宝，也是打开中华文明宝库的钥匙"，要"着力推动中医药振兴发展""传承精华，守正创新"。中医药是一门医学科学，在中国传统哲学孕育下产生。虽然时代在进步、科技在发展，但是古老的中医智慧仍然具有旺盛生命力，能够为我们攻克重大疾病提供宝贵的研究思路。中医药历史悠久，在疾病防治方面发挥了重要作用。中医药治疗在21世纪以来发生的几次全国性和国际性突发公共卫生事件中均有突出表现，并得到世界的认可。如世界卫生组织专家曾对中医药在抗击SARS中的作用给予高度评价："中医药治疗非典是安全的，具有潜在的效益。"[4]

医学是一种实践之学，中医西医的主要目的是为人类健康服务。中医药确实在不少方面不符合现代科学特点，但真正意义上的现代科学只有500多年历史，并不代表所有的人类智慧，况且它还在不断纠错和发展中，不符合现代科学并不说明就是错误的，如果从文化上说，中西医更是没有优劣之分，现代医学和中医药应该和而不同。此次疫情期间，中医药发挥的作用得到了全国人民的认同。基于此，站在疫情后的背景下进行反思，务实的推进中医的现代化才是重中之重。

一、坚持中医文化立场，正确认识中医现代化

从哲学角度上来说，中医学具有很强的哲学性，著名中医学家、易学家杨力认

为"中医学不但是医学，更是哲学"，钱学森先生也说过"中医理论是经典意义的自然哲学"。比如，从唯物主义的角度来看，中医学坚持古代朴素的唯物主义和辩证法思想，中医学认为气是生命的本原物质，人秉天地之气而生，因而"百病生于气"；从方法论角度来看，中医学总结和凝练出了"整体观念"和"辨证论治"两大看病方法。哲学是科学之科学，通过在哲学社会科学与自然科学相比较的视域、中国哲学社会科学与国外哲学社会科学相区别的框架中，完善发展新的医学哲学，这将是在根本上指导中医学科学实践的。

而从科学技术的角度来说，我们现在力图用一种物质的方法去理解一个物质和精神一元的生命体、用一种空间的方法去呈现一个空间和时间并存的生命体，中医学的一些理论、技术和方法在现有的科技条件下认识不了、解释不了，当然也就发展不了。这种以任何一种在当时看来十分领先和先进的科学观念、方法、范式，去认识、研究、评价一个客观的事物，历史地看来，都可能是不全面的，甚至是带有很大的局限和谬误的。医学是一种实践之学，我们需要摆脱关于中医学科学性的纠缠，发挥现代科学技术的主观能动性，要为中医学提供一种合法性、合科学性的解释以及能够获得广泛理解的逻辑自洽，以继续获得与现代科学交流对话的机会和能力。摆脱科学宗教激进主义的"废医存药"，不断走向理性科学精神指引下的"存医验药"，是未来中医学知识生产的必然走向。

正如张伯礼院士表示，病毒不分国界，疫情不分种族，面对新冠疫情，全人类只有共同努力，才能战而胜之，"没有疫苗没有特效药，我们有中药一样解决问题。这次，是守正创新传承精华的生动实践，增强了我们对传统医药的信心。"

二、坚持中西医并重方针，正确迎接中医现代化

作为新中国第一所中医药高等院校的南京中医药大学的创校校长承淡安先生曾言"西洋科学，不是学术唯一之途径；东方学术，自有其江河不可废之故。何也？凡能持之有故，言之成理者，即成一种学术"。[5]中西医并重是基于中国国情对中西医学在当代中国社会的发展地位所做出的必然选择，也是中医现代化的发展策略和路径。

在此次疫情中，我们发现中医治疫病和现代医学治疗传染病的研究起源是相同的，在应用的对象和应用领域上也有着相同之处，而中西医结合的方法不仅减轻了病人的痛苦，而且减少了轻症转化成重症的比例，这是祖国医学和现代医学结合的典范，所以取长补短，互相尊重，在未来的发展中，体现中西医结合防治疾病，促进健康的关键。中医学将为预防医学的研究提供很好的思想借鉴以及历史参考，其整体医学观和健康观的特色，包括文化适用性也为预防医学的实践注入了新的活

力，而预防医学相关子学科包括健康教育学、社会医学等的研究方法又为更好地研究中医治疗理论提供了新的视角和诠释方式。[6]

如在实践中，以中医治未病学思想指导形成整体性的卫生体系，通过个体体质这一基础，从整体健康、疾病动态性角度出发，做到"未病先防"，不再重蹈覆辙；利用现代预防医学的科技手段和传染病学的理论与方法，建立突发性公共卫生事件的中西医应急体系和规范，做到"既病防变"；最后结合健康管理，借助现代预防医学非常完善的学科构架和研究方法，关注生命质量评价，养生保健，发挥中医情志调护、饮食调护、起居调护和康复锻炼等特色治疗，[7]做到"病后防复"，可以成为也已经成为中西医结合共同抗击传染性疾病疫情的共识和应用体系。

三、把握科技革命的历史机遇，实现中医的现代化

当前，全球新一轮科技革命和产业变革蓄势待发，物质科学、信息科学和生命科学板块汇聚研究正在成为最具创新活力、最可能出现颠覆性技术突破的领域，这为中医学不断解决重大科学问题和关键共性技术问题，不断推进中医学现代化的进程提供了难得的机遇。如依托互联网网络平台，在新医改政策下，在未来具有较高临床应用价值、大空间、进入壁垒较高的创新药和高端仿制药品种将获得青睐，这些药品的销售渠道和药品品种研发在一定程度上依赖于互联网技术，"互联网+中医文化"的传播途径多种多样，包括各种网站、QQ、微博、公众平台、网络教程、APP软件，各类学术交流会议以及文化专题论坛等；[8]中医专家也可利用中医远程会诊平台提供的4K高清摄像头，获得保真还原的患者实时图像，完成中医望诊的过程；[9]可利用"互联网+中医教育"这一模式加快中医的传播，利用计算机技术、信息处理技术等技术以及微信、APP等平台实行的新型中医健康管理模式，使中医核心理论"治未病""辨证论治""整体观"等观念深入人心等等。引入大数据和云计算以及物联网等，从现代科学层面加以规范和扩大中医药的使用，通过信息技术和中药学的融合发展，加大关键技术的研究以及临床疗效的评价等，达成行业内外的共识。

与现代科学相比，虽然传统的知识生产方式的相对功能下降了，但它的绝对功能依然存在，中华文明可以通过学习和创新现代知识生产方式而进行现代改变，甚至超越西方，[10]新一轮科技革命恰恰提供了这种难得的历史机遇。因为，中医学具有中国文化在漫长历史发展过程中形成的两个显著特征：一是具有绵连不断强大的传承力，二是具有兼容并蓄的宽容性。传统中医在事实上也能对新的知识生产提供丰富的学术和思想资源以及方法启鉴，其自身在此过程中也能实现创新、达到发展。只有这样，才能像温总理所说那样，承继先贤，泽被后世，以智慧和力量去推

动人类文明的进步与发展。

其形虽殊，其性一也。任何一种医学体系都是在不同视角和路径下将人类本身作为研究和服务的对象，凡是争执中西医孰优孰劣的往往都是不了解真实状态的中医和西医。我们应当抱着不可偏废、不必厚此薄彼的客观态度和理性立场，"兼容并包""执两用中"，允许两者在坚持把中医药作为共同提高和发展的研究对象的基础上分别前行。中医的临床如何与时俱进，守正创新，局面较前人复杂，但追求临床实效的目标没变。新型冠状病毒肺炎的肆虐，让我们再次清醒地意识到，人类与病原微生物的抗争将永无休止。尽管现代医学依靠科技力量的助推，临床进展日新月异，但是传统中医凭借厚重的历史积淀，在临床上仍然大有可为。

（郑　蕾）

参考文献

［1］中国疾病预防控制中心.新型冠状病毒肺炎流行病学特征分析［J］.中华流行病学杂志，2020，41（2）：145–151.

［2］郭婷婷，陈灵，熊婉娟，等.新型冠状病毒肺炎患者使用利巴韦林注射液的用药分析、不良反应及药学监护［J］.药物评价研究，2020，43（10）：2085–2089.

［3］梁倩，徐海波.中医药抗"疫"：从参与者变成主力军［N］.经济参考报，2020–02–1（第A06版）.

［4］陆小左，张玮.关于中医药防治SARS的若干思考［J］.天津中医药，2003，20（3）：53–54.DOI：10.3969/j.issn.1672–1519.2003.03.021.

［5］承淡安.从针灸立场说到本社创办经过及以后之方针［J］.针灸杂志，1935，3（1）：157–163.

［6］辛宝，胡晗，祁乐，等.和而不同——从疫病防治看治未病和传统预防医学的区别与联系［J］.陕西中医药大学学报，2020，43（02）：13–15+21.

［7］李向真.发挥中医护理健康教育在"病后防复"中的作用［C］.全国中医、中西医护理学术交流暨专题讲座会议，2008：昆明.

［8］杨丽娜，施建荣.一带一路战略下"互联网+中医"实现途径探析［J］.时珍国医国药，2018，29（3）：737–739.

［9］刘昊，张红，刘堃靖，等.互联网+中医远程会诊平台构建与展望［J］.中国卫生信息管理杂志，2019，16（4）：458–461.

［10］邓曦泽.中华文明的断裂与赓续：基于知识生产的视角［J］.江海学刊，2014，（6）：5–13+238.

疫情后中医药文化"走出去"的机遇与挑战

文化作为一个国家和民族的灵魂，是推动人类进步、社会发展的力量，也是综合国力的重要组成部分。将文化发展作为"国家战略"，已成为很多国家特别是发达国家的基本国策。中医药文化是中国优秀传统文化的代表，更是中国传统文化"走出去"的文化标识与名片。在国家"一带一路"的战略背景下，中医药逐步登上国际舞台，在世界范围内的传播日益繁荣，成为象征国家文化软实力的重要指标。

一、疫情时代下中医药的担当

随着新冠疫情的暴发，在整个抗疫过程中，我国民众认识到中医药在其中发挥了巨大作用。无论是疫情早期"用中药汤剂治疗的方舱医院出院后无一人复发"，还是疫情中期"中医药三方三药在全国抗击疫情一线的广泛使用"，抑或近期"钟南山院士团队关于连花清瘟有效抑制新冠病毒研究在国际期刊发表"，一系列的研究结论都证实了"中医药有神奇的疗效"。在此阶段过程中，各中医医疗机构和全体中医药人勇于担当，勇毅前行，着重提升中医"治未病"预防为先的能力、基层中医药防治传染病能力、中医药机构对疫病的防治救治能力、在公共卫生治理体系中的中医药创新能力、中医药疫病的研究能力和转化能力等，团结共进，守正创新，振兴发展中医药。

二、新时代中医药文化"走出去"的现状

随着经济全球化脚步的不断加快，世界各国的联系与合作程度不断加深，必然会促进全球性的文化大交流，世界走向文化多元化，为中医药文化进一步打开海外市场提供了先决条件。

1.国家层面

习近平总书记多次在讲话中提到"要促进中西结合及中医药在海外的发展""推动中医药走向世界""传承中医药文化，探索中医药走向世界的合作模式，展示和输出我国文化软实力"。中华文化博大精深，中医药文化在中华文化的组成中占据了相当重要的地位，众所周知文化影响力是一种国家软实力，其影响广泛而持

久，而中医药文化不仅具有软实力的柔性也具有硬实力的刚性，是传播国家形象的重要载体。自2014年以来，政府部门先后颁布了10余项与中医药国际化发展相关的政策和文件，积极推动中医药"走出去"，鼓励建立海外中国文化中心、中医孔子学院等平台，推动中医药文化国际传播。在借鉴古代丝绸之路的经验与精神之上，以习近平同志为核心的党中央提出了"一带一路"的合作倡议，这是实现中华民族伟大复兴的重要战略举措，是促进全球合作和共同发展的中国方案。"一带一路"建设，不仅仅是发展贸易合作，更是一种文化传播、交流与合作。截至2020年11月，中国已与138个国家、31个国际组织共同签署了201份共建"一带一路"合作文件，这也进一步增强了中国传统文化在沿线国家的传播。

孔子学院是中华文化"走出去"的重要传播平台，随着中医孔子学院，即仲景学院的出现，为中医药文化的国际传播拓宽了途径，是中医药文化对外传播的重要窗口。截至2020年，中医药已传播到183个国家和地区，正式建立挂牌的仲景学院有近二十家。[2]此外，目前中国已经与国外政府、地区主管机构以及国际组织签署了86个中医药合作协议。[3]截至2018年，共设立了49个全球海外中心，主要分布在欧洲、亚洲、大洋洲、北美洲等丝绸之路的沿线国家和地区。

十八大以来，党中央高度重视中医药事业的发展，将中医药工作摆在了更加突出的位置上，在2019年发布了《中共中央国务院关于促进中医药传承创新发展的意见》，提出打造"海派中医"品牌，支持建立以海派中医流派为特色的中医国际医疗和康复中心，引领传统医学国际标准化发展，推动建立以中医药为代表的传统医学国际标准体系；服务国家"一带一路"倡议，创新中医药海外发展模式，把海外中医中心打造成中外人文交流、民心相通和服务国家外交发展的名片，推动中医药和相关教育、文化融入所在国家；大力发展中医药服务贸易，充分发挥国际医疗、国际教育、科研等方面的优势，打造中医药"上海服务"品牌等意见。[4]国家在将中医药发展提升至战略层面的同时，为中医药产业发展勾勒出了具体方向。

2.社会层面

在依托国家战略以及整合多方资源背景下，各组织机构、学术团体相继成立并不断发展壮大，拓展了中医药文化国际传播范围。如世界中医药联合会，截至2018年年底，已有70个国家和地区的270个团体会员、180余个分支机构，其中包括164个专业委员会。世界针灸学会有194个团体会员，分别来自53个国家和地区。此外，我国的中医药院校也积极与海外教育机构开展联合办学，例如南京中医药大学在1993年与澳大利亚皇家墨尔本理工大学合作，开创了我国与西方大学合作举办中医学历教育的先河。自20世纪50年代末，我国中医药院校就开始了留学生教育，据统计，现每年约有13000多名留学生来中国学习中医药。海外本土中医药教育也逐渐发展，约有160个国家和地区开展了中医药教育，中医药教育机构达到700余家。此外，近年来我国中药产品贸易不断发展，正逐步进入国际医药体系，对外出口的中药产品主要有中药材、中药饮片、中成药、植物提取物及配方颗粒。

三、疫情时代中医药文化"走出去"的挑战

疫情时代，健康已成为全社会最为关注的一个主题，在此次抗疫过程中，中医药为守护人类健康发挥了重要作用。"让中医药走向世界，更好地服务中医药'传承精华、守正创新'，这不仅是全体中医人的时代使命，更是摆在当代中医人面前的历史考卷。"这是在2020年11月举办的第二届世界中医药互联网产业大会上，"人民英雄"国家荣誉称号获得者、世界中医药学会联合会副主席、中国工程院院士张伯礼提出的寄语。

1.中西文化差异

不同的国情、文化地域背景、民族矛盾以及各种法制不健全、政局不稳、贸易政策等问题的影响，对中医药的国际传播形成了相当大的阻碍。中、西医学是当今世界并存的两大医学体系，两者产生于不同的地理环境、语言文字、人类活动和文化传统。西医讲究具体、量化，采用统一普适的标准化诊疗，而中医注重整体、讲联系，注重辨证论治进行个体化诊疗，分别是中西方文化与思维的代表。以西医为代表的科学思维和与中医为代表的哲学思维之间形成了碰撞，两者文化不匹配，进而阻碍了中医药文化的国际传播。另外，由于中西方文化背景的不同，语境差异较大，导致传播过程中翻译难度加大，尤其是中医经典本身的特殊性，加大了翻译难度，这样也会影响中医药的国际传播。故而，拉近中西方文化距离，挖掘双方之间的文化共性，可以进一步推进中医药文化国际传播。

2.高素质传播人才的缺乏

高素质的专业人才传播团队是中医药文化传播的重要桥梁。高素质的专业国际传播人才，不仅仅是要有过硬的中医药专业知识，更要有语言学背景。目前，翻译中医经典的研究学者主要是语言学背景，对中医学知识不甚了解，出现一种好的中医不懂外语，从事中医药的译者又不懂中医的现象。目前国内中医药高校有开设中医、针灸等的对外方向专业，但存在开设时间周期较短，对中医药辨证论治等中医药理论与博大精深的中医药文化的掌握不够，对中医药翻译方面的研究与理解较为肤浅。因此迫切需要加强海内外的交流与合作，加强多语种中医药翻译人才的建设，大力培养国际传播人才，建立相对健全的人才培养机制。

3.中医药规范化与标准化的不足

首先，对于传播内容本身而言，与西医不同的是，中医自成体系，对疾病、证候、症候等方面的标准化与规范化尚未完全成熟。例如，中药产品的很多标准，如产品注册、生产工艺、临床评价等，都与国际上的西药标准有差异，在传播过程中，中医药的精髓会大打折扣；再次，中医药的疗效判断标准等还有很多不确定性，这使得中医药在国际诊疗体系标准化下步履维艰。标准化不仅对于规范行业管理、推进中医药现代化具有一定意义，也是促使其迈向国际化的重要一步。全行业中药材质量、国际竞争力的提升，中医药事业及产业高质量融合发展有赖于质量标准和价格体系的建立。

同时，随着互联网以及各种新媒体的发展，中医药的文化传播模式呈现多样性，与此同时带来的后果是，虚实夹杂的中医药信息，以及假借中医药之名的言论层出不穷。其次，在传播内容上，首先是主观性比较强，主要集中在中医药养生、中医药治疗以及针灸等相关技术操作层面；此外，对外传播的专业性太强，没有充分考虑到海外受众对中医药信息的一般理解能力。我们政府应该加强对中医药专业知识传播的监管，落实中医药文化国际传播的载体。

四、疫情时代中医药文化"走出去"的机遇

1.多学科协同合作的加强

在当今人工智能、数字化等科学技术的发展以及多学科交叉融合不断深入的背景下，中医药学领域内部学科之间的融合，以及与现代医学等自然学科、人文学科之间的融合在不断深入，充分发挥了"中医+"的思维。例如，在"中医药+互联网"的时代背景下，中医药文化不再拘泥于传统中医典籍等形式，而能够以更符合当代认知习惯的多样化模式进行传播。文化壁垒在此基础上得以逐步消解，中医药文化在数字化的浪潮中，善用互联网体系迈向国际，对外产生更为深远的影响。过去，中医药标准化程度低，进而使疗效评估受到影响，成为中医药产业进一步发展的瓶颈。但在互联网与中医药融合发展的趋势下，标准化的质量把控、流通、追溯等体系正逐步建立，并逐一突破此前的瓶颈，从而加速中医药融入国际医药体系。

2.我国中医药事业的发展与壮大

随着国家对中医药文化价值的肯定与重视，以及对中医药事业的全面深化改革，支持中医药事业传承创新发展，中医药的发展政策机制得到不断完善，使中医药学得到了扶持发展，中医药事业迎来了新的发展机遇。例如，制定和出台了一系列保护政策，《关于扶持和促进中医药事业发展的若干意见》的提出，《中医药创新发展纲要（2006—2020）》的发布，《中华人民共和国中医药法》的颁布与实

施，这些都有力的保障和促进了中医药事业的发展，也将中医药的发展上升到了国家战略的层面。

其次，随着健康中国战略的实施，我国的大健康产业得到了蓬勃发展，很多省市已经形成了健康产业的特色。与此同时，中药产业也得到高速发展，在中药现代化的背景下，上亿元中药品种已达到500多种，初步形成了中药大规模品种群。中药剂型也达到40多种，中药的生产工艺水平也得到了很大的提升，基本形成了比较完整的现代中药产业体系。

中国的历史也是一部战疫史，在有记载的500多次大小瘟疫中，中医药都发挥了重要作用，积累了丰富而宝贵的经验。在近代，中医药在重大疫情防治和突发公共事件医疗救治中以其自身独特优势与特色治疗效果逐渐得到了国际社会的认可。如，在2003年SARS治疗中，我国的死亡率最低，这与中医药参与SARS防治密不可分，世界卫生组织对中医药给予了高度肯定；在治疗甲型H1N1流感中，中医也有明显疗效，得到了国际社会的广泛关注。

3.疫情时代对中医药文化认同的加深

此次疫情，对于中医药而言不失为一次机遇，对中医药的普及与发展起到很大的促进作用，同时也让更多人发现了中医药的作用，加大了中医药在社会的影响力。今年新冠疫情暴发以来，中医药与中西结合的治疗方案在临床救治中发挥了重要作用，如降低轻型与普通型新冠患者向重型转化、减少重型向危重型转化，以及帮助重型和危重型患者康复。中医药通过多靶点的方药治疗抑制了疫情的蔓延。同时，中国方案被多个国家借鉴和使用，发挥出其在国际环境中的价值，使中医药得到更为广泛的认可。世界中医药学会联合会副主席何嘉琅更是谈到中医在抗疫过程中之于全球的价值："中医药参与全球防控疫情的实践经验，正在为21世纪人类的医学史书写新的篇章。历史终将表明，古老的中医药对人类的健康和文明做出的重大贡献。"在这次抗疫过程中，面对疫情的考验，中国以一个大国风范，不仅在国内交出了一份令人满意的答卷，在国外，也尽力援助海外国家，中国疗法成效显著、大放异彩，增加了中医药的国际认知和认同感。

五、结语

疫情时代，中医药发展已提升至战略层面。在此背景下，根据目前中医药文化国际传播的机遇与挑战，应首先加强自身实力，做到守正而创新，如对古典医籍精华进行进一步深入的梳理和挖掘，规范中医药专业知识的翻译标准，加强科研平台建设，改革完善中药评审机制，与国际标准接轨，促进中药新药研发和产业发展，推动中药产业走向世界；强化中医药传播人才队伍建设，打造一支高水平的国家中医药文化传播团队；加强对中医药工作的组织领导，纠正中医药市场传播乱象，规范传播内容，拓展传播途径与传播载体，不断加深中医药文化的国际认同感。

（李　翔）

参考文献

［1］李辽宁，倪圣茗.后疫情时代思想政治教育的新境遇与新作为［J］.学校党建与思想教育，2020（15）：4.

［2］徐丽华，包亮.孔子学院师资供给：现状、困境与变革［J］.浙江师范大学学报（社会科学版），2019，44（3）：56-61.

［3］肖晓霞，萧樱霞，张洪雷.一带一路视域下中医药文化的国际传播研究［J］.中医药导报，2019，25（5）：6-9.

［4］黄蓓.《中共中央国务院关于促进中医药传承创新发展的意见》重点任务分工方案印发［J］.中医药管理杂志，2019，27（24）：2.

疫情后中医药文化国际传播的机遇和挑战

2019年底，新型冠状病毒肺炎（Corona Virus Disease 2019，COVID-19）开始在全球范围暴发流行，世界卫生组织宣布此次COVID-19疫情已成为国际的突发公共卫生事件。截至北京时间2021年7月30日18时30分，COVID-19疫情波及的国家和地区已超200多个，COVID-19确诊病例达196,553,009例，死亡病例累计4,200,412例。[1]联合国秘书长安东尼奥·古特雷斯表示："COVID-19疫情大流行是二战以来最严重的全球性危机，这威胁到每一个人，其所带来的影响是近代史上无可比拟的。"面对这场疫情危机，我国在党中央统筹协调、集中部署疫情防控、全民万众一心不懈努力下，现已取得了抗疫阶段性重大胜利。

中医药是中国古代科学的瑰宝，其蕴藏几千年的文化历史、具有独特的辨证论治体系，在抗击古往今来的几百次疫情阻击战中发挥重要的作用。今年，中医药再次登上抗疫舞台，充分"发挥中医药优势，坚持中西医结合"，即在早期无特效药、疫苗的情况下，采取对早期和恢复期的COVID-19患者以防治为主，对重型患者以中西医结合并重治则，使中医药参与到防疫抗疫救治的全过程，这就是中医药防疫、抗疫方案（即中国方案）最关键、最核心内容。实践证明，中医药在COVID-19患者中的使用率和总有效率均超过90%，[2]这充分体现中医药的特色和优势，为打赢疫情阻击战勇创新功。

目前国外的疫情持续广泛蔓延且形式极为严峻复杂，探寻有效的抗疫方案至关重要。此时，中国方案及其抗疫疗效备受海外密切关注，匈牙利总理首席顾问苏契·盖佐提到："中医药文化的智慧和手段，成功助力匈牙利在抗击新冠疫情的斗争中成为欧洲防控最出色、最成功的国家之一。"世界卫生组织总干事谭德塞表示："中国是目前全球应对疫情最具经验与成果的国家，中国抗疫经验是可行的、值得借鉴。"泰国公共卫生部医疗服务厅厅长颂萨说："中国抗疫治疗用了中医中药，并且疗效明显。"这无疑是全球抗疫背景下，中医药文化走向世界的一次战略性契机。然而，正当我国向海外各国抗疫投以橄榄枝时，西方文化和价值观却掌控着国际话语权，形成"一家独尊、排斥多元"的西方文化霸，甚至有部分西方政客因本国疫情加重而指责、妖魔化、污名化中国，对中医药文化国际传播产生新挑战。笔者就疫情后中医药文化国际传播的机遇和挑战浅谈以下想法。

一、中医药对中国控制疫情的贡献

中医药是中华民族几千年来经过不断实践、凝聚广大中国人民和中华民族共同智慧的结晶，是中华民族优秀传统文化的代表，也是世界传统医学的重要组成部分。古籍中早有对中医药抗疫的记载，《中国疫病史鉴》中提到，西汉以来，我国先后发生疫情多达三百余次，广大医者运用中医药能有效控制疫情的蔓延，并且经过不断努力、实践，形成优秀的中医抗疫方法和理论，为中医药抗疫奠定理论基础。在此次疫情中，基于辨证论治和三因制宜条件下，中医药在第一时间发挥重要的作用，减轻患者症状，缩短治疗时间。与此同时，针灸、穴位贴敷、中药泡脚等中医外治有助于新冠肺炎患者疏通经络、调理气血、提高机体免疫力；太极拳、五禽戏、八段锦、导引等中医传统保健运动有助于缓解患者焦虑情绪、调动正气，以抗疫邪，正如《黄帝内经》曰："正气存在，邪不可干。"中国工程院院士张伯礼表示："中医药文化是我国取得抗疫成功的精神法宝，中医药在此次的抗疫中实现了5个'首次'，是近两千年来前所未有的。"《中国中医药文化发展报告（2020）》中亦提到："2020年中国方案不仅实现了'5个首次'，还创造了'5个奇迹'，即临床疗效好、重拾话语权、及时推出三方三药、勇战重症ICU、实现七个零的诊疗奇迹[3]。"再次证明了中医药是这场抗击疫情阻击战的特色和一大亮点。

二、中医药对国际控制疫情的贡献

正如前言所述，目前全球疫情广泛蔓延，随着海外COVID-19患者病例不断上升，抗疫效果显著的中国方案及中医药更加受到海外的关注和需求，如日韩请求我国分享中医药抗疫方案及经验、匈牙利首都煎煮的中医药茶、泰国推出的中药保健茶配方等。我国主动分享中医药抗疫方案及经验、建立线上防疫抗疫交流及诊疗、派出医疗团队实地支援。此外，2020年1月至11月，我国中药材及中式成药出口贸易量高达128,855吨，与去年同期相比增长8%，[4]这些均体现了我国中医药文化"出海"成为当今国际化的需求和必然趋势，再一次证明中医药在海外市场的影响力进一步提升，同时也为中医药文化国际传播提供难得的好机遇。

三、疫情后中医药文化国际传播的机遇

1.分享中医药抗疫经验，获得国际认可的好时机

中医药对我国疫情的防控取得世人瞩目的成就，得益于几千年来历代医家不断积累的中医药文化抗疫临床经验。中医药不仅副作用小、价格低，而且在COVID-19患者中的使用率和有效率高，并能够明显下降COVID-19患者危重率及死亡风险。当前全球正遭受COVID-19疫情无情的肆虐，而我国主动积极向国际社会分享抗疫经验，与70多个国家和地区进行中医药抗击疫情一线经验全球直播，与欧盟、非盟等国际组织和德、美、日、韩、俄等国家开展70余次有关中医药抗疫的线上交流活动，并将中国方案翻译成多种语言，分享给全球所需国家和地区参照使用，同时创立"全球抗疫方案"等栏目进行交流。[2, 5]中国抗疫方案收获的战略性成果和我国为全球抗疫所付出的努力赢得了国际社会的高度认可。

2.发挥中医药抗疫优势，树立国际形象的好时机

习近平总书记表示："中医药副作用小，疗效好，中草药价格相对便宜，坚持中西医并重，充分发挥中医药在治未病、重大疾病治疗、疾病康复中的重要作用。"这充分地阐明了中医药在防病治病方面的独特优势。中医药被广泛应用于此次疫情，受到极高度的关注，成为中国方案中的特色优势，我们要抓住时机将这独特的优势向国际推广。为此，我国积极开展对外医疗援助，派出数支医疗专家组、中医队向海外150多个国家和4个国际组织提供抗疫援助，向伊朗、泰国、法国、俄罗斯等十多个国家捐赠了中成药、中药饮片、针灸针等药用品，并进行线上诊疗，为海外COVID-19患者提供中医药服务，推动中医药文化国际传播。中国力所能及为国际抗疫做贡献，不仅体现了中医药文化的显著特色和优势，更彰显了中华民族在疫情面前时刻秉持人类命运共同体理念，发扬同舟共济的人道主义、团结一致、并肩战疫精神，树立大国担当的国际形象。

3.弘扬中医药传统文化，反击西方独尊的好时机

近代以来西方文化以"一家独尊、排斥多元"掌控文化国际话语权，尤其是有些国家因疫情的加重"甩锅"推责中国，掩盖自身问题，对中国进行污名化，试图削弱中华传统文化价值。习总书记提到："中医药是打开中华文明宝库的钥匙。"

在"一带一路"背景下，中医药作为中国独特、历史悠久、最具代表性的文化元素，已传播到全球一百多个国家和地区，中医孔子学院是其传播形式之一。目前在亚、非、欧、美、大洋洲中的162个国家和地区开设孔子学院545所和孔子学堂1170个，以弘扬、推广和传播中医药文化。[6]另外，中医药在COVID-19疫情抗疫中突出了显著的疗效和宝贵价值，获得海外认可并言值得借鉴，这些恰是反击西方文化独尊、中国污名化，弘扬并促进中医药文化国际传播"天时、地利、人和"的最佳契机。

四、疫情后中医药文化国际传播面临的挑战

在中华民族和全世界三千年未有之大变局之际、全球抗疫之关键时期，中医药文化国际传播迎来了绝佳契机，同时也面临着值得我们思考和重视的国际传播问题，以下着重强调两个方面。

1."走出去"的中医药文化自信心不足

中医药是中国传统文化走向国际的文化标识，是我国古代哲学的智慧和精华，几千年来为中华优秀传统文化的传承与创新、中华民族的人文精神与道德理念的一脉相承做出巨大贡献。然而，近代以后，随西方文化的入侵，华夏文明被西方价值观念统治、支配，国人的价值观念、生活方式、节日形式等无一不受影响，西医价值观念尤为突出。中医体系以"天人合一"为理念，以"整体观念""辨证论治"为特色治疗疾病，但在西医体系中认为观察不到的就是不存在的，中医药文化的自信随之被逐步削弱，取而代之的是西方文化和西医思维学中、中医西医化，使中医精髓尽失，中医药文化被贴上落后、愚昧等标签，屡遭排斥、批判和取缔，其至被称"伪科学""巫术"。与此同时，我国运用西医逻辑评价中医理论、中医药疗效，中医药西化评价现象在临床实践、科研研究等领域普遍存在，而忽视中医药疗效评价体系的建立，这正是中医药文化自信不足的表现。

2."走出去"的中医药话语权欠缺

文化软实力是国际对一个国家的吸引力，影响着国际话语权。中医药文化作为中华民族优秀传统文化的代表，中医话语权则充分体现在中医药文化中。中医药在这场浩大抗疫阻击战中表现出的疗效有目共睹，越来越多的人也意识到中医与西医的各自优势，同时中医药文化也遭受各种指责、神化、黑化、捧杀来淹没其疗效。海外公众认为中医药疗效不能单凭临床有效证明，而更应用循证医学证据和数据说话，中医药疗效话语权才能得到西方医学科学界的认可和正视。中医药疗效是获得肯定的，但目前在专业领域期刊上缺乏有关中医药抗击COVID-19疗效性及安全性的高质量、有说服力的循证医学证据报道，中医药缺乏疗效话语权是中医药在全球

抗疫及传播的障碍。此外，目前欧美发达国家掌控着国际学术交流平台的话语权，中医药治疗COVID-19的学术论文在外文数据库上发表的相对偏少，以外文Pubmed数据库为例（检索时间截至2020年12月15日），目前共发表COVID-19相关学术论文71989篇，但中医药与COVID-19相关的论文仅有1831篇，且影响因子主要聚集在5分以下的期刊，而影响因子高的国际期刊少。可见，中医药学术话语权不足严重影响中医药文化在国际上的信赖和认可。

五、疫情后中医药文化国际传播策略

疫情后，我国中医药文化不仅要抓住新的机遇，同时也要勇敢迎接新的挑战，坚定中医药文化自信、重拾中医药话语权，利用多元化国际传播方式加强对外宣传，向世界讲好中国抗疫故事、中医药抗疫作用，回击对中医药文化指责、抹黑的可耻行为，加强全球疫情防控之间的合作，树立中国新形象。

1.坚定中医药文化自信，增加国际认可

中医药在这场抗疫战中展现出中华民族文化的特色和优势，增加了全球对中医药的认可。我们要坚定中医药文化自信，充分利用好疫情后的契机推动中医药文化在国际传播发展、促使国际重新审视中医药文化价值。一要对中医药文化"传承精华，守正创新"，创造中医药文化特色现代化，让中医药文化走向国际，受惠于各国民众，提升中医药文化在国际社会的影响力。二要制定符合中医药特点的国际化标准和评价体系、申请专利保护中医药知识产权，掌握中医药国际标准制定权，提升中医药国际认可度，扼制中医"去中国化"，走中医现代化，让国际知道中医姓"中"、中医并非"伪科学"。

2.重拾中医药话语权，登上国际舞台

"话语权"是一种以语言、符号等为表达方式，影响人们意识形态和生活方式的权力。中医药国际话语权作为我国软实力文化的象征，需要我们积极主动去塑造和竞争。一要我们每一位中医人学好中医传统文化，忠于中医事业，努力锤炼传播中医药文化的能力，成为中医药文化的国际传播者；二要围绕中医药治疗COVID-19及其他疾病的疗效性和安全性进行多中心、大样本、高质量的研究，提供具有强说服力的数据和循证医学证据，让国际医学接受和认同中医药疗效，走出中医粉的"同温层"，争取中医药疗效话语权，同时提升中医药科技研究实力，塑造中医药国际传播学术话语权；三要完善中医药文化对外传播体系、国际化发展制度，规范化和标准化中医术语，充分利用"互联网+"、5G、人工智能时代的优势，将音频、视频等多媒体相结合向国际传播，打造中医药国际化传播平台，夺取中医药文化国际话语权。

六、小结

中医药文化是中华民族文化走出国际的重要力量，是国际了解中华民族文化的窗口。在疫情后将迎来中医药文化国际传播的绝佳契机，我们坚定中医药文化自信、重拾中医药国际话语权、树立中医药文化国际新形象，为中医药文化国际传播、全球人民生命健康、构建人类命运共同体而努力，期待中医药文化在国际舞台上绽放新的光彩。

（赵　洁）

参考文献

［1］Word Health Organization.Coronavirus disease (COVID-19) pandemic situation updates.［EB/OL］.［2021-07-31］.http://covid19.who.int/.

［2］中华人民共和国国务院新闻办公室.抗击新冠肺炎疫情的中国行动［M］.北京：人民出版社，2020：49-50.

［3］毛嘉陵.中医文化蓝皮书：中国中医药文化发展报告（2020）［M］.北京：社会科学文献出版社，2020：38-40.

［4］中华人民共和国海关总署.2020年1月至11月全国出口重点商品量值表（美元值）［EB/OL］.（2020-12-07）.http://www.customs.gov.cn/.

［5］中医药抗击新冠肺炎一线经验全球直播百万民众在线观看抗疫经验［J］.世界中医药，2020，15（09）：1270.

［6］孔子学院总部/国家汉办.全球孔子学院（课堂）.［EB/OL］（2020-12-15）http://www.hanban.org/.

疫情后马克思主义视域下的中医国际化传播

《德意志意识形态》中马克思主义世界历史观提出世界"一体化"理论，"中医药是中国传统文化的瑰宝，是打开中华文明宝库的钥匙"。立足于马克思世界历史观之上，习总书记致力倡建"人类命运共同体"，中医药文化作为中国文化中的重要组成部分，不但在中华文明复兴中承担着重要作用，同时也肩负着促进人类文明进步、维护全人类生命健康的重要使命。此次全球新冠肺炎疫情防治过程中，中医药对世界各民族表现出了极强的学科担当及文化担当，在全球化浪潮中，中医文化国际化既符合中医药自身发展的需求，也有利于世界其他民族的根本利益。

一、马克思主义哲学视角下中医国际化的优势

1.当代世界文化发展趋势与中医国际化传播的关系

马克思对"世界历史"阐述为"各个相互影响的活动范围在这个发展进程中越是扩大，各个民族的原始封闭状态由于日益完善的生产方式、交往以及因交往而自然形成的不同民族之间的分工消灭得越是彻底，历史也就越是成为世界历史"[1]。经济全球化大大推动了不同民族文化的交流交融。全球化进程中，任何一个国家、任何一个民族、任何一种文化必将受全球化的影响，也必将影响世界。当代世界文化交流交融日趋频繁，在交流交融过程中，各国文化相互影响、相互渗透，人们在此过程中对不同文化进行选择及学习实践，推动和促进人类文明的进步。中医药文化作为中国文化中的重要组成部分，肩负着维护全人类生命健康并且分担世界卫生系统压力的重任。在全球化浪潮中，立足于维护人类生命之健康，助医学之完美的目的，中医文化国际化有利于全世界人民的根本利益。中医文化是中国传统文化的重要组成部分，中医文化中的许多人文社会思想深受中国传统文化影响，中医文化自古就"天下兴亡，匹夫有责""不为良相，便为良医""以人为本""大医精诚""仁义""和"的社会担当及普世思想，这种核心价值观注定了中医药不仅要凭借自身的文化价值造福中国人民，同时也将造福世界人民。

2.中医文化里与马克思主义哲学契合之处

中医药文化蕴含着中国古代朴素的唯物主义哲学和辩证法思想，与中医药学科相关阴阳学说、五行学说、精气学说除了阐述人体各组织器官的形态、生理功能、联系及病理变化及相互影响之外，也用于阐述人与自然、人与社会的关系。中医精气学说认为精气是宇宙万物的本源，精气的定义为存在于宇宙间的运动不息的精微物质，这即是古代朴素的唯物主义的体现，与马克思唯物主义认为世界是物质的世界的观点一致。中医的天人一体观就阐述了人与自然、人与社会、人与人之间相互影响，共为整体，即中医整体观念。这从根本上与马克思世界历史观的核心理论有融通之处。中医中所包含的整体观念、五行学说、精气学说即是全面、联系、发展的世界观的内容，而阴阳学说与唯物辩证论中矛盾对立统一规律不谋而合，中医的辩证论治符合辩证唯物主义的发展观及具体问题具体分析的实践观。[2]综上所述，中医文化的内核符合马克思主义唯物论、唯物史观及世界观。

3.中医国际化过程中中医自身文化优势

中医的研究对象是人，主要探索人的生、长、壮、老、已的生命规律以及人体形态结构、生理病理及疾病的发生发展及预防治疗等，具有自然科学属性。人不但具有自然属性，还具有社会属性，生活在社会中的人必然受到社会环境的影

响，从而导致一系列与生命健康及疾病相关的问题，因此中医学还具有明显的社会科学属性。同时，发祥于中国古代的哲学思想如阴阳、五行、精气学说深刻的融入了中医学理论体系的构建中，形成了自己独特的理论体系。另外，中医学的发展过程中，不断汲取优秀传统文化，受古代天文、农业、酿酒术、地理等学科影响，故中医学是多学科交互渗透的产物。中医学所蕴含的智慧不仅可以用以预防和治疗疾病方面，亦可用以与人相关的各个领域。可以说中医学是与全人类生活息息相关的学科。中医药文化具有强大的文化包容力，在文化全球化的今天，中医药文化发展必然受其影响，科学技术高速发展的今天，中医药在不断吸收现代优秀文化，借助现代科学技术进一步研究中医，中医药在分子生物学等现代医学学科方面发展势头迅猛，多学科、跨学科研究中医药已成为中医药发展创新的重要部分。同时，以现代科学及医学技术研究中医药，一方面是中医药理论进一步优化、科学及非科学分化、自身创新发展的必修之路，另一方面，也帮助世界人民跨越文化鸿沟，让世界人民更能理解中医药文化，能更深刻的感受中医药文化的魅力，进一步促进了中医药文化国际化传播。除此之外，中医文化中本就有的"三因制宜"思想，体现了以人为本，根据实际可灵活变化的特点，即因人、因时、因地具体问题具体分析的辨治思想让中医药文化根据各个国家、各个地域人民的不同需求做出相应的变化，以满足各个地域、不同人种、个体的医疗需求。

二、结合当前新冠疫情谈中医国际化传播

在华夏几千年历史中，中华民族经历了无数场疫病大流行，而帮助中华民族一次次抗击疫情，生生不息，繁衍发展至今的正是中医药。2008年中国暴发非典，中医药防治疫情的效果显著，让全世界看到了中医药的力量。2019年底，新冠肺炎病毒席卷全球，根据世界卫生组织统计，截至北京时间2020年11月中旬，全球累计新冠肺炎确诊病例已经超过5300万例，累计死亡病例130多万例，新型冠状病毒已经蔓延至200多个国家，对全球公共卫生系统构成了严重威胁，目前尚无疫苗及特效药防治。中国是全世界最早暴发疫情的国家，2020年新春之际，疫情在中华大地肆虐之际，中国共产党领导全民团结一致抗疫，中国疫情局面迅速扭转。在此过程中，中医人勇担使命，2020年1月27日，在疫情暴发之初，西医方面无明确治疗方案及特效药的情况下，国家中医药管理局召开会议，组织中医专家结合临床救治情况，研究提出中医药治疗方案，纳入新一版新冠肺炎治疗方案，并发布实施。中医药加入疫情防控战以后，新冠肺炎治愈率显著提高，死亡率明显下降，中医药在整个疫情防控战中起着至关重要的作用，中医药再一次彰显了其特色及优势。

中国抗疫成功的同时，从未忘记过世界其他民族也在遭受疫病折磨之苦，作

为负责任的大国，中国在第一时间主动同世界卫生组织合作，分享中医药参与疫情防控的有关情况，把中医药防治新冠肺炎诊疗方案最新版本翻译成英文，在国家中医药管理局官网新媒体上全文公开，并通过视频交流等方式提供技术上的支持，向全世界介绍了中医药防治新冠肺炎的经验。其次，中国选派大量有新冠肺炎临床经验的专家远赴海外，帮助其他国家抗疫，并向海外捐赠大量中医药抗疫物资如中草药、中成药、针灸器具等，为世界毫不保留地贡献出中国力量。美国有线电视新闻网（CNN）曾援引中国有关机构的数据指出，到2020年3月9日，有5万名确诊患者出院，大多数患者使用了中药。[3]除此之外，印尼、坦桑尼亚、荷兰等国家中医药诊所问诊人数大涨，日、韩、意等国家的科研院校给中国中医专家来信，希望分享中医药治疗新冠肺炎的经验。中药海外抗疫，除了让国外友人记住了金银花、连翘、桂枝、丹皮等中药，也以中医药为纽带，让世界的其他民族了解了中国文化的博大精深。海外抗疫以显著成效，再一次让中国传统文化在人类文明的舞台上大放异彩，赢得世界的尊重与认可。

三、中医国际化传播目前存在的问题

在中国，"一带一路"中所提出的"扩大在传统医药领域的合作"，更是为中医药文化对外交流与传播提供了重要的机遇，[3]此次全球疫情中，中医药在世界舞台上彰显出其独特的智慧，中医药国际化传播迎来了前所未有的机遇。尽管如此，中医在实际的国际化传播过程中却并不是处处逢源，它也面临着诸多难以忽略的传播问题和障碍。[4]中医药文化依附于中国传统文化而生，具有鲜明的中国传统文化特色。在跨文化与国际化传播研究领域，文化隔阂与文化冲突难以避免，国际医药系统对中医药的市场打压、中医药自身缺少系统的统合与规划传播、[4]传播过程中的语言障碍、中医翻译规范欠缺等方面是目前中医国际化传播存在的谈论最多的问题。

在探讨解决文化隔阂与文化冲突方面，魏一苇[4]等认为传播主体方面，中医传播主体可通过网络的实时交流，来不断更新、转变非本文化受众知识储备，最终减少文化隔阂与信息误解。在传播媒介方面，在传统传播媒介的基础上调整传播媒介，充分利用新媒介如手机、互联网等传播方式增加传播面。传播内容方面，先易后难，传播从易于理解，容易模仿，容易接纳的部分开始，逐步传播更为深刻的中医文化知识。另外，可通过旅游业传播中医文化。在语言障碍方面，邓姗姗[5]等人认为通过拓展受传者的中医传统文化知识范围、采用功能对等的翻译方式，在传播表达中尽量使用学习者熟悉的语言习惯和逻辑思维习惯，摒弃格式化的限制，准确地表达中医文化内容，在解释中医专有名词时，除使用受传者更为熟悉、容易理解且语义相近或相同的语言、词汇进行翻译外，可进一步阐述名词含义以方便受传者理解。张丽[6]等提出，通过提升中医文化的翻译质量、加强海外中医执业人员继续教育等方式促进中医国际化传播，解决中国医生难以获取作为医生的工作许可等问题。刘鸿[7]提出尊重多元文化差异，加强跨文化知识理论研究，建立中医英语翻译的原则和统一标准，加强中医药翻译人才培养以解决中医药文化英语传播中出现的问题。另外，笔者认为，加强中医基础理论在人文社会科学方面的研究，以现代科学技术研究中医药，用现代科学技术解码中医深藏的智慧，亦是促进中医药国际化传播的方式之一。

四、小结

马克思主义世界历史观提出世界"一体化"理论，即各个民族、各个国家进入政治、经济、文化相互影响，相互渗透，相互制约的全球一体化模式。在全球化进程中，任何一个国家、任何一个民族、任何一种文化必将受全球化的影响，也必将影响世界。习近平总书记说："中医药是中国传统文化的瑰宝，其凝聚着深邃的哲学智慧和中华民族几千年的健康养生理念及实践经验，是打开中华文明宝库的钥匙。"立足于马克思世界历史观之上，习总书记致力倡建"人类命运共同体"，中医药文化作为中国文化中的重要组成部分，为中国传统文化的优秀代表，不但在中华文明复兴中承担着重要作用，同时也肩负着促进人类文明进步、维护全人类生命健康的重要使命。此次全球新冠肺炎疫情中，中医药对中华民族及世界各民族表现出了极强的学科担当及文化担当，在全球化浪潮中，中医文化国际化既符合中医药自身发展的需求，同时也有利于世界其他民族的根本利益。同时，在促进中医药国际化传播的过程中，中医药也在紧跟时代步伐，不断发展创新，努力成为能满足新时代人类需要的科学文化。

（宁　玲）

参考文献

［1］马克思恩格斯选集（第1卷）［M］.北京：人民出版社，1995：88-89.

［2］麻晓慧，高占华，熊鑫.中医生命观的唯物论与辩证法——《中医基础理论》与马克思主义哲学的链接［J］.承德医学院学报，2020，37（05）：432-434.

［3］国际社会关注中医药抗疫功效中医药在海外市场升温［J］.世界中医药，2020，15（08）：1107.

［4］魏一苇，何清湖，严暄暄，等.从编码解码角度探讨"一带一路"视域下中医养生国际化传播［J］.世界科学技术——中医药现代化，2017，19（06）：994-999.

［5］邓珊珊，董宁，梁小栋.中医慕课国际化传播中的语言障碍及对策研究［J］.开封教育

学院学报，2017，37（01）：142-143.

［6］张丽，张焱.国际合作困境下的中医文化传播［J］.西部中医药，2018，31（08）：39-41.

［7］刘鸿.以黄连药理作用英译为例探讨中医药的国际传播困境和对策分析［J/OL］.中国中医基础医学杂志：1-8［2020-11-21］.

浅谈疫情后中医药的可持续发展

《大医精诚》有云："凡大医治病，必当安神定志，无欲无求……不得瞻前顾后，自虑吉凶，护惜身命。"在与新冠肺炎斗争的这场举国抗疫中，许许多多的中医药人面对肆虐的新冠肺炎疫情，临危受命、挺身而出。面对复杂变化的新冠肺炎，中医药始终坚持扶正祛邪，以提升患者自身免疫力的方式对抗病邪；坚持以人为本，辨证论治，针对不同环境、不同个体采用不同方剂及辅助治疗手段，从而深入病所、达到最佳疗效。中医药人充分发挥了传统医药智慧，弘扬了中医精神，用实际行动在这场艰苦卓绝的战疫中取得了重大战略成果。不仅交出了一份举世瞩目的、具有中国特色的满意答卷，也让普罗大众感受到了传统中医药的特色与优势，对中医药充满了更多的期待与希冀。随着中医药在新冠疫情中的杰出表现，中医药的发展进入了前所未有的高光时刻。振兴中医药，实现中医药事业的腾飞迎来了新的契机和挑战。然而，在当下，中医药可持续发展仍存在一定的障碍，也是不争的隐痛。

一、中医药可持续发展的困惑

1.培养体系不健全，传统文化特色丧失

中医药绵延数千年，熔铸于中华民族的光辉历史之中，庇佑了无数华夏儿女繁衍生息。作为我们的传统瑰宝，中医药包罗万象，融汇着浓厚的人文精神，具有深远的自然哲学属性和社会科学属性，也烙印着深刻的文化内涵。中医药理念体系源于文化，服务于实践，并在实践中不断发展，又反哺于中华文化，赋予传统中医药文化的时代意义。只有保护传承传统文化，维持中医特色，才能充分发挥中医优势，实现高质量、可持续发展。[1]致天下之治者在人才，成天下之才者在教化，中医药事业的传承和发展，离不开中医药人才。冲破中医药发展瓶颈，开辟中医药事业继承发展新途径，亟待高质量、综合性的中医药人才。目前，我国中医药人才

培养方式主要为世家传承、师徒教育、学校教育、岗位培训、讲学论辩、自学成才等。[2] 其中，学校教育是中医药人才培养的最主要途径。纵观近几十年来中医药院校教育现状，受到现代医学教育模式的冲击和医师规范化培训制度的影响，许多院校的教育形式、教育内容、教育方法都越来越趋同于西医，越来越着重解剖知识、理化知识和西医基础知识的灌输，而对于一些中医经典古籍、基础理论和传统诊疗手段重视程度日趋下降。对于理奥趣深的中医来说，中医经典和中医传统文化的学习不是"囫囵吞枣"和"浅尝辄止"就能一蹴而就，领悟其精髓的。中医药学教育片面的推崇中医药与现代医学结合、中医药实践过多依赖理化检查，而忽略中医药历史经典的传承、轻视中医药的内涵，不仅易导致丧失文化特色、造成"中不中、西不西"的局面，也无法发挥中医药独有的优势，影响高质量中医药人才的培养。

2.科研基础研究薄弱，成果转化不足

中医药和西医药由于各自的文化背景不同，也形成了各异的认识论和方法论，拥有不同的理论体系。西医药的核心思想是"对抗"，通过体格检查、实验室检查和辅助手段等方法，探寻疾病的病灶所在，阐明疾病的病因机制和病理特点，从而选择相应的"抑制"病灶的治疗手段，如细菌感染使用抗菌药物、免疫疾病使用免疫抑制剂等。中医药以"整体观念"为原则，强调辨证论治，注重四诊合参、见微知著。其诊疗疾病的过程更注重对患者整体情况的把握，追求身心和谐、讲究适度，摒弃万事万物之"太过"和"不及"。理论体系的不同决定了中西医之间思维方式的不同。现代医药学常常抨击中医药是"伪科学"，其治病原理、疗效判定无法通过科学语言论证，微观探索价值不明。事实上，近年来随着相关政策的支持，国家中医药科研取得了一系列成果，为中医药行业科技成果产业化的稳步、健康发展打下了坚实的基础。但也必须认识到，相比早已体系完备，制度完善的西医药科研，中医药科研存在着体制相对滞后、科研投入不足、重点优势不突出、科研转化制度和政策不完善等问题。受这些问题影响，中医药科研转化为生产力、临床应用推广的动力不足，许多中医药科研仅仅止步于论文的发表、专利的申请和刊物的出版中，而未进一步深入探究并开发成果，造成了一定程度的科研使用价值和推广价值的浪费。此外，还有一部分科研成果可进行转化，进入市场，但由于技术限制、推广难度大等原因并不能达到预期效果。

3.药物质量良莠不齐，疗效保障不足

传统中医药不仅重视辨证论治、三因制宜，也讲究药物药材的道地性，受到地理位置、土壤环境、空气湿度、阳光等因素的影响，同一种药物在不同地区生长，发挥的药效不大相同、价值悬殊。要达到最佳治病效果，必须使用合乎时宜、符合病情的道地药材，这就对中医药的药物质量要求颇高。随着现代药物产业的发展，

中医药由原来的野间采摘形式转变为产业化生产和制备。这给中医药事业带来便捷的同时，也一定程度上带来了问题：如由于炮制不当、调配人员素质不足导致药物质量下降；经营管理混乱、保存不当导致药物质量低劣；不法商家使用劣品充当优品，扰乱市场秩序等。正是因为这些问题，不同渠道购买的药物质量良莠不齐、中医药的药效无法得到合理保障，部分因购买了低劣药物而导致效果甚微的患者对中医药产生诟病。另外，中医药科研实验的良好开展，也一定程度受到药物质量的制约，低质量的药物和高质量的药物取得的实验成果势必不同。

二、中医药可持续发展切入点

1.守正创新，培养高质量新时代人才

西学东渐逐步加深，现代医学对中医药学产生了一定冲击。要想在历史的长河中继续前进、立于不败之地，就必须保持高度文化自信，守正创新。"守正"就是要在传统和经典中不断深入挖掘，把握内涵、继承中医药传统文化、中医药基础理论、中医药特色诊疗方式、中医药经典古籍中的精华，把祖辈留给我们的宝贵财富继承好、发展好、利用好。"创新"就是要在中医思维奠基之上，结合临床实际需要，运用当代先进手段和科学技术，发展中医药科研事业、完善中医药治疗手段、开辟中医药发展新的道路，独立思考、勇于变革、与时俱进，激活中医药学强大的生命力。

中医药高质量新时代人才的培养，首先，必须符合中医药发展规律，正确定位中医。过去，许多人对中医存在一定偏见：认为西医能快速到达病灶，取得治病救人的效果；而中医药见效时间缓慢，只能调理身体，作为西医药的补充疗法。在这次新冠疫情当中，中医药的介入无论是在早期预防还是在后期治疗控制疾病发展，或是改善患者预后等方面，都发挥了举足轻重的作用，让全国人民看到了中医药的切实疗效。作为新时代中医药人，必须清楚认识到，中医从来就不是慢郎中。无论针对急症、重症，还是瘟疫，中医药都可以发挥自身优势。一旦再次出现像这次新冠疫情一样没有特效药的情况，从中医药进行切入，仍然是有效首选。其次，重视基础理论教育和经典研习。中医思维不通过长时间钻研经典，涉猎广泛，全面提高文、史、哲文化底蕴，是无法正确树立的。必须夯实传统文化，加强对当代中医药学子的经典传承教育。此外，要强调实践与创新，纸上得来终觉浅，中医药必须服务于实践。中医的真正硬功夫在于疗效，必须加强对人才的实践监督，完善实践教育体系。在科学技术飞速发展的当今，创新型科研人才已逐渐变为十分重要的高科技人才资源，也是中医药院校提升科研水平的道路上必不可少的组成元素。[3]要重视中医药人才的科研学习，多开展实验相关教育，促进中医药学子的科研意识的形

成。鼓励创新，培养创新意识，推动中医药信息化、现代化。

2.促进科研成果转化，加快推进产学研一体化

中医药科研的实质目的是服务于社会，促进中医药的发展。必须加快中医药科研基础研究的步伐，运用现代科学和现代医学等多学科手段阐述中医药基本思想、原理和方法，从而丰富现代医学的认知、加快中医药现代化进程，促进中医药的更广泛传播。近年来，科技创新日益活跃，科研成果的合理转化应用成为重中之重。随着高校、科研机构和企业的深度合作日趋成熟，产学研协同创新已成为现代科技发展的必然选择，是推动中医药快速发展、提高中医药国际竞争力的重要环节。加快推动产学研一体化，一方面要纠正传统意识，增强高校老师和科研团队的合作与服务意识，完善相应体制和保障制度，促进高校、科研团队和企业高效之间的合作与成果应用；另一方面，要开辟中医药信息沟通新渠道，增强不同科研团队之间的沟通与交流，促进科研成果的共享和共同发展；健全科研评估体系，科学判定成果的创新性、可行性，推动优秀成果的产业化。此外，可通过鼓励产学研一体化科研项目立项、政府优惠政策、完善科研基础设施、整合产学研资源等方式，促进中医药科研成果更好地实现社会价值和经济价值。

3.加快药品审批、加强药物监督

针对中医药药物质量问题，严格控制药物生产规范和标准，加强对药物生产、炮制加工、运输、储存等环节的监督。通过相应的法律法规，对药物的来源进行追根溯源，落实各个环节责任，对"粗制滥造"和"以次充好"等行为加以严厉惩治；完善药物质量控制和评价方法，建立药物制备工艺的统一标准，增强产品质量稳定性。科学综合评价单体药物、复合药物的有效性和安全性，推动药物疗效评价的标准化和国际化。为彰显中医药的特色和优势，提高中医药的影响力，以现代科技为依托，加强药物基础研究，运用中西医结合方式，改善中医药剂型、改进制备手段、减轻药物毒副作用。同时，完善药品审批制度，加快药品审批进程，加大中医药新药开发力度，通过药物实验，开发出适用于临床的安全有效药物，并及时地进行推广应用，服务于临床实践。

三、结语

笔者认为，新冠疫情是一次面对全人类的大考，也是中医药事业发展的重要转折点。为了提高中医药服务能力，增强中医药的认同感，作为新时代中医药人，必须积极主动地接过历史重任，勇于实践，用行动彰显中医药优势，突破挑战和瓶颈。中医药事业具有无限潜力和深远内涵，经得起险峻困苦的考验和淬炼。做好顶层设计，先破后立、继承创新；形成理论、实践、科研、教育全面发展布局，实现

健康可持续发展，中医药必将为人类健康和卫生事业做出更大的贡献。

（谭　瑶）

参考文献

［1］黄瑶，沈绍武.中医药人才培养现状及建议浅析［J］.社区医学杂志，2017，15（01）：72-74.

［2］何清湖，陈小平.坚定中医文化自信［M］.北京：中医古籍出版社.2020：1-22.

［3］陈奋，谷丽艳，贾连群.依托教育部重点实验室培养创新型中医药科研人才［J］.中国中医药现代远程教育，2017，02：10-12.

顺势而为抓"疫"之机，推动中医药事业可持续发展

十九大以来，国家高度重视中医药文化传承与发展，强调我们要在国家战略高度的视角下，明确新形势下发展中医药事业的任务目标和行为指南，聚焦于中医药传承与发展这个时代课题，系统、全面地为中医药发展做谋划，为做好中医药工作提供行动指南。中医药作为我国真正能够体现原创能力的科学技术和文化，在疫情防控中全程介入、深度参与，为打赢这场攻坚战贡献中医药力量，也为全球抗疫提供中国智慧，彰显出中国传统医药文化强大的生命力和独特魅力。新冠疫情是对重大疫情突发防控机制的一次大考，中医药事业交出了一份满意的答卷，为此也延伸出了一些思考，给今后的中医药发展提出了更高的要求。

一、挖掘资源宝藏：打造中医药特色健康模式

在经历五千年的沉淀后，中医药凝聚了深邃的哲学思想、健康养生观念和实践经验，形成独具特色的生命观、健康观、疾病观，在认识中医药的历史地位和实践价值，促进中医药文化互鉴，维护人民健康等方面扮演重要角色。当前，中医药发展迎来了天时、地利、人和的大好机遇，国家高度重视中医药发展，相继出台了一系列相关政策，加快了中医药事业发展上升为国家战略的步伐。随着人民群众的健康诉求日渐增多，中医药在保护人民健康方面的作用正在不断加强。中国经济的快速发展，中医药产业的作用逐渐显现。

1.将"治未病"式预防保健焕发光彩

"治未病"是一个古老又前沿的命题，体现了中医学先进的医学思想。早在两千多年前即已形成"上工治未病、中工治始病、末工治已病"的论述。中医在强调

"未病先防，既病防变"时，注意正气在疾病发生发展中所发挥的关键作用。中医"治未病"思想认为，在脏腑失调之前进行预防及调理，使其回归阴平阳秘，气血调和畅达，在源头上阻断了邪毒发病的生理基础，进而达到阻断病毒传播的目的。[1] 为有效控制疫情蔓延，对易感疾病患者需要做好疾病预防，保持良好精神状态的同时，也要养成规律的生活习惯，做到起居有常、饮食有节、劳逸适度，这些对于提高正气、预防疫病的发生能够起到积极作用。结合新冠疫情的传播特点，应当严密布控，切断传播路径，防止病原输入扩散，实施有效的隔离手段。对于已患新冠肺炎的患者，"病去如抽丝"是其病后的真实写照。新冠肺炎的康复并非一蹴而就，其机体需要进行一个自我修复的过程。在疾病治愈后，人体自身免疫功能受到破坏，难以抵御外邪。若外感邪气或内生五邪，脏腑再受邪气干扰，机体必然会阴阳不和、疾病难以彻底痊愈，甚至再次发病。所以在疾病康复方面中医注重通过利用自然、内外相合、形神协调、动静相宜等来达到疾病康复的目的。医家们倡导通过针灸、推拿、药膳等康复方法，协助人体正气恢复，重建脏腑经络功能平和协调。在此次抗击疫情斗争中，国家高度重视中医药治疗方法，持续更新救治方案，推荐对于不同发病阶段的患者服用不同中药治疗，并确保患者在第一时间能服用中药，充分体现了中医药担当的精神，"防、控、治"三方联动，维护人民的身体健康。

2.推"辨证论治"式思维体系服务人民

科技资源原创性很重要的一方面是思维上的创新。中医诊疗强调于"病的人"而不仅是"人的病"，主要观察致病因素作用于人体后所表现出来的机体功能失衡的现象。中医思维是运用中医药知识能力，在中国传统文化（自然观、整体观、辩证观）框架内，运用中医药方法，采集信息、处理信息的过程。对于疾病的发生与发展、传变与转归，中医实际上更加重视其在时间以及空间上的变化，而在辨证论治过程中辨证往往辨的就是随时间迁移、空间转化而发生变化的疾病病机。中医药治疗新冠肺炎也是通过现象看本质的过程，强调在了解发病本质的情况下做到辨证应用，对于不同证型也应给予不同用药。对于新冠肺炎初期温邪犯表，患者出现发热恶寒，干咳痰少，咽干，舌红苔薄白，脉浮或数等临床表现时，可给予轻清宣透的桑菊饮或银翘散。对于邪犯肠胃表现为恶心欲呕，大便溏稀，苔黄腻等现象时，以化浊为主要治疗方法，可选择服用王孟英王氏连朴饮、《医原》中藿朴夏苓汤。[2] 疫毒闭肺者可以以宣通肺气，通腑解毒为主，服用宣白承气汤、麻杏石甘汤加减。当病情进入恢复阶段，肺脾气虚者推荐使用参苓白术散、六君子汤加减。气阴两虚者服用益气养阴之百合固金汤、清燥养荣汤效果较好。[3] 对待不同患者实施"一证一策、一人一方"，及时调整不同阶段、不同表现患者的药物使用，将治疗方案第一时间应用于临床。

3.护"绿水青山"式产业发展循环共建

中医药作为重要的生态资源,为构建美丽中国建设战略做出积极贡献。中药的生产离不开祖国的青山绿水,同时中药的发展也能够造就金山银山。《中共中央国务院关于加快推进生态文明建设的意见》强调坚持把绿色发展、循环发展、低碳发展作为基本途径,推动科技创新,调整优化产业结构,发展绿色产业。中医药的生态资源属性突出了中医药的优势所在,中医传统疗法如针灸、拔罐等对自然环境没有侵害。多数中医药药物治疗来源于自然,一些植物类中药、动物类中药等的用药标准遵循自然规律,能够与自然环境相结合发挥药用价值。[4]中药材种植品质的保证需要优良的环境、水质、大气、土壤等,中药材的规范化种植要求对相关环境进行改良和保护,中药资源的开发与自然环境建设相辅相成,能加快生态文明的建设进程,推动中医药产业发展与生态文明建设的和谐发展。

二、坚定文化自信: 做好中医药传承与创新

中医药文化传承千年,是中华民族优秀传统文化的杰出代表,在一次次战胜疾病的实践过程中充分的彰显了中医药服务人民健康的独特作用。从21世纪初的非典型肺炎到近期的新冠肺炎的肆虐,中医药积极参与疫情防控和临床救治,并以其确切的疗效得到肯定,彰显了中医药的魅力,由此更加提升了人们对中医药的信赖和对中医药文化的自信。坚定中医药文化自信,可为中医药理论和技术的继承创新提供动力支撑,在促进中医药治未病、防治重大疾病以及疾病康复中发挥关键作用。[5]作为中医人的我们,也要在不断传承精华、守正创新中实现中医药文化的创造性转化、创新性发展,在中西医文化交流中互学互鉴、协调发展,为推动中医药事业发展,为建设健康中国、实现中华民族伟大复兴的中国梦奉献力量。

1.在传承精华上"用力"

中医的底蕴是文化,中医的思维是哲学,中医的临床是技术,中医药的命脉是传承,我们要做到的不仅是要把理论基础传承好,同时也要肯在技术方法上花功夫。中医药人要潜心钻研中医经典著作,做到勤求古训、博及医源,旁通各家、博采众长,最大限度地从经典中汲取宝贵经验,增强中医药"医理自信",还要做到学以致用,融会贯通,真正将中医思维运用到解决实际问题中去。以青蒿素的研发为例,早在《神农本草经》《肘后备急方》中就提到了青蒿的功效以及治疗实录。在受到"青蒿一握、以水二升渍,绞取汁,尽服之"的启发后,屠呦呦改良了提取方法并发现抗疟药物青蒿素,挽救了成千上万的生命,为世界医学做出了贡献。[6]在传承"医理自信"的同时,我们也要增强"医道自信"。"医乃仁术""大医精诚"作为中医药文化中的道德思想,体现出中医药文化所蕴含仁爱的道德伦理,这

种思想也渗透到医学领域形成了尊重生命、关爱生命的医学生命伦理观。人的生命至重，治病救人、救死扶伤是医者的职责和真正的意义所在。中医药人要以仁心爱人，以仁术行医，把"大医精诚""医者仁心"的中医文化发扬光大，让岐黄精神薪火相传。

2.在守正创新上"用功"

中医药是我国原创的医学科技，在古代先哲们治疗疾病不断实践、总结经验的基础上，结合成熟的哲学思想，形成了现有科学的医疗体系。中医药学术思想活跃，各大名医名家对于疾病的诊疗手段层出不穷，创新是中医药生生不息的关键。只有守住"中医药发展"这个"正"，才能在中医思维理论指导下进行创新。只有在"创"上下功夫，解决好"新"的问题，也正是由于中医药能够遵循疾病的发展规律，不断因时、因地、因人及时调整新的诊疗方法，在面对一些重大疾病、疑难杂症的治疗过程中精彩的呈现出"守正出奇"的创新特点。[7]在新的环境中，我们需要在中医药文化思想、制度、行为上追根溯源，坚持"创"理论之新、技术之新、方法之新，抓住科技创新的重大机遇，遵循时代发展规律，才能真正做到"传承不泥古、创新不离宗"，使得记录在古籍中的中医药健康理念和知识方法能够在临床实践中推广开来，让这些中医药的精华重新焕发新的光彩。

三、坚持开放包容：助力中医药服务人类健康

如今，全球人民都对生命健康的追求表现出了更高质量、更多元化的需求，在身体机能的维护、生活品质的保证、寿命的延长，甚至幸福感提升等方面，都在积极努力地寻找更有效的科学方法。[8]可喜的是，更多的学者把目光聚焦于中医药。作为中华民族优秀传统文化，中医药需要走向世界，与世界各国分享经验，共同进退。全世界各个国家同样需要从国际角度出发，站在全人类的角度团结抗疫，构建真正意义上的人类命运共同体。

1.互学互鉴，促进中、西医文化交融

本次战疫是重新焕发中医药造福人类的勃勃生机，再现历史辉煌的重大机遇。疫情过程中，专家们一方面注重发挥流行病学、临床医学等多学科协同的作用，增强在病毒感染、发病机理、传播途径等方面的研究，体现了疫情防控的科学性、专业性。另一方面，国家卫健委也在疫情期间共发布了多版诊治、防控方案，根据不同病情制定不同级别的诊治方案，在发挥中医药治未病、辨证论治、三因制宜等独特优势的同时，也逐渐形成了覆盖医学观察期、初期、中期、重期、恢复期全过程的中医诊疗技术方案。[9]由此可见，中、西医之间不是非此即彼，不是相互对立，而是相互包容、协调发展，内在统一于人类健康的需要。但中医和西医仍需要

转向。中医需要从历史中走出来，西医需要从现实中走出来，中医和西医需要共同向未来走去。我们可将具有整体观念、辨证论治等特色理论体系的中医学科与西医学中的病理生理学、分子生物学、实验分析等学术思维相互融合，构建"以人为中心"涵盖中西医结合领域优势的整合医学，为人类健康服务，这才是符合21世纪生命科学发展的新趋势。坚持中西医并重、并举、并用是我国防治新冠疫情的特色方法，也是中医传承精华、守正创新的生动实践。只有坚持中西医文化融合，才能走出中国的医学之路、防疫之路，更加保障全民健康助力全面小康。

2.对外开放，推进中医药国际化进程

张伯礼院士曾提到："中医药走向世界是时代需求，不是我们强行向海外推广中医药，而是世界范围内对中医药的迫切需求。"在如今海外疫情泛滥之际，恰恰是对这句话的应验。国家对于中医药事业发展大力出台了一系列发展规划及行动指南，这也为中医药的海外传播奠定了基础。鉴于中医药在国内疫情防治中的杰出成就，一些国家已经开始将中医药纳入了防疫指南。海外留学生们陆续收到包括连花清瘟胶囊、口罩、温度计在内的健康防护包，一些中药配方颗粒也悄然走俏，国内中药材陆续发往法国、意大利等世界各地支援抗疫。[10]面对疫情，中医药全面参与有效缓解了早期疫情医疗资源不足的压力，大幅度提高了治愈率、降低了死亡率。事实证明，前辈们留下的珍贵财富，在关键时刻经得住考验，立得住阵脚。简、便、验、廉的独特优势和作用价值也进一步推动了中医药事业之后的发展。因此，我们也要继承好、发展好、利用好如此好的中医药资源，推动中医药事业走向世界，向世界传播中国声音，造福世界人民。

3.携手克艰，构建人类命运共同体

随着新冠疫情全球蔓延，证明了人类是一个休戚与共的命运共同体。当下新冠病毒肆虐，各主权国家应承担更多的责任。在控制好本国疫情的同时，也应为周边其他疫情严重的国家提供支援，包括联合国、世界卫生组织在内的国际组织应各司其职，在应对疫情的战略准备和应对计划中及时采取行动。对于一些非政府组织、跨国公司以及社区与公民个人来说，应积极承载社会责任，为抗击疫情贡献一份力量。[11]疫情发生以来，我国从中央到地方采取了各种应急举措，以科学发展、技术创新的方式快速有效地控制了国内疫情，用中国速度为各国应对疫情争取了宝贵时间，用中国实践为各国应对疫情树立了新标杆，同时世界也看到了中国制度的显著优越性和强大生命力。中国站在维护全人类生命安全与共同利益的高度，呼吁国际社会携手合作，共同面对全球公共卫生危机的倡议。与此同时，中国将倡议一一付诸实践，向周边国家派遣专家医疗队伍支援抗疫，捐赠医用防护物资等种种举措牢固了周边国家命运共同体。在经历疫情后，国际合作抗疫已经成为国际社会的主流

意愿，随着人类面临的安全形势日益复杂多变，构建人类命运共同体思维意识也逐渐深入人心，得到越来越多的理解、支持与合作。齐心协力，共克时艰，不仅是中国始终如一的担当作为，也正在赢得后疫情时代新的机遇和越来越多国家的支持。[12]

四、小结

发展是中医药的希望所在。中医药的发展不仅仅在于人，在于中医，更在于中医药的文化自信。应用中医药思维在疾病预防、发生、发展、传变以及康复过程中发挥独特优势，提升中医药服务人民、保护人民健康的能力水平，这些都是坚持中医药文化自信的具体表现。当然，我们也需要以开放包容的心态处理好中、西医文化交融过程中的互学互鉴，运用多元思维全面、系统、科学的构建更适应自然规律、更适合维护人体健康的诊医学知识体系。疫情期间，中医药疗效和中、西医结合的治疗模式受到了全世界各国广泛的认可，越来越多的国家开始向中国寻求中医药抗疫经验，此时也正是推动中医药走向世界的历史性机遇。坚持以人民为中心，把握天时、地利、人和的大好时机，切实把中医药继承好、发展好、利用好，为实现中医药服务领域全覆盖，为中华民族伟大复兴和世界文明进步做出更大贡献。

（李小雅）

参考文献

[1] 申俊龙，马洪瑶，徐浩，等. 中医"治未病"研究述略与展望 [J]. 时珍国医国药，2014，25（6）：1468-1470.

[2] 孙润菲，孙明瑜. 中医抗"疫"对新型冠状病毒肺炎防治带来的思考 [J]. 辽宁中医药大学学报，2020，22（03）：123-126.

[3] 夏淑洁，陈淑娇，吴长汶，等. "五辨"思维在新型冠状病毒肺炎中医诊治中的应用 [J]. 天津中医药，2020，37（07）：726-732.

[4] 严军，刘红宁. 中医药资源优势转化为发展优势路径探析 [J]. 江西中医药大学学报，2020，32（5）：108-111.

[5] 曾芳. 坚定文化自信做好中医药的传承与发展 [J]. 中国政协，2020（09）：78-79.

[6] 牛素珍，牛彦平，张晨. 中医药文化自信的三个维度论析 [J]. 中医药文化，2020，15（05）：24-31.

[7] 王守富. 从新冠肺炎疫情防控谈增强中医文化自信 [J]. 当代党员，2020（Z1）：61-63.

[8] 段志光. 时、空、人三个维度的中医发展之观察—兼论融合共生型现代中医人才之培养 [J]. 医学与哲学，2019，40（3）：13-16.

[9] 方世南. 人类命运共同体视野内的生命-生态一体化安全研究 [J]. 武汉科技大学学报：社会科学版，2020，21（4）：385-389.

[10] 陆跃，邵晓龙，陈仁寿，等. 在助力全球抗击疫情中推动中医药文化海外传播 [J]. 中

医药文化，2020，15（3）：1-6.

［11］徐艳玲. 全球抗疫为推动构建人类命运共同体顺势塑局［J］. 东岳论丛，2020，41（11）：57-65.

［12］李丹，罗美. 构建人类卫生健康共同体的中国经验与合作方案［J］. 武汉科技大学学报（社会科学版），2021，23（01）：17-24.

试论疫情后民间中医之发展

"中医药是中华民族的瑰宝，凝聚着深邃的哲学智慧和中华民族几千年的健康养生理念及实践经验"，这是2016年国务院印发《中医药发展战略规划纲要（2016-2030年）》中所提及的内容，旨在把发展中医药上升为国家战略。2020年抗击新冠肺炎，张伯礼教授说我国共有8万多确诊的患者，中医介入治疗占了7万多，占总数的91%。针对轻症患者，中医药可以缩短病人症状持续的时间，可以缩短病人核酸转阴的时间，可以提高肺里边的炎症吸收的程度，可以提高治愈率，可以降低由轻转重的比例，也降低死亡率。由此可见，中医药的介入程度之深以及突出的综合优势。一直以来，民间中医是一批优秀的储备力量，但其目前一直处于被忽视的状态，未被充分挖掘和利用。那么在这样一个中医药发展的大好形势之下，在这样一个绝佳的机遇之下，民间中医该如何自处，才能发挥自己在健康中国以及疫情后的引领作用。

民间中医是指来源于民间、根植于民间，具有特定专长、秘方、技术，但是一直未形成规范化、系统化理论的原生态中医。他们具备一定的特性[1]——"地区性、民族性、家传性、保守性、单传性、口传性、散在性、古朴性、普及性、非系统性、非理论性"，也正是这样的一些特性，才使得民间中医的发展受限，但同时也具备潜在的优势。现针对其目前的所处现状和存在问题，就如何拓宽民间中医的发展，在健康中国以及疫情后充分应用其优势进行探讨，旨在提供一定的引领思路。

一、民间中医发展现状和存在问题

1.民间中医所处身份尴尬，人才培养和规范程度有待提高

首先，民间中医来源于民间、根植于民间，具有特定秘方、技术、技法的原生态中医。但是民间中医一直被视为无证行医、非法行医，其合法的身份一直未得

到有效的解决。其次，民间医生存最大的困难不是资金和技术，而是各种以整顿之名的打压和取缔。伴随而来的也就是各种负效应，这无疑是民间中医发展的一个瓶颈。再者民间中医大多来自师承或者家传，甚至可能是中医爱好者、中医受益者、自学或转行就业者。他们没有相应的中医学历、没有对应的职称，甚至是没有系统的学习过中医基础相关的专业知识。也因此，民间医生队伍的专业知识程度和个人素质参差不齐，存在有一技之长且经验丰富的医者，但是的确也存在不以救死扶伤为目的，而仅是产业利益为目的，利欲熏心坑蒙拐骗的小批人群，这样的人群往往会促使医疗事故的发生、损害民间医生队伍的整体形象声誉，最终导致民间中医多不被主流医学重视和认可。那么，如何改变民间医生所处的身份、生存、培养和规范困境就显得尤为重要。

2.民间技术技法传承形势之严峻

民间中医行医形势严峻、渠道不够通畅、职业待遇较低、社会地位不高、自我肯定较低，致使很多民间医生放弃此项事业，其子女也不愿意传承，[2]民间中医群体逐年减少。其传承方式也是导致形势严峻的重要环节，民间中医技术技法通常是以家族传承、师徒传承的方式代代相传，但是这种方式缺乏完善性、严谨性，传承过程中很容易流失，所以目前传统知识产权流失较为严重。此外，传统中医疗法遭受嫌弃，珍贵中医药文物及古籍也面临消失，中医治病技艺和秘方无法传承，挖掘整理保护重视程度更是不够。长此以往，民间中医秘方、疗法和技艺将面临失传的风险，无法再服务人类。那么，如何有效保护民间中医队伍和技术技法亟须解决。

3.民间中医缺少组织性、大众认知度、官方重视度

民间中医缺乏一定的组织性，不能被有关部门认可，没有对应负责的管理部门，没有强大有力的组织依靠，也没有正规有效的发声渠道，容易被以治理的名义打压。同时，民间中医的力量并未得到重视，中国国民对中医的认知程度和接受程度远远不如西医，这些均有待提高。并且，会存在官方中医和民间中医之分，认为正规的中医院、诊所机构即属于官方中医，存在于某地区的个人机构即属于民间中医。长此以往，会造成民间中医逐渐边缘化，民间中医队伍锐减，与群众需求及健康中国事业发展极不相应。那么，民间中医组织性、大众认知度、官方重视程度亟待提高。

二、挖掘和保护民间中医的思考和建议

1.极力挖掘、整理和保护民间诊疗秘方、技术技法

民间诊疗技术技法的指导理论较为多样化，一直未能达成共识，前期开展的部分秘方技术技法的挖掘整理和保护工作尚存缺陷、有待加强，且民间中医资源暂

未得到系统评价和整理，因此，对于民间中医资源的挖掘和保护就显得尤为重要。信息化技术是目前急需要推广应用的整理方法，可以通过问卷调查法、面对面访谈法、文献搜集法等诸多方法收集民间医学医术资源。同时针对性地建立民间名中医数据库、民间中医古籍数据库、中医药处方数据库。[3]一项基于专家调查问卷的分析建议，中医民间诊疗技术挖掘整理保护可以从三方面着手：[4]政府扶持与规范并举、建立专业机构及相关的评价标准体系、文化传播与正面引导。也就是说我们需要政府和群众的支持，组建专业机构或组织，应用现代化的科技技术，去粗取精、去伪存真，以此来做好挖掘、整理、保护工作。加强民间中医知识产权保护、建立民间中医秘方和技术技法合作开发模式、开通民间中医秘方和技术技法绿色注册通道、积极进行非物质文化遗产申报，这些均是针对民间中医整理保护所提出的可靠的值得参考的建议和对策。[5]

2.充分包装民间中医个人形象、提升知识储备、打造技能品牌

医者必肃，良好的医者形象和扎实的业务能力可以提升患者对医者的信任感。现有条件下国家对传统医师、医学师承和确有专长人员进行考核认证，但民间中医合法化还具备一定的难度。在这段时期，民间中医可以通过自行学习、网络课程学习、培训课程学习等多种渠道有规划有目的的查漏补缺，尤其是在基础医学及西医知识的普及上更要潜心研究，也要树立终身学习的理念，来应对专业知识的局限性与国家考核要求的全面性之间矛盾的问题。同时，规范化的诊疗和经营也是必不可少的环节，各项中医技能技法的操作都需要规范化，如此才能减少医疗事故的发生，所以民间人士要在专业学会的带领下，规范化经营，系统化学习。医疗环境也尤为重要，但是部分民间中医的行医环境不能满足国家政策要求标准，这时，就需要民间中医抱有一颗敬畏之心，敬畏规则、敬畏生命。民间医生需要确立自己的技能技法，打造属于自己的技能品牌和品牌之下所对应的优势病种。如此，才可以在众多民间中医中屹立不倒。

3.规范建立民间医师、民间特色技法技能等级评价体系和疗效体系

民间中医需要百花齐放，百家争鸣的这样一个学术环境，但是在这样一个环境中，民间医生和特色技法技能的质量也良莠不齐，的确会存在鱼龙混杂之象。我们需要对其进行考量、评估、验证，以此才能为后续的传承推广、应用奠定基础。对于民间医生的评价可以从医者形象、医德、医术等多方面综合考量。对于特色技能技法我们需要评价其安全性、有效性、可靠性、真实性、等级性。等级评价和疗效评价可以借鉴民间中医防止慢性疾病的评价思路，[6]依托于前期研究（临床报道、文献研究、专家论证）以及临床研究（大规模临床试验、个体化临床报道）。我们也可以通过现场调研与注册登记相结合方法进行筛选评价，值得注意的是需要采取

符合中医独特技术自身规律的阶梯递进的评价思路与方法，[7]而不是一味地遵循和套用循证医学与临床流行病学方法进行评价。

4.成立相关管理部门、获得政策支持、增强组织性、大众认知度、官方重视度

一切新兴工作的顺利实施都离不开背后政府和管理部门的支持。民间中医应有民间中医人自己组成的管理部门，例如成立民间中医秘方和技法技能鉴定委员会、民间中医学会、协会等各种机构统一组织和监管，才能制定出符合中医传承发展的政策和法律，民间中医才会有足够传承发展空间，才能拥有自己的平台进行学术交流和中医药创新工作。民间中医人也要团结一致，不分官方医和民间医，不分学院派和民间派，彼此间注重坦诚交流、互相学习、取长补短，以此来互相提升。虽然目前国家有设置师承考试、确有专长人员考试、乡村医生执业考试以及医药预防保健职业技能考试，[8]但民间中医的配套政策也需要落到实处，不能限定其只能以传统药物和诊疗技术为公众提供医疗健康服务。国家中医药管理局应快速制定出中医药特有工种国家职业资格相关证书，充分肯定确认其身份，使其迎来崭新的职业春天。政策上我们需要建立奖惩机制，需要明确对于胡乱收费、虚假宣传、擅自执业、超范围经营等行为的惩治措施和法律责任，禁止虚假民间中医秘方扰乱市场。我们需要建立相关的人才培养和规范引导的机制；建立一定的推动机制，[9]建立相关秘方、验方、古籍、技术技法捐赠的鼓励机制，建立符合民间中医发展的学习、传承机制，而不是一味地遵循学院派教育模式。作为民间中医本身，也可以积极深入社区和基层，服务社区，服务基层，以此来宣传民间中医，通过各种渠道加大民间中医的群众认知度。

三、在健康中国及疫情后的作用

1.积极在公共卫生应急能力建设中发挥作用

在抗疫的各个环节中，预防乃是重中之重，卫生预防（环境卫生、个人卫生、饮食卫生）、隔离预防、药物预防等均是胜利抗疫的必备环节。疫病的发生通常需要全员参与和全员努力，民间防疫也一直积累了丰富的经验和有效的措施。我们常规见到的香囊佩戴防疫、药物熏烧防疫、中药内服防疫、沐浴防疫等行之有效的方法都来源于民间，同样也适用于民间，适合渗透融到人民的生活中去。当然亦存在很多行之有效但却未推广应用的经验有待去挖掘。因此，可以充分应用民间医的力量及时有效的防治疫病，减少疫病来临之时群众的恐慌和不知所措。此次新冠疫情，让我们充分地认识到中医药在公共卫生事件应急处置中也发挥重要的作用。但是我们必须尽快建立和完善民间中医参与突发公共卫生事件的机制，借鉴此次疫情中的不足和短板，做好查漏补缺工作，努力提升民间中医的公共卫生事件应急能

力，为早日参与危重症的诊疗工作做准备，科学规划，合理布局，加强演练，以积极应对各类疫病暴发流行。

2.开辟中医药相关疾病防治管理新领域

民间中医是在某个地区经过长期社会实践所形成的适用于当地人民的有效可靠的治疗方式。民间中医特色诊疗技术具有地区适应性和简便廉验的优势，适合介入一部分慢性疾病的早期治疗，开辟中医药慢性疾病管理新领域。[6]目前，国家卫生战略已经从治病为中心转变为以人民健康为中心，面对2030健康中国的战略目标，医养结合服务行业是今后发展的重点，老年人将会成为基层医疗卫生机构的主要服务对象，那么民间中医力量不容小觑，民间中医可积极发挥优势融入医养服务业中，成为民间医疗养生保健行业的核心力量，贯穿从预防到治疗的多个环节，在群众中推广民间中医技术和健康生活知识，开辟健康养生养老保健管理新领域[10]。

3.研发应用中医药行业确有专长技术及中医药适宜技术

在完善前期工作之后，通过信息化数据库的建立，以科研作为技术支撑，充分研发中医药行业确有专长技术和中医药适宜技术，并将其转化为学术成果进行推广和应用，在综合评估和考量之后，将典型技术根据其等级、操作和疗效分级，针对性的推广应用于医院、社区基层、人民群众之中。《中华人民共和国非物质文化遗产法》就将中医药归入非物质文化遗产的范畴，故而也可以将这种专长技术申请知识产权、相关专利，甚至是非物质文化遗产。中医适宜技术涉及范围较广，综合性极强，一项中医药适宜技术就可包含多个领域，每个领域又能形成自身体系，最终形成多个子产业共同组成的综合性的产业体系。可以充分发挥中医药适宜技术的优势，形成产业化的模式，这也有利于地方产业的发展，也可以借此促进中医药相关产品的研发。

4.推进中国经济社会建设与文化发展

民间中医可以有效促进经济社会建设，因其"简、便、效、廉"的优势，故而是解决看病难、看病贵的有效途径，能为国家节省相当可观的医药开支，民间医在"健康中国"事业中发挥更大作用。同时民间中医可渗透入各行各业的多个领域中，例如疾病预防、社区保健、家庭护理、康复养老、营养指导、健身指导、健康旅游、医疗保健、康复设备研发与销售、中药种植加工及贸易等，随之而来的也就是大批的岗位需求，可为社会提供大量的岗位。同时，[11]民间中医所具备的高度原创精神和知识产权可以推动知识经济的发展，其所推动的健康产业的发展可以成为新的经济增长点，其文化和实用价值可以促进以医带药推进中国文化走向世界。

综上，目前民间中医面临的现状和问题主要归结于民间中医所处身份尴尬，人才培养和规范程度有待提高；民间技术技法传承形势之严峻以及民间中医缺少组织性、大众认知度、官方重视度。针对这些现状和问题，我们需要获得一定的政策支持、成立相关机构以及通过其他各种途径挖掘、整理和保护民间诊疗秘方、技术技法；包装民间中医个人形象、提升知识储备、打造技能品牌，摆脱固有的、刻板的老中医、老郎中形象；规范建立民间医师、民间特色技法技能等级评价体系和疗效体系。那么，在健康中国及防控体系下的今天，民间中医也应当积极参与到公共卫生应急能力建设、开辟中医药慢性疾病以及养生养老保健管理新领域、研发应用中医药行业确有专长技术、推进中国经济社会建设与文化发展等多环节中去。如此，才可以迎来民间中医崭新的篇章。我们也需要坚定中医文化自信，在这大好的形势之下，为民间中医争取一定的话语权，而不仅仅是疫情之后的淡忘。

（柯　超）

参考文献

［1］黄传贵. 民间医药学在我国当代医药学中的地位及发展［J］. 首都医药，1998，5（7）：34.

［2］楼一层，张蓓蓓，李萌轩，等. 计划行为理论下民间中医子女继承行为研究［J］. 武汉理工大学学报（信息与管理工程版），2019，41（03）：333-338.

［3］杨永锋. 民间中医资源的收集与保护［J］. 甘肃科技，2020，36（14）：76-78.

［4］龚鹏，关鑫，魏江磊，等. 中医民间诊疗技术挖掘整理保护状况——基于专家调查问卷的分析［J］. 医学与哲学（A），2012，33（07）：69-71.

［5］张建武，刘伟，肖诗鹰，等. 我国民间中医秘方开发和保护的建议及对策［J］. 中国中药杂志，2009，34（09）：1182-1184.

［6］赵晨，商洪才，王燕平. 民间中医特色诊疗技术防治慢性疾病的优势与评价思路［J］. 世界中医药，2017，12（06）：1226-1229.

［7］李洪皎，王智瑜，闫东宁，等. 中医独特技术筛选与评价的流程及方法［J］. 中华中医药杂志，2017，32（02）：651-654.

［8］刘剑锋，宋歌. 民间中医药从业人员行医资格政策探讨［J］. 中国中医药信息杂志，2012，19（09）：3-5.

［9］胡艳. 民间中医传承之我见［J］. 中国民间疗法，2019，27（03）：108-109.

［10］司富春，宋雪杰，高燕. 我国民间中医养生保健技术的挖掘与规范［J］. 中医研究，2014，27（08）：4-6.

［11］郑晓红. 回归民间走向世界——中医文化发展传播的当代使命［J］. 中医杂志，2016，57（01）：2-6.

疫情视角下的民间中医

2020年新年伊始，新型冠状病毒从武汉迅速蔓延至全国，演变成一场突如其来的新冠疫情。针对严峻的疫情防控形势，习近平总书记作出重要工作部署，中央政府也在第一时间成立以李克强总理为组长的应对疫情工作领导小组。同时，中央军委、全国多省市自治区纷纷组织中西医医疗人员分批次驰援武汉市及湖北其他地市以开展疫情救治工作。全国人民风雨同舟，众志成城，凝结成巨大的"抗疫同心圆"。目前，全国本土疫情传播已基本阻断，这对于拥有14亿人口的大国来说，已然属于一场伟大的阶段性抗疫胜利，在这胜利的背后，离不开我们每一位中华儿女的支持，也离不开不顾自身安全而奋战在一线的医护人员的付出。

习近平总书记在北京主持召开专家学者座谈会时曾指出："中西医结合、中西药并用，是这次疫情防控的一大特点，也是中医药传承精华、守正创新的生动实践。"可见中医药在这次疫情中经受住了严峻的考验，为抗疫胜利写下了浓墨重彩的一笔。民间中医作为中医的重要组成部分，我们既看到了其在抗疫中所做出的贡献，也注意到民间中医暴露出诸多问题。现笔者就民间中医的概念，疫情中暴露出的问题及疫情后民间中医的发展之路，进行深入思考，以更好地促进民间中医的发展。

一、"民间中医"概念界定

目前学界对于"民间中医"的概念并未达成一致。

有学者认为民间中医是指通过家传、自学和师承等方式学习中医，没有医师资格证甚至缺乏报考医师资格证的相应条件，但确实拥有一技之长，具有一定口碑，在民间养生保健机构、私人诊所等工作的从业人员。[1]但笔者认为这种认识较为片面，容易将民间中医与非法行医画上等号，造成公众对民间中医的误解。

部分学者认为民间中医，是指扎根于基层，掌握中医药理论，能够运用传统中医药诊疗方法治疗疾病，并取得一定疗效的中医师。[2]笔者认为这种认识也存在值得商榷的地方，易致"民间中医"和"基层中医"这两个概念相混淆，因此单纯以执业地域来进行划分，存在将"民间中医"概念缩小化的嫌疑。

也有学者认为民间中医的概念是相对于学院派中医而言，指没有接受过医学院校专业教育，而是在民间通过家传、自学、师承等方式传承中医药，在诊疗方面，确有一技之长，常使用中医特色诊疗技术与验方的人员。[2]笔者认为这种认识亦不妥，容易使中医队伍分裂成民间中医和学院派中医两大阵营，造成中医内部的不团结。中医不同于西医，具有自己的特殊规律性，单纯以执业资格、执业地域、受教育方式等的不同来界定民间中医的概念，都会存在一定的问题。

2013年6月19日中央政法委机关报法治日报社主办的《法治周末》刊载了题为《中医"不健康"地活着》的文章，结合其中中医药国情调研组执行组长、研究员陈其广的原话，笔者认为民间中医应该是指没有纳入体制内编制，也不以财政或行政组织资助为主要收入来源，真正使用中医药诊疗手段，并且具备确切疗效的中医从业人员。这样，民间中医的概念将更加妥当，内涵也更加全面，不受地域、学历限制，同时，在非公立医疗机构执业但具有中医院校教育背景的中医师也将纳入其中，在一定程度上促进民间中医知识结构的更新和中医队伍的团结。

二、民间中医在疫情中暴露出的问题

1.法律意识淡薄，违规开展诊疗

在此次疫情中，有民间中医为治愈新冠肺炎贡献了自己的力量，如"清肺排毒汤"拟方人葛又文先生以及部分民间中医者响应号召自发组成的"慈善中医之家"民间中医团队等，但也有个别民间中医利用疫情谋取私利，如李跃华、张胜兵之流。李跃华声称在固定穴位注射苯酚可以有效治愈新冠肺炎患者，张胜兵则号称在疫情期间通过网络问诊开方，累计接诊患者3000多例，有效率在90%以上。但根据湖北省卫健委综合监督局发布的《关于对李跃华、张胜兵治疗新冠肺炎等相关情况的调查报告》，其中揭露了李跃华非法行医的事实，比如伪造《医师执业证书》，配制的注射材料也没有药品监督管理部门的许可等；而张胜兵也涉嫌违规发布医疗广告，以及违反规定擅自开展互联网诊疗活动。两人的问题虽发生在疫情期间，但却是民间中医存在已久的顽疾，即法律意识淡薄。在没有取得医师资格证书的前提下开展医疗活动，构成非法行医罪的事实，以及无视"互联网+医疗"背景之下的法律界限问题。

2.缺乏统一组织，难以形成合力

疫情期间，全国各地共派出4900多名中医医护人员驰援湖北，各级中医院也承担了所在地的疫情防控工作，为武汉保卫战、湖北保卫战取得决定性成果，以及遏制疫情在全国进一步蔓延立下了不可磨灭的功劳。但关于民间中医参与疫情救治的报道并不多，仅见全国党媒信息公共平台2020年3月21日刊发《一支民间中医医疗队的"集结号"》一文，其中报道了民间中医团队"慈善中医之家"在武汉市第七医院、第九医院、青山方舱医院开展中医特色治疗；葛又文先生在获得临床新冠肺炎患者信息及疫情特点等第一手资料之后，结合武汉地理、气候特点，将《伤寒论》麻杏石甘汤、小柴胡汤、射干麻黄汤、五苓散等方加减变化拟为清肺排毒汤，取得90%以上的有效率等。[3]

他们能够为抗疫做出直接贡献，除了自身中医功底扎实以外，更多的是依靠个人的声誉和社会地位。如葛又文先生属于中国中医科学院特聘研究员，"慈善中医之家"创始人戴新瑞则是戴氏中医第四代传人。但更多的民间中医者，虽然通过书信、电话、网络等方式主动请缨，向地方政府表达了希望前往疫情前线为抗疫贡献自己的力量，但绝大多数都被婉拒或者不了了之。地方政府没有组织民间中医前往疫区，其中原因不仅包括缺乏相关法律依据、加大疫情地区管理难度，以及民间中医分布较散、水平参差不齐等，同时，也反映出民间中医缺乏类似"慈善中医之家"这样的统一协会组织作为民间中医的代表与相关政府部门协调相关事宜，以至于民间中医难以形成一股合力。

3.法理人理矛盾，亟待协调平衡

李跃华因非法行医罪被查处，虽证据确凿，但也存在一些指责湖北省卫健委综合监督局的声音。这些人认为调查报告并没有提及苯酚穴位注射治疗对于新冠肺炎患者是否有效，仅提及李跃华没有行医资格，配制的注射材料也没有药品监督管理部门的许可，这一舆论再次让在民间中医界争论已久的"救人无功，无证有罪"这一论点走向台前。2020年3月2日人民日报客户端发文《给民间中医留一条生路》，更是将这一争论推向高潮，这种舆论实质上和2013年倪海清案如出一辙。倪海清案是指倪海清虽然通过家传秘方，并结合个人体会研制了对白血病、癌症晚期有确切疗效的中草药配方，并成立研究所，救治了上百名患者，但由于没有行医资格、所销售的药品也没有生产许可证及药品管理部门批准文号，因此被判处10年有期徒刑。[4]《执业医师法》出台之前，民间中医不需要相关资格证书即能为当地百姓治病，但该法出台之后，民间中医也需要像西医医师和其他中医医师一样，通过考试取得医师资格证书后才能行医。虽考虑到中医的特殊性，国家又出台了《传统医学师承和确有专长人员医师资格考核考试办法》，为学历教育之外的中医人开辟了新途径，然而部分民间中医从业人员却由于学历较低、年纪过大、知识结构单一等因素被挡在中医师门槛之外。但其中有些民间中医者确实存在中医绝学以及疗效确切的"一招鲜"，或民间偏方、土方等。部分患者在医院救治无效或现代医学暂无有效治疗方法时，从结果出发，愿意选择这些虽然无证，但确实有疗效的民间中医，于是就产生了法理与人理的矛盾，即从法律的角度而言，不允许无证者从事医疗活动，但客观上，他们的医疗实践却对极个别患者的病情产生了向好的作用。

三、疫情后民间中医发展之路

新冠肺炎疫情对我国公共卫生系统造成了巨大冲击，如何从疫情中吸取教训，转危为机，促进民间中医的发展，走好未来民间中医发展之路迫在眉睫。

1.统一协调组织，守护健康

根据国家卫健委公布的数据显示，2019年中国共有76.7万中医药从业人员，而目前我国民间中医人数在40万～50万之间，[4]这说明民间中医人数所占比例已过半，这足以证明民间中医的重要性，它是中医队伍的重要组成部分，可谓是中医的"预备役部队"，在国家遇到类似新冠肺炎疫情这样重大的公共卫生危机的时候，可以起到良好的补充作用。然而现实却不尽如人意，在抗疫之中，很多民间中医空有报国之心，却无报国之门径，鲜有"慈善中医之家"这样的民间中医组织奔赴疫情前线，因而，适时成立统一协调的民间中医协会组织势在必行。为此，可以效仿慈善组织，实行备案制，由当地卫健部门和民政部门共同监管。民间中医组织采取自愿的原则，鼓励当地民间中医报名参加，并定期开展业务培训与考核，对会员实行末位淘汰制。这样既能避免民间中医分布较为分散的问题，做到统一管理即"召之即来"，也能保证民间中医者的水平能够胜任重大公共卫生事件所需即"来之能战"，以充分发掘民间中医的潜力。适值国家提出"健康中国"战略，这一战略能否实现，关键在于广大的基层地区，而绝大多数民间中医身处基层，因此绝对不能忽视民间中医的力量。通过民间中医组织，将其拧成一股绳，形成合力，以更好地实现"健康中国"的目标。

2.重视家学内核，夯实内功

民间中医体系中，家学传承是其主要的传承方式，也是传统医学特有的传承现象。而家学传承的核心主要为精神内涵和学术内涵。因中医是脱胎于中国传统文化，故而家学传承中的精神内涵被打下了传统文化的烙印，并深受儒释道精神的影响。民间中医者通过家族师徒相授，因而对其家学精神耳濡目染，这可以有效传承家风、弘扬家学精神，强化"大医精诚"的职业精神。如余氏奉仙公的"守身为大，知耻近勇"的谆谆教诲，深深影响其子余无言先生，先生用一生来谦谨奉行。[5]民间中医往往具有世代经验的积累，或口授心传，或医著等身，形成丰富的学术内涵，后世克承家学使中医学术思想、临床经验与有效方药不断继承发展，不致湮没于历史发展潮流。因此民间中医需要重视家学内核，营造正面向上的家学精神氛围，并且更多的专注于学术思想与临床经验的总结、整理与提高，正如国医大师熊继柏先生所言"中医的生命力在于临床"，民间中医更是如此，只有不断提高疗效，才能真正立足于百姓心中。但是民间中医也不能故步自封，需要看到自身对现代医学缺乏了解，知识结构较为单一等缺点已严重制约其发展，所以民间中医应该不断精益求精，积极争取进入院校学习的机会，掌握现代医学，丰富自己的知识体系，以更好地适应现代医疗环境，与时俱进。

3.补足院校短板，实现共赢

虽然家学传承在民间中医中属于主流，但现代中医教育的主体却属于院校教育，其承担了中医后备人才培养的主要工作。院校教育相较民间中医而言，可以让中医从业人员掌握更加全面的知识，或运用现代科学技术研究中医，在学术界为中医取得更多的话语权，或结合临床实际，运用中西医结合的方法以更好地服务于患者。这些都是民间中医所无法比拟的优势，但院校教育也存在一定的问题，比如部分院校对中医经典重视程度不够、学生临床动手实践机会较少、中医及传统文化基本功薄弱等问题，然而这些往往属于民间中医的优势。民间中医大多要求习医者必须将中医传统经典烂熟于心，并且侍诊于其师，通过考核出师之后方可临证，此时通过长期的跟诊与诵读，已具有较为丰富的临床经验和扎实的中医基本功，比如国医大师熊继柏教授未进湖南中医药大学任教时即在民间行医，其成才之路亦是如此。同时，三十位首批国医大师中大多都曾经具有民间中医的身份，如颜德馨、颜正华等，年轻时白天随师侍诊，晚上整理病例，背诵医经，出师后，开设诊所造福于当地百姓。北京中医药大学正在实施的"北京中医药大学中医临床特聘专家"项目正是看到了院校教育的不足，引进具有丰富临床经验的特聘专家，在这些特聘专家中不乏民间中医从业人员的身影，可见民间中医存在不少佼佼者，实力不容小觑。

中医院校应该认识到民间中医的家学传承可以有效弥足自身的教育短板，以更加开放包容的姿态来发掘确有真才实学的民间中医者与中医药诊疗绝学，大胆聘请确有真才实学的民间中医走上大学讲台，鼓励学生拜其为师，并采取开展学生侍诊，在药房抓药认药、中医经典读书会等多种方法以补充院校教育之不足。对于中医绝学，院校应鼓励有兴趣的中医学子进一步深入了解，并且加以继承保护，防止绝学成为最后的"绝唱"。通过这些措施，不仅能够提高民间中医的身份认同感，而且能够增加中医院校学生的中医实践机会，使学生知行合一，具备扎实的中医功底，实现民间中医家学传承和中医院校课堂教育双赢的局面。

四、结语

民间中医因具有确切的疗效，深受百姓的信任，守护了广大人民群众尤其是基层民众的生命健康，有效地减轻了各级公立医疗机构的负担。但民间中医却因为种种主客观因素的影响而制约了自身的发展，导致民间中医难以真正发挥自己的潜力。在新冠肺炎疫情中，民间中医更是暴露出自己所存在的问题，因而中医界应该不断深入思考，为民间中医找到适合自己的发展之路，以继承与发展传统中医药学，充分发挥中医药特色优势，更好地传承精华，守正创新。

（闫立彬）

参考文献

［1］楼一层，张蓓蓓，李萌轩，等. 计划行为理论下民间中医子女继承行为研究［J］. 武汉理工大学学报（信息与管理工程版），2019，41（03）：333-338.

［2］黄兰英，艾静，余小萍. 历史文化嬗变中的民间中医药发展状况刍探［J］. 中医药导报，2017，23（05）：1-4.

［3］王君平. 抗疫，中医药添加新力量［N］. 人民日报，2020-03-12（13）.

［4］向佳. 拿什么来拯救你，民间中医［N］. 中国中医药报，2013-06-12（003）.

［5］李鸿涛，张明锐. 世医家学内涵及其对中医传承的启示［J］. 中医杂志，2018，59（01）：81-84.

疫情后，以"中医+"思维重塑中医药复合人才培养

新冠肺炎疫情发生以来，中医药做出的巨大贡献，促使各界对中医药有了新的关注和认识，也为国际抗疫提供了中国智慧，彰显了中国传统医药文化的强大生命力和独特魅力。抗击新冠肺炎疫情这场没有硝烟的战争，既是对中医药在公共卫生领域的一次考验，也是对我国医学教育的一次检阅。有在患者救治、疫情防控发挥举足轻重的中医药手段，也有中西医协同的独特优势，"中国经验"的输出，再次获得了国际友人的肯定。同时，在应急公共卫生领域，中医药的被忽视，以及中医公共卫生体系的建设、中医药人才培养等方面，都存在着亟待解决的问题。尤其是在医学教育领域，如何突破目前中医药人才培养的局限，实现高标准的人才培养目标，引发了笔者诸多思考。

一、"中医+西医"，中西医协同模式重塑中医药人才培养理念

中医药"治未病""整体观"和"个体化"的先进诊治理念，学术思想源远流长，在疾病的预防、诊治方面都有重要意义，尤其是在干预新冠肺炎发生、发展的过程中，既有重要的指导意义，且几乎应对了新冠感染者所有可能的情况，包括多症状体征、个体差异显著、轻中重度跨度大，多脏器受累，以及无症状感染者和自

愈性等。[1]但是在应对短时间、大范围内暴发、传播速度快的公共卫生、传染病防护等方面，还需要必要的检验、影像、药品质量标准化和药效靶点明确等先进的现代医学诊治技术。

从目前我国医学院校学科和课程的定位来看，还没有得到真正有效的交叉融合，尤其是中医药历史渊源跨度长，与现代科技文明交叉融合的难度较大。加上中医药评价体系较之西医尚处不完善阶段。[2]因此，在现代中医药人才培养过程中，我们需要更新如下理念。一是要树立自信：中医药具备危急重症救治工作的能力；二是要加强预防医学教育：中医学专业，有关公共卫生与预防医学类的系统学习同样重要，应提高相应专业课程的比例，同时挖掘中医药在防疫历史中的宝贵财富和经验，积极完善中医药防疫在公共卫生安全体系的板块；三是要更新中医医务人员的全科医师培养理念，应该把握机会，在守护人类健康的使命中，发挥第一道防线的作用；四是要突破循规蹈矩，遵循自然辩证规律，"以已知探未知"，总结公共卫生、传染病的规律，寻找最佳防控手段和措施。

二、"中医+创新"，守正创新中医重塑中医药人才培养目标

纵观中医药在对抗传染病的历史进程中所承担的角色，不难看出中医药不论是临床防治经验，还是理论综合体系，都有着鲜明的丰富性、有效性和独特性。而在此次暴发的新冠肺炎治疗中，中医药用临床疗效和防控经验再次体现了它作为中华民族宝贵财富的重要价值。[2]运用中医药的综合干预，在病前预防、病中治疗、病后康复等方面具有系统性优势。[3]同时随着健康中国战略的全面实施，势必会在医科的顶层设计与建设中更加注重中医药复合人才的需求。因此，一方面如何预防医学与临床救治过程中多学科、多系统的交叉融合？另一方面为契合"服务人类全生命周期健康"的理念，疫情后，如何在现代中医药人才培养目标中充分体现"中医+创新思维"，关乎大民生和大战略。[4]一是我们要积极储备符合现代药物研究方法的创新科研人员；二是我们要培养具有中医所倡导的整体观，以及个性化的辨证治疗思路，又能快速掌握现代信息技术的临床医师；三是我们要加大中医亚健康管理、中医养生、中医情志干预、中医适宜技术开发等新型人才的输出。最终实现"学贯中西、追求卓越、国际视野、大师潜质"的一流中医药人才培养目标。

三、"中医+传播"，掌握话语权重塑中医药人才培养模式

疫情后，如何推进中医素养社会化，营造"全民中医"的社会氛围，掌握一定的科学的中医知识，在情绪调节、锻炼身体、中医食疗、普通治疗等方面有基本

的自我"治疗"能力是新的历史命题。[5]而中医药人才培养模式的转变是重拾话语权的突破口。一是可以借助国家中医药发展战略平台，在中医药科普与传播计划中，加强中医药人才的传播理念和传播素养，结合中华文化与中医药实际，开展特色中医药人文教育；二是可以通过搭建新媒体与中医药人才培养的桥梁，鼓励新时代的中医药学生走出校园，在"说中医，用中医，传中医"的实践中形成正确的中医观、发展观和认知观。三是可以将"中医师承"与"高等教育"等培养模式相结合，从本科、到研究生，再到留学生，将名医名师的学术思想、"名声名分"，放到应有的地位，让更多的中医药学生成为名医名师的"徒弟"，加强专业认同感和话语权的影响力，使之在"健康中国"战略中，为维护中国人民的生命健康发挥更大作用。

四、"中医+国际化"，开放思想重塑中医药人才培养的纬度

随着新冠疫情在全球蔓延，中国经验，尤其是中药治疗新冠的经验凸显了"中国智慧"和"中医优势"，这是中医药服务全人类的生命健康的机会，也是国际医疗卫生体系对中医药的一次大检验。在中医药国际化方面我们已经取得了令世界瞩目的成绩，但仍然有很多不足和短板需要反省、改进和弥补。[6]因此，如何在疫情后，开放思想重塑中医药人才培养的纬度，实现中医药国际化，是时代赋予我们的重任。一方面，要借助中医药国际化发展的东风，加强中医药国际传播与人才培养，以市场需求为导向，构建多方位多平台多层次的培养模式，提升中医药人才的跨文化交流能力，挖掘"互联网+"时代的新媒体技术传播潜能，实现多学科交叉融合，多线并轨，最终助力中医药走向国际。另外一方面，借助"一带一路"国家战略机遇，将高等中医药教育主动融入国家整体人才培养战略，树立人才培养的全球化观念，以全球性眼光重塑人才培养体系，包括制定人才培养方案，构建相应的课程内容、开发相宜的教材等一系列的变革，培养更具国际竞争力的中医药人才，同时为"一带一路"培养合格的中医药本土化人才。

五、"中医+实践"，理实一体重塑中医药人才培养的实践体系

疫情发生以来，广大中医药医护人员义无反顾地投身疫情防控第一线，发扬能吃苦、能战斗的精神，积极有效地推进中医药及早、全面、深度介入疫情，充分发挥了中医药在疫病预防、治疗、康复过程中的独特作用。[7]同时也显现出"知识结构单一、传统思维弱化、能力难以拓展"等人才瓶颈问题。因此，如何在中医药人才培养过程中实现"理实一体"，以"夯实基础+拓展实践+引导创新"引领中医药精英教育，是最为关键的环节。一方面，可以依托一流学科建设点和中医学国家级

临床实验教学示范中心、名医工作室等实训条件，突出以自主学习为主线的专业基础能力强化和专业拓展能力提升；另一方面，可以开展床边教学、示范性门诊，夯实学生在中医思维实践训练和创新创业培养过程中的探究式实践，引导学生解决中医临床诊治疾病问题知识和技能的自我完善和系统提高，培养"高素质、懂应用、善创新"的中医学拔尖创新人才。

六、结语

疫情总有一天将会过去，但也随时会有新的疫情出现，这需要我们有居安思危的意识，尤其是在公共卫生领域上，中医药的应急机制正是养精蓄锐、重整旗鼓的时候，并尽最大可能发挥中医药防治的优势。为了担负起责任与使命，对中医药人才的培养方式也需要改进和创新，这是每一个中医药的教育工作者深入思考的问题。要如何将中医传承好继承好的同时，发扬和弘扬中医？要如何设置合适的人才培养计划让中医药的学子既具备相应能力的同时又适应岗位的需要？当再一次面临这样的挑战时，中医药是否再次扮演着重要的角色？总之，应该高度重视后疫情时代我国公共健康人才培养，把握机遇，"文明求实，继承创新"，为人类的健康事业做出贡献，保障我国经济和社会的可持续发展。

（李　玲）

参考文献

［1］黄明，杨丰文，张俊华，等.张伯礼：此次中医药抗疫过程的一些经验和反思［J］.天津中医药，2020，37（7）：722-725.DOI：10.11656/j.issn.1672-1519.

［2］谷晓红.新疫情下对传染病学科建设的思考［J］.中医教育，2020，39（03）：1-4.

［3］翟双庆，焦楠，闫永红，等.疫情"大考"背景下对中医药高等教育的思考［J］.中国高教研究，2020，（4）：28-32.DOI：10.16298/j.cnki.1004-3667.

［4］王鹏，彭代银，许钒，等.高等教育大众化背景下"一体两翼"本科中医药英才教育模式的改革探索［J］.中医教育，2020，39（06）：27-30.

［5］陈明，徐桂华，狄留庆，等.面向一流本科教育的拔尖创新型中医人才培养课程体系构建的思考［J］.中医杂志，2020，61（23）：2113-2116+1-10.

［6］周晔玲."一带一路"倡议下中医药教育国际化思考［J］.南宁师范大学学报（自然科学版），2020，37（02）：99-103.

［7］曾予，赵敏.中医药抗击新冠肺炎疫情的纵深实践及制度构建［J］.时珍国医国药，2020，31（04）：951-954.

关于疫情后中医人才培养的若干思考

2020年一场突如其来的新冠肺炎疫情在全球蔓延，给中国乃至全世界人民造成了灾难。在新冠肺炎疫情的防治工作中，中医药积极参与、勇于担当，与西医优势互补、共攻难关，取得突破性进展，是这次疫情防控的一大亮点，也是中医传承精华、守正创新的成功实践，再一次让人们重新认识了五千年来中华文明的瑰宝——中医药。[1]在这样的特殊背景下，中医（教育者、科研工作者等）引起了社会各界的广泛关注，而中医人才培养质量也面临着疫情"大考"。因此，我们要把握方向，瞄准机遇，接受挑战，坚持初心，肩负使命，做好中医教育战略部署，培养符合社会发展需求的医德与医技兼备"精诚合一"的中医人才，打造一支高水平的国家中医疫病防治队伍。

一、疫情后，中医人才发展机遇

传染病具有发病急骤、发展迅速、变化较多的特点，可在人群中传播蔓延，造成大规模的流行，此次新冠肺炎疫情已在全球蔓延，严重危害人们的身体健康。中医抗疫历史悠久，依据《中国疫病史鉴记载》相关记录，中医药在汉代至清代的两千余年中，先后战胜了321次疫病流行，积累了丰富的斗争经验，逐步形成独具特色的中医药抗疫体系。如《云梦秦简》记载"民族疫者，空舍邸第，为置医药"，表明古代就已经建立了临时"公立医院"，对传染病采取隔离措施，集中救治。百姓们就运用焚香辟秽、饮水消毒等方法，阻断疫情传播。这对我们抗击新冠肺炎疫情提供了宝贵经验。在新冠肺炎疫情中，中医药已成为抗新冠肺炎的主力军："在全国参与率91%，湖北为90%，上海为95%。"[2-3]此次中医抗疫的成功及医务人员的优秀表现，再一次让人民及国家坚定中医文化自信，支持中医药发展。即"小病毒，大能量"，为中医人才的培养与发展创造了良好的社会环境，中医学子应乘着大好时机走一条新路，开一盘大棋，布一个大局，推一组大招，开启中医人才创新发展的新征程。

二、疫情后，中医人才培养短板与不足

传承与创新是中医人才培养的永恒主题，需要培养既具备扎实的中医学基础理

论、基本知识和基本技能，特别是中医临床思维与实践能力，同时亦具有科研创新思维和创新能力的人才。结合在本次抗击新冠疫情中暴露的中医人才能力结构、中医思维及临床技能不足的短板和弱项，分析中医人才培养主要存在以下问题：

1.教学理念滞后，培养模式单一

传统教学围绕纸质教材展开，教学内容上侧重于传授理论知识，中医思维、临床实践及素质教育等方面的培养相对薄弱。且传统课程中，以专业课程为主，如《中医基础理论》《中医诊断学》《中药学》等，而《预防医学》《流行病学》《社会医学》等公共卫生、预防医学类课程在整个课程体系中所占比例很小，从而导致中医人才培养出现了知识与能力体系的缺失。[4]

2.医教协同不足，实践资源短缺

中医药院校与附属医院由于归属部门不同，尚未形成有效的协同机制；且实习学生较多，临床老师配备不足，难以完成教学、临床及科研的教导，学生中医思维尚未建立，理论与实践严重脱节。[5]其次，中医药院校平台建设如实验场所和仪器设备等硬件设施不足、缺乏交叉学科团队间的协同创新、高水平教师团队有待形成等诸多问题，从而导致中医学人才培养难以取得实质性的进展。

3.传统四诊滞后，诊疗方式单一

中医学诊疗强调四诊合参，而传统的四诊方法很大程度依赖于医者的经验水平，且主观性强，目前尚未形成客观规范的标准。在面对突发病（新冠肺炎等）等重大公共卫生事件时，缺乏行之有效的诊断标准，严重阻碍了诊断的开展。且传统中医诊疗方式需要医者与患者"面对面"接触，通过按、触、摸等方法以了解其病情，这样既增加医护人员感染的风险，且操作十分困难。

三、疫情后，创新是中医人才培养的有效改革路径

"致天下者治者在人才"。经此一疫，对中医的教育影响深远，改变了教师的教，学生的学，学校的管及教育形态，也增强了国家及人民对中医的认知度及认可度，且我国临床医学专业认证工作委员会正式获得世界医学教育联合会（WFME）医学教育认证机构认定，是中国医学教育发展从跟跑向并跑转变的一个里程碑，中医人才的培养迎来了"天时、地利、人和"的大好机遇。[6]在这种机遇下，中医药高等教育人才培养模式必须进行一次重大变革，培养新时代"五术"中医人才。即救死扶伤的道术、心中有爱的仁术、知识扎实的学术、本领过硬的技术、方法科学的艺术。

1.教师是中医学子的领路人

注重加强中医学子的医风医德建设，着力培养救死扶伤、心中有爱、甘于奉献、

大爱无疆的医者精神，竭尽全力为人民健康保驾护航。

教师是中医学子的领路人，更是学生治学的榜样，教师的道德情操、思想品质、治学态度、学术水平等直接影响到学生的培养质量，因此提升中医药教师的水平和层次是中医人才培养的关键环节。坚持外引内培、引培并举的原则，不断积极引进优秀人才，加强中医院校师资力量建设，积极打造名师工程。教师应始终教育引导学生把人民生命健康放在首位，尊重患者，教导学生应与患者多沟通，定期回访，以提升学生的综合素养和人文修养，提升依法应对重大公共卫生事件的能力，培养新时代"道术""艺术"人才，做好党和人民信赖的医生。

2.推进课堂革命，培养新时代"学术"人才

课程体系革新是中医人才培养模式的重点，中医课程结构需要根据此次疫情出现的短板与不足进一步调整、优化。中医在防治疫情中，暴露出我国公共卫生全面抗疫人才短缺，相关课程设置较少。因此，中医的教学需要革新，以"调结构、补短板、强基础、提能力、重创新"为培养目标，优化课程设置，打造金课课程。同时增加中医疫病学、传染病学、预防医学及公共卫生管理课程的教学，建立中医药防治传染病的学科体系，以培养更多的全面抗疫人才。同时，中医院校及医院应建立中医防治传染病临床基地、公共卫生与防疫的研究体系、实验室体系，国家应予以重点支持，培养高科技实验人才，做好公共卫生领域的前沿研究工作。此外，要顺应时代发展需要，抓住机遇，积极探索医学、工、理、人文、法律等多学科交叉融合的培养模式，提升中医学子的专业水平和综合素养，培养高层次的复合型人才。

3.推进学习革命，培养新时代"技术"人才

目前中医人才的培养模式以院校教育为主，人员数量多但质量欠佳，且传统教学培养模式单一，特色优势淡化，缺乏专业个性，中医人才培养模式应大胆创新。"言传身教"是中医精准传承的重要方式，而家传和师徒相授是其典范，这种方式的最大特点就是紧密联系临床。《内经》云："善言天者，必有验于人；善言古者，必有合于今；善言人者，必有验于己。"中医学的理论本是实践知识的升华和总结。正如朱沛文《名医治学录》所说："先必读书以培其根底，后须临证以增其阅历，始为医学之全功焉。"因此，可通过建立各级名老中医工作室，完善"名老中医学术继承人"培养体系，做到早跟师、早临床，构建院校教育与师承教育相结合的培养模式。其次，高等中医院校应加强与附属医院合作，定期开展中医学术交流及讲座，以培养"上工"为目标，让中医学子广涉众家名师，博采众家之长。此外按照"整合资源、优势互补，强强联合、协同攻关，中西融合、提高疗效"原则，探索建立中西医临床协作的长效机制和模式；以器官系统、疾病为中心整合中西医基础课程及实践课程，试开展九年制中西结合教育，探索多学科交叉创新性中医人才培养。

工欲善其事，必先利其器。随着计算机、图像分析现代技术及人工智能的发展，并将其运用于舌诊信息、脉象信号、问诊、闻诊等特征信息的获取、识别和判读，借助各种量化表达方式，逐步将四诊信息实现数据化。[7]如湖南中医药大学创立了中医证素辨证理论新体系，开发文锋Ⅲ诊疗操作系统和证素辨证网络平台，研制中医临床博医理AI帮助系统、穿戴式脉诊监测系统、GD-3光电血流容积仪、高灵敏度触觉传感器和计算机脉象仪等仪器设备，并将其运用于中医诊断教学中，有利于提高学生的临床诊疗思维，推进中医诊疗的标准化。[8]同时，还可利用人工智能技术，建设虚拟化的教学资源，实现教学资源的共享，形成"互联网+医学教育"新形态，以现代信息技术推断医学教育质量提升的"变轨超车"。并通过混合式教学、翻转课堂、PBL、TBL教学，提升学生的学习动力，形成人人皆学、处处能学、时时可学的泛在化学习新环境。

4.坚定中医文化自信，培养新时代"仁术"人才

中医文化历史悠久，博大精深。在其形成、发展过程中，深受中国传统文化的浸润与滋养，是中华民族自古以来在生产生活实践中认识生命、维护健康、战胜疾病的宝贵经验总结。此次新冠疫情能有效控制，再次彰显中医优秀传统文化精神及力量，也是夺取疫情防控斗争胜利的精神密码。中医文化精神具体表现以下方面[9]：①人命至重，有贵千金，一方济之，德逾于此。生命重于泰山，疫情就是命令，防控就是责任，把人民群众生命安全和身体健康放在第一位，体现了以人为本、生命至重的精神。②天下兴亡，匹夫有责。十四亿中华儿女同气连枝，各倾其力，英勇奉献，共同展开了一场与死神的赛跑，体现了舍生取义、无私奉献的精神。③面对新冠疫情，中华儿女命运与共，每个人都是战"疫"者；体现了同舟共济、守望相助的集体精神。④投我以桃，报之以李；彼童而角，实虹小子。主动分享疫情防治经验，将抗疫物资送到各个国家，体现了大国情怀、勇于担当的君子精神。⑤病毒无国界，疫情是我们的共同敌人，各国人民应坚定信心、齐心协力、共同应对，体现了开放包容、全球合作的精神。这些是中国乃至全世界取得抗疫胜利的精神动力及有利推手。因此，我们要坚定中医文化自信，培养国际型中医人才，推动中医药走出去，为健康中国建设及人类健康事业做出贡献。

四、成为苍生大医，中医学子永远在路上

中医在新冠肺炎疫情防控工作中，发挥了重要的作用，并得到了世界各族人民的认可，且医务工作者在抗疫过程中以优异的表现，使其社会地位进一步提升，

迎来了中医人才培养与发展的"黄金时代"。因此，我们要瞄准此次机遇，敢于寻找自己的不足，特别是标准化、中西医有机结合等方面的问题。因此，我们要坚持"道路自信、理论自信、文化自信、制度自信"的理念，充分发挥中医药的特色与优势，做好中医推广的宣传员、实践者，赢得中医在面对公共卫生事件的发言权、表达权。[10]

"一代人有一代人的责任，一代人有一代人的担当。"作为一名中医学子，我们要深入思考，系统改革，要时刻不能忘记自身的使命，以寿人济世，大医精诚为己任，以救死扶伤，服务人民为宗旨，秉守中医魂，创中医新，固中医根的发展理念，始终为人类的健康事业奋勇前行，让中华原创的中医药根深叶茂，让中医药事业发展惠泽万邦。乘风破浪，敢于创新，勇担时代责任，为培养更多能为人类健康做出贡献的复合型人才而不懈努力，为健康中国建设提供一手推力！

（杨　梦）

参考文献

［1］孙春兰. 深入贯彻习近平总书记重要指示精神全面加强疫情防控第一线工作指导督导.求是［EB/OL］.［2020-4-1］.

［2］李钊. 世界抗击疫情中医已在路上［J］. 国际人才交流，2020（05）：15-17.

［3］黄明，杨丰文，张俊华，等. 张伯礼：此次中医药抗疫过程的一些经验和反思［J］. 天津中医药，2020，37（07）：722-725.

［4］杨崇清，韩魏，王兆品. 新型冠状病毒肺炎疫情防控下的医学教育思考［J］. 中国高等医学教育，2020（05）：14-15.

［5］李兆燕，曾元儿，梁沛华. 传承与创新视阈下卓越中医学人才培养模式的构建与实践［J］. 中国高等医学教育，2020（08）：24-25.

［6］王晓红. 疫情后大众对中医药的认知变化［J］. 知识经济，2020（14）：52-57.

［7］邱德胜，罗译泓. 基于人工智能的中医有效性探究［J］. 自然辩证法研究，2020，36（09）：64-69.

［8］胡志希，谢梦洲，袁肇凯，等. 数字化中医诊断学实验教学模式的构建与实践［J］. 湖南中医药大学学报，2013，33（01）：134-137.

［9］石书臣，韩笑. 抗疫精神：新时代中国精神的生动体现［J］. 学校党建与思想教育，2020（15）：9-14.

［10］李建生，李素云，谢洋. 河南省新型冠状病毒肺炎中医辨证治疗思路与方法［J］. 中医学报，2020，35（03）：453-457.

承中医魂、见护理真——疫情后中医护理发展的思考

今年伊始，我国暴发了由新型冠状病毒引起的全国性的疫情，给国家经济和人民健康造成了重大的损失。面对疫情，我国医疗体系迅速反应、医务人员迅速行动，最大限度地保障了人民群众的生命健康安全，成功地完成了一次突如其来的大考。[1]据统计[2]在全国4.26万名援鄂医疗队员中，有2.86万名护理工作者，占医疗队总人数的68%，既为患者提供医疗护理，还承担着患者的生活护理、心理安慰、精神支持等任务，可见护理人员在对患者的医疗救治过程中发挥了非常重要的作用。疫情期间，《新型冠状病毒肺炎诊疗方案》经过数次修改，各种治疗手段的作用和重要性也不断被更新，特别是我国传统中医药的各种治疗、护理方式逐渐被纳入方案中，得到普遍的推广和广泛的应用，在抗击新冠疫情保护人民生命安全方面起到了巨大的作用。[3]国务院新闻办公室在2020年6月7日发布的《抗击新冠肺炎疫情的中国行动》白皮书[4]中指出：本次新冠疫情防治中，中医药参与救治确诊病例的占比达到92%，湖北省确诊病例中医药使用率和总有效率超过90%，疗效确切。中医护理以中医整体观为指导、以"辨证"为主要依据、以中医传统技术为重要内容，不仅有效地改善了新冠肺炎患者的健康状况和心理状况，且在防病保健等方面起到了积极的作用也得到了广泛的关注。面对疫情影响下人民群众健康观念改变的新形势，如何抓住社会民众对健康知识需求增加的机遇、对中医健康知识关注度提高的机遇，促进中医护理的发展，值得每一个中医护理人员的思考与努力。

一、护理工作在新冠疫情防控中的重要作用

护理工作是医疗卫生工作的重要组成部分，在促进和维护人民群众的身体健康方面发挥着不可替代的作用。中国有句古话，三分治疗，七分护理，凸显了护理工作在疾病治疗中的作用。据报道在本次新冠肺炎疫情中，护理人员作为援鄂医疗人员的主力军，人数占比高达68%，无论是在方舱医院、隔离病区，还是在救治重症的ICU，随处都有护士的身影。为满足湖北和武汉重症以及危重症患者治疗需要，约有1.4万名护士服务于重症病房，[5]为患者提供非常专业的医疗护理，一方面严密观察病情、进行各项生命体征的监测，[6]另一方面严格进行人工气道的管理、肾脏替代治疗、ECMO护理、俯卧位通气等具体的医疗护理工作，同时要积极预防

呼吸机相关性肺炎、导管相关性血流感染、深静脉血栓、压疮等一系列的并发症的发生，[7-9]为保障重症患者的生命安全争取更多的机会。新冠肺炎重症患者病情危重、变化迅速，[10]常常合并多器官功能衰竭和多种并发症的发生，治疗手段非常复杂，护理工作量极大，对护理专业技能要求较高，护理工作者娴熟的专业技能为保障患者的顺利康复起到了不可替代的作用。对于轻症患者的护理，虽然不如重症病房的患者病情危重，但因护理人员短缺面对的患者较多，也有比较繁重的工作量，护理内容方面有生活起居护理、病情观察、给药护理、饮食护理、心理护理、运动调护、中医护理适宜技术等方方面面。[11]

二、中医护理在疫情防控中的特殊作用

疫情期间，传统中医药由最初的不参与到使用比例不断增加，并被逐渐纳入诊疗方案中，进而得到普遍的推广和广泛的应用，充分说明了传统中医药疗法在新冠肺炎治疗中具有良好的效果和不可替代的优势。中医护理根植于中医基本理论，是中医学的重要组成部分，有着悠久的历史和丰富的内涵。随着中医药疗法在新冠肺炎治疗中的疗效得到肯定，中医护理技术也得到了广泛的应用且备受关注。有研究显示，传统中医养生气功疗法如六字诀[12]、八段锦[13]在新冠肺炎患者中的应用，有效改善了患者的健康状况和焦虑程度，并且广受患者的欢迎，疫情期间中医护理人员带领患者跳中医养生保健操的报道和视频广为流传。另有不少文献也报道了穴位贴敷、穴位按摩、艾灸、穴位压豆等中医护理技术在新型冠状病毒肺炎患者中的应用，[14, 15]有效的改善患者健康状况。同时，因具有简便、价廉、方便操作的优势及养生保健的功效，不仅在各种医疗场所得到了应用和推广，也被不少的普通民众所接受使用。

三、疫情后中医护理面临的机遇

在新冠疫情影响下，社会民众对自身的健康更为关注，对健康知识的需求也不断增加。中医药疗法中的各种诊疗措施在抗击新冠肺炎疫情中的应用实践取得的良好效果，不仅有效地改善了不少新冠肺炎患者对中医疗效的怀疑态度，[16]也使得普通大众对中医健康知识的关注度和认可度有极大的提高，有区域性的调查显示，有84.6%的居民认为了解中医药知识后对健康有帮助，[17]且疫情后以中医为主题的媒体正面报道也明显增多[18]。在中医药疗法广受关注的背景下，中医护理人员作为与患者接触最多、交流最频繁的具有中医知识背景的医务工作者，将有更多的机会对传统中医药及中医护理技术进行推广和宣传，使更多的人了解、接受、使用中医药疗法，为更多人的身体健康服务。

四、疫情后中医护理面临的挑战

传统中医药是中华民族的瑰宝，在中华民族几千年的发展过程中为中华儿女的身体健康做出了举足轻重的贡献。自从西方科学思想和西方现代医学传入我国之后，有关中医的诟病就没有中断过。[19]疫情期间普通大众对中医健康知识的关注度和信任度的提升，虽然有助于中医药及相关诊疗技术的发展，但并不能抵消有关的诟病，中医护理作为传统中医药的一部分目前存在着科研能力、人才培养数量和质量等方面的挑战。科研能力和人才培养数量在科研论文的数量上有直接表现，通过文献研究发现，无论是期刊论文或是学位论文，中医护理为主题的文献要远远少于西医护理，即使在新冠疫情期间中医护理发挥了重要作用的背景下仍是如此，这一方面反映了中医护理科研思维及重视程度的不足，另一方面也说明了中医护理人才培养数量的缺乏。此外，中医护理人才培养质量的问题体现在从业人员中医基本功不扎实、中医基础理论知识缺乏、辨证施护能力不足，进而直接导致对中医护理技术不自信、不敢用、用不好，不止降低了中医护理技术的社会影响力，甚至也会对中医的形象造成一定的损害。所以，如何培养高质量的中医护理人才，如何确保中医护理技术能有稳定的疗效，如何加强研究用明确且公认的证据证明其科学性，是疫情期间及今后中医护理面临的挑战。

五、疫情后中医护理发展的思考

疫情期间人民群众健康观念的改变、健康意识及中医健康知识关注度的提高，为中医护理的发展创造了良好的机会。如何发挥优势，抓住机遇，使中医护理今后在维护人民群众身体健康方面发挥更大的作用，是值得我们反思的问题。教育作为人才培养的起始点，在促进中医护理发展方面的作用值得重视，面对目前中医护理存在的问题，应充分发挥教育的作用。首先，为了推动中医护理事业更好的发展，加强中医护理的学校教育，提高人才培养的数量和质量是重中之重，要改变现有的课程设计模式，更加注重培养中医护生的中医基本功、中医基础理论、辨证施护能力、中医视诊等基础能力，以保证经过系统的中医教育的护生具有较高的中医综合素质。其次要加强医院的在职教育力度，构建目标明确、实用性强且易于实施的中医护理在职培训方案，不断地加强已有中医基础的护理人员的能力与技能，同时也加快无中医基础的护理人员的快速培养。学校的基础教育与在职的继续教育相互结合、互相促进，将更有利于中医护理人才的培养及中医护理事业的发展。最后，要加强对患者的健康教育。护理工作最终是以临床应用为导向，中医特色健康教育作为中医护理工作的一大特点，除了传统护理健康教育内容外，还包含了多种中医保健知识，为患者提供了更为翔实和具体的康复指导。充分发挥中医健康教育的优势，推广中医护理技术，让患者及人民群众切实看到其"有病治病、无病防病"的效果，既是推广和宣传中医护理的途径，也是中医护理发展的根本和目的。

（李振东）

参考文献

［1］翟双庆，焦楠，闫永红，等.疫情"大考"背景下对中医药高等教育的思考［J］.中国高教研究，2020（04）：28-32.

［2］国务院联防联控机制举办的新闻发布会：新闻发布会文字实录.［R/OL］.［2020-04-07］.http://www.nhc.gov.cn/xcs/s3574/202004/35b23a66a5cd4ee2a643c2719811081e.shtml.

［3］余艳红，于文明.充分发挥中医药独特优势和作用为人民群众健康做出新贡献［J］.中国中西医结合杂志，2020，40（09）：1029-1031.

［4］中华人民共和国国务院新闻办公室.白皮书：抗击新冠肺炎疫情的中国行动.［R/OL］.［2020-06-07］.http://www.scio.gov.cn/ztk/dtzt/42313/43142/index.htm.

［5］姜洁，袁永庆，白雪，等.新冠肺炎疫情防控中关键卫生资源配置探讨：以湖北省武汉市为例［J］.中华医院管理杂志，2020，36（10）：804-809.

［6］田时静，周发春.新型冠状病毒肺炎患者重症化早期预警，降低重症发生率［J］.中华重症医学电子杂志（网络版），2020，6（03）：339-341.

［7］吴艳丽，冷秋，张凡.新冠肺炎危重症患者行ECMO治疗院内转运护理［J］.齐鲁护理杂志，2020，26（18）：117-119.

［8］闫军，郝碧海.新型冠状病毒肺炎患者经鼻高流量氧疗的护理［J］.黄冈职业技术学院学报，2020，22（04）：101-103.

［9］孙晨靓，陆舒，王林华，等.关注新型冠状病毒肺炎重症患者ICU后综合征：防治并重［J］.中华重症医学电子杂志（网络版），2020，6（03）：342-343.

［10］王欢，李执，徐德宇，等.新型冠状病毒肺炎危重症患者临床特征研究［J］.东南大学学报（医学版），2020，39（04）：475-479.

［11］李雪莹，唐振英.人文关怀护理在武汉方舱医院新冠肺炎轻症患者中的应用［J］.齐鲁护理杂志，2020，26（06）：8-10.

［12］单晨曦，王梁敏，季坤，等.六字诀干预新型冠状病毒肺炎患者情志的中医探讨［J］.中西医结合护理（中英文），2020，6（09）：76-78.

［13］陈二辉，尤久红，陈名桂，等.八段锦在普通型新型冠状病毒肺炎患者中的应用［J］.中西医结合护理（中英文），2020，6（08）：118-121.

［14］钟远，刘姝，张钰鑫，等.新型冠状病毒肺炎中医护理防控要点［J］.中华护理教育，2020，17（04）：311-315.

［15］郭素云，杨毅华，李丹娟，等.新型冠状病毒肺炎疑似病人的中医症候特点和辨证施护［J］.全科护理，2020，18（09）：1085-1088.

［16］王晓红.疫情后大众对中医药的认知变化［J］.知识经济，2020（14）：52-57.

［17］覃勤，李月发.重大疫情下南宁市社区居民对中医健康知识的需求及影响其运用的因素
　　　［J］.广西医学，2020，42（07）：863-866.
［18］程萧潇，金兼斌，张荣显，等.抗疫背景下中医媒介形象之变化［J］.西安交通大学学
　　　报（社会科学版），2020，40（04）：61-70.
［19］郑言.中医学体制的近代转型研究［D］.山西大学，2018.

树立中药品牌，助力中医发展

新冠肺炎疫情是百年来全球发生的最严重的流行性传染病，是新中国成立以来我国遭遇的传播速度最快、感染范围最广、防控难度最大的重大突发公共卫生事件。[1]尽管当前新冠肺炎疫情仍在全球肆虐，但在国内已经得到良好的控制，中国的抗疫斗争仅用3个月的时间就取得了湖北保卫战的决定性成果，接着在几个局部暴发的地区也迅速开展了疫情歼灭战。在整个过程中，中医药发挥了独特优势，为控制疫情蔓延、防止疫情威胁人民群众的生命健康发挥了巨大作用。中医再一次凭借其突出的疗效，引起了全球关注。但国内外对中医治疗新冠质疑的声音仍然不绝于耳，临床应用的方剂没有经过随机双盲对照实验，缺乏科学性，可信度不高，等等。[2]这意味着，中医迎来新机遇的同时，也面临着又一轮挑战。

中医之所以受到质疑，主要原因还是在于中西医文化的壁垒，现代医学讲究微观机理明确，而中医是因人因时因地而异的宏观辨证论治，难以用简单的靶点或者通道来阐释清楚，这便进一步限制了中医国际化的进程。中药是中医发挥疗效的物质基础，对中药的全面分析也是最能和西医用药理论契合，让世界重新认识和理解中医的关键桥梁。与西药相比，天然化的用药取向具有简便廉价、毒副作用低等独特优势。而中药走出国门，必须要在稳打稳扎的科学研究基础之上，打造特色，树立中药品牌。进而依靠品牌效应传播中医文化，带动中医药经济增长，助力中医发展。

一、何为中药品牌意识

中药品牌意识，其实自古就有，即"道地药材"。道地药材是中国独有的，由于中国幅员辽阔，历史悠久，道地药材目前有200多种。道地药材就像地理标识，把一个产品与一个特定的地区联系起来，并显示出与地理产地相关的质量、属性和声誉。人们倾向于把法国的起泡葡萄酒（香槟）、古巴的烟草（哈瓦

那）和中国的茶叶（龙井）等同为"优质产品"。[3] 根据法国葡萄酒的分级，A.O.P.（"Appellation d'Origine Protegee"意为"原产地保护"）是最高的分级，它规定葡萄酒必须产自特定的地区，并且必须遵守一定的质量要求。医药行业优秀的案例有日本的"汉方制剂"、韩国的高丽参产业等，同样，道地药材历来也被认为是中药行业的顶级品种。"道地药材"一词在中国广泛流传，但其历史脉络不清，尤其是在国际层面上，接受度并不如前面列举的几个案例高。再者，在多年的资源过度开发，野生道地药材资源日趋枯竭的背景下，中药材种植成为生产中药的主要方式，但伴随之的大规模非适宜区域盲目引种也导致了诸如道地性丧失，药效降低，开发无序，质量混杂等问题的出现，影响了中医药持续健康发展。道地药材虽然经过了几千年的临床实践，享有很高的声誉，但其优越的临床疗效仍未得到现代科学的充分证明。从道地药材入手，是当下树立中药品牌最便捷快速的切入点。

二、树立中药品牌的意义与对策

1.树立中药品牌与国家政策与中医药的发展规划相吻合

党中央、国务院高度重视中医药发展，明确提出推进中药材规范化种植，全面提升中药产业发展水平。加强道地药材资源保护和生产管理，规划、引导、加快道地药材生产基地建设，推进规模化、标准化、规范化生产，强化规范生产操作，对中药材生产全过程进行有效的质量控制，可以稳步提升中药材质量，增加优质药材供给，这是保证中药材质量稳定、可控，保障中医临床用药安全有效的重要措施；同时有利于中药资源保护和持续利用，促进中药材生产的规模化、规范化和产业化发展，更好地满足人民群众对健康生活的需要，对实施健康中国战略和乡村振兴战略具有十分重要的意义。[4]

2.树立中药品牌的对策

（1）重点在于提升质量标准

标准的制定对中药质量的保证具有重要意义，20世纪末，欧洲发生了中药广防己引起的严重肾毒性事件，而事实上处方中开具的中药品种为汉防己，21世纪初的龙胆泻肝丸事件亦是由于木通科两种中药的混用导致的。这些由品种混用造成的悲剧与早期对中药认识不足，把控不严有很大关系，究其根本，是因为缺少标准的约束，也因此在国际上留下了用药随意、不负责任的印象。此外，中药材质量下降也是造成中药不良反应的重要原因。[5] 中药领域种子种苗质量不高、农残超标、重金属超标、掺假造假等问题严重，药材质量问题导致药品安全风险重重。解决这些问题，需要对各个生产环节进行规范化，建立标准化、可追溯性管理体系，逐步提升质量标准。

道地药材作为中药的精华，也具有多靶点、多成分、协同作用的特点，很难通过临床研究来评价其道地质量。其次，临床试验周期长、费用高，往往涉及难以实施的伦理挑战。参考美国FDA《植物药工业开发指南》，将测定批效价和活性的生物分析方法应用于植物药的综合评价。可作为道地药材质量标准制定的方向之一。在生产实践中保证道地药材质量。我们应该借鉴美国FDA管理经验中将产品原料的质量控制贯穿于整个生产过程的"全证据法"。对于道地药材的原料控制，可为道地药材的选址、种质选择、规范化栽培和加工等方面建立评价标准。制定科学规范的技术标准后，可形成道地药材示范基地。此外，为了提升道地药材的品牌价值，还需要发展品牌管理体系和地理标志保护。要从源头保证道地药材质量，建立从种质来源到贮藏过程的可追溯体系。道地药材的标准化促进了中国医药与世界的贸易和交流。

（2）关键是要进行技术创新

从20世纪80年代末期至今，[6]中药的出口创汇情况几乎没有什么变化，一直在5亿美元上下徘徊。1995年上升到6.7亿美元，为历史最高水平，后来又下降到5亿美元上下。而且中成药仅占20%～30%，其中，相当一部分还是植物提取物。出口的中药材占70%，多数是生药而非饮片，实际是为西方提供植物药的原料。我国东北是珍贵中药材人参的道地产区，但往往以低廉的价格出口给韩国，由韩国企业加工后贴标签摇身一变成为价值不菲的高丽参。可以说我国原药材的出口根本算不得出口，所得到的外汇是以中药材培养的长期成本造成的土质变差，甚至土壤沙化为代价换取的。科研开发水平和技术创新能力低是中药发展中长期存在的问题，因此，打破低水平生产和出口模式的唯一可靠途径就是进行技术创新。

随着各种现代分析检测技术的发展，结合软件技术，有可能发现道地药材中主要化学成分的质谱裂解模式，探索道地药材中的新化合物，进一步建立道地药材的化学库。超临界二氧化碳萃取技术、超微粉碎技术、新吸附技术、大孔吸附树脂技术等作为先进的原料提取技术，值得在中药生产中大力推广，以促进中药生产技术及工艺的工程化。中药分子鉴定作为传统鉴定技术的补充，正朝着快速、简便、高度自动化的方向发展。建立道地药材基因文库，并结合基因测序、基因芯片技术、免疫分析、荧光标记技术等检测方法，将在道地药材鉴定中得到广泛应用。各种先进技术的迅速发展和应用，将极大地丰富道地药材的质量控制手段，使建立规范的道地药材操作规程成为可能。

（3）需要注重产权保护

我国中药类专利从2001年开始累计向国外申请总量仅有600余件，远低于其他技术领域的涉外专利数量，主要申请途径是专利合作条约（PCT）方式，[7]专利申请的区域主要包括俄、日、韩、澳、欧、美等国家和地区。技术方面主要包括制剂工艺流程、有效成分等。我国构建的中药知识产权保护法律体系应当与国际接轨，从战略的高度体现其重要性。此外，中药企业应当加强产权意识，关注各国竞争对手在知识产权注册方面的动向，及时把握发展机会。当然中药企业还得专注提高自身产品申请专利的科技含量，才能真正意义上的保护传统中药。

近两年各大高校和制药企业合力开发的"经典名方"，本质上也是树立中药品牌的一种新尝试。经典名方作为中医理论的载体，临床治病的主要方法，事关中医的理法方药体系、临床应用、产业振兴发展，是中医药传承发展的突破口之一。基于经典名方的高品质中药制剂研发，是新时期中药产业高质量发展的重要举措。因此，经典名方研发，要从中医事业与中药产业发展全局的高度，进行审视。[8]然而，中药经典名方用药历史悠久，多记载于古典医书中，在运用的过程中又得到了广泛的传播和反复引用。对于这一类型的知识产权，很难从源头上进行明确的保护。故只能在经典名方传统知识的基础之上进行产品的二次开发，增加技术含量，进一步对产品进行保护。

三、小结

总而言之，今年中医药在国际抗疫斗争中贡献了独特的力量，再一次证明了中医药的有效性，这有助于中医药的国际化进程，也带来了新的历史机遇。而中药是中医发挥效果的物质基础，中药的生产技术水平直接影响临床治疗效果。趁此契机，应当在现有基础上，加快中药品牌建设的步伐，着重从已经有一定历史背景的道地药材出发，提升质量标准、增强技术创新，同时在此过程中注重产权保护，助力中医的发展。

（杨扬宇）

参考文献

［1］习近平在全国抗击新冠肺炎疫情表彰大会上的讲话［N］.人民日报，2020-09-09（02）.

［2］罗照春，莫郑波.抗新冠肺炎中药方剂的科学性［J］.家庭医学，2020（09）：22.

［3］A.Brinckmann，J.Geographical Indications for Medicinal Plants：Globalization，Climate Change，Quality and Market Implications for Geo-Authentic Botanicals.

［4］程显隆，郭晓晗，李明华，等.道地性和生产规范性是中药材质量属性形成的关键［J］.中国现代中药，2020，22（07）：991-995+1155.

［5］贾谦.中药现代化、国际化的反思与发展［J］中国中医药信息杂志，2003，06：10（6）：1-4.

［6］张欣蕊.探究中药生产技术与工艺工程化［J］世界最新医学信息文摘，2020，16.

［7］蔺橄，陈玉文.中药国际化发展策略探讨［J］.中国药业，2020，29（14）：1-3.

［8］杨洪军，黄璐琦.经典名方的研发——中医药传承发展的突破口之一［J］.中国现代中药，2018，20（07）：775-779.

疫情后中药的传承与创新

中医药是中华民族几千年的历史瑰宝，其中中药作为中医药发挥临床疗效的物质基础，在临床上经过反复证明确有奇效，尤其是在2019年年末发生的这次全球罕见的新冠肺炎中发挥了不可替代的作用。这次新冠肺炎，对于中医药来说是一次巨大的挑战也是机遇。中药具有固本扶正、协同配伍用药以及毒副作用小的优点，但是，也应清醒地认识到中药发展的劣势和不足，中药质量严重制约和影响着中医药发展，突出表现在中药物质基础难明，作用机制不清、创新能力不强、质量控制不严、支持力度不够等。透过此次新冠肺炎，我们可以看到中药具有西药无可比拟的优势，应当更加坚信中药发展的初心与使命，更加坚定中药发展的前进方向。作为一名中药学专业的博士生，应当辩证认识中药防病治病的优势以及中药发展存在的不足，从而传承精华、守正创新。

一、中药防病治病的优势

1.中药通过扶正治疗疾病

中医认为："正气存内，邪不可干。"中医的扶正在于双向调节，免疫力低下时让免疫力提高，免疫功能亢进时，把它压下来。同时，中医药有针对性，不论是体液免疫还是细胞免疫，哪一个免疫有缺陷，通过调节都能达到一个平衡。[1]中药是调节机体免疫力达到固本扶正的效果，靠自身免疫力来战胜疾病，所以在治疗此次新冠肺炎病毒中发挥了西药所不能达到的效果。在新冠肺炎早期，单用中药可以发挥较好作用，但是晚期重症病人应该中西药并重。

2.中药配伍用药疗效更佳

中医讲究三因制宜，因时因地因人而个体化给药，注重天人合一与整体观念，强调人与自然和谐发展。"药有个性之特长，方有合群之妙用"，体现了中药复方配伍用药的奥秘。这次新冠肺炎病因和临床表现基本相同，基本表现为寒湿证所引起的发热、乏力、干咳等，但也会因气候不同和个人体质不同而有不同临床表现，因此可在一个大的标准方基础上随证加减药味进行治疗。

3.毒副作用小

中药治疗疾病使用的都是天然植物、动物或矿物药，能在防病治病过程中将对人体的损伤降低到最少，甚至有些中药可以药食两用，可见中药在防病养生及保健方面发挥了独特的优势。

二、中药发展的不足

1.物质基础难明，作用机制不清

中药或中药复方以多成分—多靶点综合协调发挥作用，中药里有成百上千的已知成分，还有无数的未知成分。现有的分析检测技术，不能完全地检测到中药所含的所有成分，且有些成分含量低，并且有可能与其他成分发生相互作用产生新的物质。中药成分随域随种随株发生变化，原植物经过种植、采收，到加工炮制、提取、制剂制备到最终成品，中间的每一个环节都会影响中药的质量。中药成分的研究就已经这么复杂，成分—靶点相互作用的机制研究就更加复杂了。因此，中药的物质基础和作用机制研究是限制中药现代化的三大工程技术难题和三大前沿科学问题之一。

2.创新能力不强

创新能力包括理论和技术两方面。中药实现现代化面向全世界，首先必须传承精华从而理论创新。目前中医的发展多借鉴西医的研究模式，突出表现在中医诊断、中药产业等方面。如传统中医强调望闻问切，而现代中医院多是借助现代诊断设备和技术来进行诊断；中药研究多生搬硬套西药的研究方法，这显然是行不通的，不符合中医的综合观和整体观。中医药的创新能力不够还突出表现在原研药的创新能力较弱，我国自主研发的新药很少，大部分是仿制药。尤其是这次新冠肺炎，对我国的新药研发能力是个极大的考验，究其背后的原因是新药研发成本大、研发周期长、研发风险大。

3.质量控制不严

中药的质量一直是制约中药发展的瓶颈问题，突出表现在：①中药炮制原理欠明，不利于质量属性控制：如川乌、草乌、附子等毒性成分影响明确，可通过毒性成分的化学变化得到解释，但对于毒性成分不明确的中药，如半夏，就不易解释；②中药制剂制备工艺研究方式粗放，难能全面反映质量属性：中药的度量衡古往今来并未统一，造成处方投料量不一致。此外，中药的制备方法、辅料等都会影响中药制剂质量；③中药质量评价模式落后，难能准确反映质量属性：由于中药成分复杂、作用功效广泛，成分间相互影响，整体药效不是单一药效成分的简单叠加，而是成分间协同作用的结果，而现存方法多以单个指标成分反映中药整体的质量属性。

4.中药研究不够全面，表达不够精准

最近湖南中医药大学校长何清湖教授提出了数字中医药，任何一门科学，只有当它能用数字表达的时候，才能称之为一门科学。而中医药理论诞生于中国古代哲学，有着浓厚的人文主义色彩，不仅是一门科学，也是一门哲学。中医药蕴含了丰富的哲学智慧，但研究不够精准，表现在中医药的有效性和安全性研究的证据不足，疗效得不到认可，这是中医药的优势也是劣势，亟须建立一套适合中医药整体观的数学模型。

三、中药须传承精华，守正创新

1.加强理论和技术创新

在掌握中医基础理论之后，重点开展中药药性理论、四气五味理论、归经理论、方剂配伍理论、中药复方药效物质基础和作用机理等中药基础研究。同时，要清楚看到中药与西药的异同，结合发展，取长补短。中药是先临床后基础，西药是先基础后临床，因此中药的研究不能生搬硬套西药的研究方法，需要进行理论和技术创新，创造出一套符合中医药特色的理论研究体系。如中药药物动力学研究一直是限制中药发展的瓶颈问题，因为中药成分复杂，且成分随药物之间相互作用和加工、炮制技术而变化，难以控制中药质量的稳定性和传递性，研究中药成分在体内的量-时-效关系更加难上加难。许多学者致力于该领域的研究，众说纷纭，但成效甚微。此外，积极进行技术创新，如开展中医诊疗技术研究，研制具有中医特点的诊疗仪器设备，探索中医四诊客观化、规范化方法。

2.规范标准

以提高中药产品和产业技术水平为目标，按照中药多组分、非线性、多元化、多环节发挥效应的特点，建立中药材种质、品种、质量、种植、采集、加工、饮片炮制、提取等技术标准与技术规范，中药疗效与安全性评价标准、中成药生产工艺与装备标准、质量控制标准、中药标准品（对照品）库等。影响中药质量的环节众多，每一个环节都需要制定合适的质量标准合理规范中药质量评价方法和指标，如原药材要严格测定农药及重金属含量，建立精确的炮制火候数学模型等。

3.互联网+中药

此次新冠肺炎不仅成就了中医药，也大力推动了信息技术的发展。人工智能是信息技术的核心，在新药研发领域中起着至关重要的作用。人工智能应用于药物发现阶段：加速药物靶点发现、多维度复合优化药物候选分子等研究可降低药物研发

成本，缩短药物发现时间；应用于临床前开发阶段：可处理药物的分子特性、水溶性、毒性、口服吸收潜力等问题；应用于临床研究阶段：可分析药物重定向、患者招募、优化临床试验等情况；应用于审批与上市阶段：可开展新药研发情报分析和上市后安全评价等工作。[2]还可运用信息技术和数据挖掘技术，开展名老中医学术思想、临床经验和辨证论治方法的总结研究；古籍和文献的整理、挖掘研究；民族医药、民间疗法的系统整理和评价研究。除了与互联网技术融合发展，还应与数学、化学等多学科交叉融合发展，促进中药产业发展得又好又快。

4.促进中药经典名方二次开发

经典名方是中药方剂的杰出代表，是历代临床经验的总结，是中医药伟大宝库中最精华的部分。[3]经典名方在古代文献中有较多记载及医案证据，临床上具有"至今仍广泛应用、疗效确切、具有明显特色与优势"的特点；为各类权威中医药教材、临床指南广为收录或推荐；在现代文献中有较多的临床及实验研究报道，得到临床专家和医生的广泛认可。经典名方作为中医理论的载体，临床治病的主要工具，是中医药传承发展的突破口之一。[4]

5.人工智能推动中药快速发展

人工智能可用于药物发现、临床前开发、临床研究及审批上市等一些新药研发的关键阶段，降低药物研发成本，缩短新药发现时间。

6.政策支持

中药产业发展离不开国家的政策支持和财政投入，创新是中药产业发展的灵魂，因此应该增大对新药研发的力度和成本，制定若干鼓励中医药发展的政策法规，制定积极的人才政策，组建一批国家重点实验室，加强中医药发展战略和机制研究，鼓励创新。

四、结语与展望

综上，可以看到中药发展存在的优势与劣势，虽然中药在此次新冠肺炎中发挥了不可替代的作用，但我们也应辩证看待中药的作用。透过此次新冠肺炎，我们应更加坚定中医文化自信，更加坚守医道、医信、医理，不忘初心，牢记使命，将老祖宗遗留下来的宝贵财富传承好、发展好。继承是中医药发展的基础，创新是中医药发展的动力，只有传承精华，才能保持创新的正确方向。中医药是祖国的瑰宝，我们要坚信中药未来的发展必有一番广阔前景；要坚守习近平总书记"传承精华、守正创新"的发展理念；坚持解放思想、实事求是、与时俱进的改革精神；坚持以临床价值为导向的新药开发策略。我们要在尊重传统医学理论的基础上，将中医药基础理论与现代医学理论相结合，中医药传统的诊断方法与现代仪器设备与技术相结合，就一定可以推动中药产业健康快速发展并走向世界，为构建人类健康共同体做出巨大贡献。

（李海英）

参考文献

［1］杨丰文，黄明，张俊华，等.应对疫情中医药救治有哪些优势——张伯礼院士权威解答［J］.天津中医药，2020.

［2］孙雅婧，李春漾，曾筱茜，等.人工智能在新药研发领域中的应用［J］.中国医药导报，2019，016（033）：162–166.

［3］陈畅，程锦堂，刘安，等.经典名方研发策略［J］.中国中药杂志，2017（09）：1814–1818.

［4］杨洪军，黄璐琦.经典名方的研发——中医药传承发展的突破口之一［J］.中国现代中药，2018，020（007）：775–779.

疫情后中医药发展的独立与从众

新冠肺炎疫情暴发以来，针对新冠肺炎疫情防控工作，习近平总书记多次强调：要不断完善诊疗方案，坚持中西医结合。同时中央应对新冠肺炎疫情工作领导小组要求，强化中西医结合，促进中医药深度介入诊疗全过程，及时推广有效方药和中成药。新冠肺炎暴发初始，中医药未能第一时间加入战斗，在行政力量的介入下，中医药才参与到对抗新冠肺炎的工作中。运用中医药手段抗击新冠肺炎疫情时，中医药治疫临床效果显著，中医药又一次进入大众视野，支持中医药共同抗疫的声音愈来愈多，舆论上质疑它的声音也开始出现。本文对中医药在此次对抗新冠肺炎疫情中的纵深实践进行分析与总结，对中医药抗疫的信任度不高进行哲学辩证深度解析，找到舆论质疑中医药治疗方法的突破点，以期对构建更具有弹性的中医药抗击突发新发传染病疫情机制保障问题提出对策与建议。[1]同时针对我国现在中医药存在的突发疫情应对体系设置不健全、机制运行不畅、法律不完善等问题，从三个层次站在独立与从众角度探求新的解决方式，增强中医药的话语权，保证中医药在下一次突发疫情中，不依赖行政力量，凭借自身及时高效的弹性体制，第一时间就能发挥出强有力的具有中医药特色的理想治疗效果。

一、大众求医的独立与从众心态

自2019年12月新冠肺炎疫情暴发后，群众连夜排队抢购双黄连事件，将中医药再一次带到风口浪尖，大众盲目跟风购买，网上铺天盖地的"神药论"，是资本操纵的结果，还是中医治疗有效的结果。事实是未有足够临床依据证明其治疗新冠肺炎的有效，媒体断章取义的宣传，一波又一波的盲目跟风购买带来的巨大利益，资本在其中获利后助长舆论发酵，而中医药"包治百病"的舆论讽刺风暴愈演愈烈，舆论的力量让中医药发展何去何从，面对大众从众心态，中医药如何引导其独立判断，是探索中医药治疫体系需要密切关注的。排队抢购双黄连事件不是偶然事件，在非典时期销量暴增的"包治百病"板蓝根，过分夸大中医药治疗效果，造成的不良后果后，中医药人用很长一段时间去消除大众的刻板印象。疫情之下，中医药抗疫体系的漏洞百出，如何消除"包治百病"板蓝根、"神药"双黄连的笑话；为何未有明确治疗效果的药突然出现在大众面前；谁代表中医说话，大众该信谁；相关部门、综合医院及患者对中医药认识程度不够；中医药必须攻克这些难题，大众需要权威有效的消息来源，中医需要话语权，谁在中间做桥梁，中医与患者亟须高效有用的宣传体系解决燃眉之急，有效的中医药治疗方法，科学系统的医疗机制，及时权威的媒体宣传，能重新树立中医的威信。后疫情时代，利用民众心态发展中医药事业，以大众的角度讲中医的未病先防，普及中医药预防方，针对各地散发疫情病例，独立分析中医药特效方。后疫情时代，是中医发展之大机遇，研究大众面对疫情的社会化表达，抓住普通群众从众心态，通过口口相传，宣传中医药预防方。这一时期，是机遇也是挑战，用什么中医药有效方，普通群众在哪里找有效的中医治疗，是中医药发展迫切需要解决的问题。从众心态给中医药带来的机遇，在面对越来越多的独立思考后，中医药需要做出相应的改变引导大众正确就医，使其相信中医药，敢用中医药。

二、中医治病的独立与从众

新冠肺炎暴发初始，中医药未能第一时间介入，武汉的定点治疗医院多为西医医院，中医类医院几乎未加入，很多西医及患者对中医药存疑，中医药无法第一时间冲到最前面，直到行政力量的介入，中医药才进入治疗。探究背后缘由，以哲学辩证的思维讲中医治病方法，站在从众与独立辩证对立的双角度，融合成中医治病手段，结合看待中医药治疗疫情。中医治病的独立与从众的方法依据于中医治病"整体观念"和"辨证论治"的思想。从众融合成中医理念以新的角度理解为中医治病方法中的整体观念，独立在中医用一种方式表达就是辨证论治手段，这两点贯穿于中医治病的全过程。中医整体观念不单单讲人这一整体,讲的是与疾病相关的天、地、人在内的诸多因素;而中医的辨证论治思想主要注重疾病过程中邪正双方的消长关系,独立且对立地看待疾病本身。在抗击疫情时,中医根据群众对待疫情的独立与从众的矛盾心态,结合中医药治疗新冠肺炎发挥其"整体观念"和"辨证论治"的理论,筛选并研发出"三药三方",在抗击新冠肺炎中发挥了重要作用。[2,3]在中医治病中谈从众与独立,能直观体现中医药治疗新冠肺炎的优势,从众是从人与环境讲中医的整体观念,新冠肺炎作为传染病,人与人、人与环境之间关系至为重要,控制这些因素为中医药发挥理想药效结果提供前期基础。抛开从众的固有概念,从大众感染新冠疫情的发病特征找治疗方案,综合整体谈疾病特点,最后运用辨证论治方法进行筛方研究,探究相应的治疗方案。用中医药特有治疗方法对症开方的过程中"处处体现哲学思想,用从众与独立的角度看待中医药在疫情中的运用,对中医药治疗传染病科学性机制提供新的理论思维。中医药疫病理论体系是一个比对数据库,以现场调研为基础讲其大众特点,围绕核心病机配合个体化辨证体现它的独立性,形成的防治体系,对于新发传染病的防控是一种成功模式。

三、中医药科研工作者的独立与从众

疫情暴发以来,医疗体系初期应对措手不及,一线医疗工作者日夜在前线奋斗,困难重重,传染源、传染途径、发病机制一直是大家探寻的问题。在中医药想突破这些难题走进大众视野时,中医药多成分多靶点多途径的治疗特点使得初期介入新冠肺炎治疗难上加难,最后,在行政力量协助下,中医药加入这场战斗,发挥出意想不到的显著效果。疫情后期,随着中医药科研工作者的加入,抓住新冠肺炎的基本规律,解决中医药攻克新冠肺炎技术上的难题。疫情初始,一线医疗工作者背负使命,不辱使命;后疫情时代,中医药科研工作者的使命,研制疫苗,找到新冠肺炎发病机制更是重中之重。中医药科研人员在大家争先恐后朝一个方向走时,需要保持清醒的科研思路,独立看待问题所在,走创新自主的路,在申报课题时,保持独立的思考方式,认清本身科研基础,把握住前进方向,不盲目从众,这就是科研公众的独立与从众之试探。中医药科研事业在后疫情时代如何顺利开展,首先要促进中医药科研管理、科研攻关以及成果应用之间的衔接;其次要注重前方救治一线和后方科研团队之间的配合;最后要加强中医药基础研究实验室的建设,利用多学科研究进行基础储备,有助于精确高效地发挥中医药科研手段的优势。[4]

四、结语

在这次全世界新冠肺炎疫情流行中,中医药治疗新冠肺炎的全方位做法及经

验，彰显中国特色，是具有中国特色的治疗方案。中医药深度参与新冠肺炎疫情的抗击，结合其"整体观念"和"辨证论治"的理论思想治疗新冠肺炎的治疗效果显著，在"中国方案"中发挥了不可替代的重要作用，这是一场属于中医药抗疫的胜利。后疫情时代，在前期较好的基础上，从哲学辩证的角度探讨中医药治疗疫情适合的运行体系，加强中医药行业建设，一方面加强中医药院校人才培养，为中医药科研体系输送科学人才；另一方面加强传媒机制管理，通过专业性媒体正面宣传中医药，严禁过分夸大中医药作用，实事求是讲药效。[1-4]以哲学辩证的思维看待中医药面临的问题，不仅与中医辨证论治的治病方式高度配套，也全面看待中医药对抗疫情的难题，对于今后突发传染病的防控，起到根源上解决中医药信任度不高的作用。从独立与从众的角度看待中医药发展，综合三个方面的探讨结果，中医药事业发展不仅仅是中医药本身实力的提升，也与社会发展密切相关，中医药与人、环境之间的关系，决定它的发展走向，坚持整体观念看待中医药发展，辩证看待遇到的问题，中医药在每一次困难面前都会愈挫愈勇。守正创新，下一个冬天会是中医药的春天。

（李　漓）

参考文献

［1］曾予，赵敏.中医药抗击新冠肺炎疫情的纵深实践及制度构建［J］.时珍国医国药，2020，31（04）：951-954.

［2］孟长海，王治英，张瑞雪.新冠肺炎疫情下中医药的社会化表达［J］.医学与哲学，2020，41（14）：62-66.

［3］杜宏波，李悦，杨先照，等.新型冠状病毒肺炎疫情中中医药疫病预防与治疗的思考与展望［J］.中医杂志，2020，61（18）：1565-1569.

［4］江宏飞，高建平，周伟.公共卫生事件下中医药应急科研体系的构建——基于中医药应对新冠疫情的案例分析［J］.科研管理，2020，41（09）：160-169.

疫情后中医药的使命与担当

2020年，一场突如其来的疫情悄然肆虐神州大地，人民健康遭受严重威胁。疫情就是命令，防控就是责任，全国各地的医务工作者第一时间冲到疫情前线，搭建战疫堡垒，护卫人民健康。在此次抗疫进程中，中西医结合疗法是疫情防控的一大亮点与关键，开创了多个中医药的首次，如首次全面接管医院、整建制接管病区、首次以中西医联合巡诊查房、首次深度介入重型危重型患者的救治等，不再是传统的西医为主、中医为辅模式，而真正实现了中西医并重，是当代中医传承精华、守正创新的一个生动实践。困难中方显英雄，坚守中体现担当，疫情后，中医药毫无疑问将站上更高更大的舞台，也将面对更大的机遇与挑战，彰显更重的使命与担当。

一、五千年中医药在质疑声中跟跄上阵

中医药历史悠久。自神农尝百草发现中药，到秦汉时期初步建立中医临床医学体系，再到首部中医药法的颁布，我国中医药产业经历了几千年的传承与发展。与西医学浓厚的自然科学属性不同，中医药学是哲学、自然科学和社会科学三者相互融合、相互影响的产物，是具有中国特色的传统医药文化。新中国成立以来，党和国家领导人高度重视中医药的发展工作，中医药事业空前繁华。毛泽东主席曾指出：中国医药是一个伟大的宝库，应当努力发掘，加以提高。并认为中国对世界有三大贡献，第一即是中医，充分肯定了历经千年保障人民生命健康的中医药学。习近平总书记也指出：中医药学是中国古代科学的瑰宝，也是打开中华文明宝库的钥匙。提出要将中医药这一宝贵财富继承好、发展好、利用好，并促成了我国首部中医药法的贯彻实施。

然而，在中医药的发展历程中也不断遭受着各类质疑，从中医伪科学到废医验药，谈及最多的是中医药理论不能用严格的科学实验进行，而不能经过科学检验就不能证实其科学性，尤其是中医传统理论是反中医者口诛笔伐的对象，认为其是玄学，没有任何科学依据所言。除了为了利益坚定的反中医者，大量打着中医旗号的养生美容馆等严重影响了中医的民间口碑，看不到中医的真实效果，民众质疑中医就很正常。大多数人还是以辩证的眼光看待中医，尽管有些理论包括治疗途径尚不能阐明，但能够治疗疾病，能够满足患者的需求就可以，这也与中医药融合的哲学与科学思维相呼应。

尽管国家一直鼓励支持中医发展，不断推进中西医深入融合进程，但由于在外界长期质疑中所形成的民众口碑分裂，中医药一直处于辅助西医药地位，甚至形成了中医只能治慢病和疑难杂症的观念。面对突如其来的新型冠状病毒肺炎，久经考验有悠久抗疫历史的中医药想介入治疗却遇到重重阻力，人们似乎深刻怀疑中医药在关键时刻的作用，对中医并没有多大信心，国家政策上的支持似乎也止于此。不仅大部分民众持有怀疑态度，国务院颁布的《新型冠状病毒感染的肺炎诊疗方案》中也是直至第三版才出现中医中药的内容，并从第五版才逐渐完善病症分型及对应治疗药物。面对疫情大考，在西医药无法治愈病情及中医大家们的持续请战下，抱

着试一试的心态，中医药开始逐步涉入疫情一线。可以说是主动请缨，也可以说是临危受命，中医药在质疑与期待中踉跄上阵，是在疫情中力挽狂澜还是败下阵来，这几乎将决定未来中医药的发展趋向。

二、中医药战疫亮出完美成绩单

粉碎质疑的最好办法就是拿出卓越的令人信服的表现，毫无疑问，中医药在我国面对此次新冠肺炎中发挥了举足轻重的作用。数据显示，中医药参与救治确诊病例的占比达到92%，治疗的总有效率也超过90%。[1]以金花清感颗粒、连花清瘟胶囊（颗粒）、血必净注射液和清肺排毒汤、化湿败毒方、宣肺败毒方等"三药三方"为代表的成药或方药针对不同类型的新冠肺炎临床疗效确切，能有效降低发病率、转重率、病亡率，促进核酸转阴，提高治愈率，能够促进恢复期人群机体康复。同时，各省市推出新型冠状病毒中药预防方，益气固卫，增强机体对病毒的抵抗力，充分发挥了中医药未病先治的先进理念，在全国范围内尚属首次。中医药参与程度越高的省份总治愈率越高，重症转化率越低，以湖南省为例，中医药参与治疗率达96.75%，前期治愈率居全国前列，推出的预防1号方、2号方使500万人受益。此次战疫亦开创多个中医药领域的多个首次，成绩斐然。

中医药面对新型冠状病毒肺炎的完美战疫绝非偶然。资料显示，从西汉到清末，中国至少发生过321次大型瘟疫。[2]每次疫情，都能让当时的社会为之战栗，但从未造成过类似西班牙大流感、欧洲黑死病那样数千万人死亡的悲剧。而在中国历史上每一次战疫中，中医都不曾缺席，并凭借着丰富的抗疫经验逐步形成了较为完善的疫病防治理论和技术体系。中华中医药学会2018年颁布的95个中医优势病种中，风温肺热病（重症肺炎）排在首位，在长期中医临床实践中已证实有独特疗效。

发挥中医药优势、坚持中西医结合是此次成功抗击新冠肺炎疫情的亮点特色，也是关键所在。事实证明，中医与西医并不是对立的，西医有其优势，中医也有其特色，中西医优势互补、双管齐下，在缺乏特效药和疫苗的情况下，中医药凭借历史上针对瘟疫的扶正祛邪、辨证论治方法，全程参与疫情防控与患者救治，显著提高中、轻度患者的治愈率，西医则通过体外膜肺氧合、循环支持等提高重症、危重症患者的生存率。充分发挥中医药特色优势，坚持中西医结合、中西药并用，对轻症患者实施中医药早期介入，对重症和危重症患者实行中西医结合，对医学观察期病人和密切接触者服用中药提高免疫力，对出院患者实施中医康复方案，将在未来疫情防控中成为新常态。

三、时代赋予中医药更大的责任担当，未来机遇与挑战并存

中医药在抗疫中的突出表现吸引了各界的目光，上级政府也更有底气继续加大对中医中药的政策支持。习近平总书记多次就中医药工作作出重要指示批示，强调要传承精华，守正创新，坚持中西医并重，充分发挥中医药防病治病的独特优势和作用，为建设健康中国、实现中国梦贡献力量，也充分肯定了中医药在此次疫情防控过程中发挥的关键作用。国内舆论对中医药是一片叫好，民众热情高涨，信中医、爱中医、用中医的氛围空前浓厚，又有中医药法的加持护航，更加坚定了中医的文化自信。中医药调节机体免疫功能的作用机理也是入选了2020年度十大重大科学问题。可以说，中医药发展迎来了天时、地利、人和的大好时机，如何把中医药这一祖先留给我们的宝贵财富继承好、发展好、利用好，在更大的舞台上彰显使命与担当，是每一位中医药人值得深思的问题。

如同矛盾的对立与统一，挑战也总是与机遇并存。面对疫情大考、面对质疑，中医药交出了满分答卷，赢得了空前的发展时机，然而一些妨碍中医药发展的突出问题不容忽视。首先是中医药人才的相对缺乏。中医理论体系需要长时间钻研，临床辨证论治的技能更非三五日可成，加之名老中医的传承体系及中医药院校、专业数量等原因，导致中医人才相对于西医明显匮乏。其次是临床诊疗技术的相对落后或过度西化。传统"望闻问切、四诊合参"的手段明显不如现代医学影像学技术快速精准，面对面诊疗对于新冠肺炎等传染性疾病也无法开展，同时在常规疾病诊断中又有部分中医不愿望闻问切偏好西医检查，何时该保留并发扬中医诊治特色，何时又该借助现代诊疗设备提高效率，需要思考并形成一个规范。再者，中药材的质量问题是关键。有人主张废医验药，然而现在往往更多是中药材药效不行而非中医治病不行，道地药材的规范化种植、采收、加工及含量测定等均按照严格的标准进行，不能急于求成，同时化肥、农药、重金属等问题也应尽早建立相关标准，此外中药的肝肾毒性等问题亦不容忽视。最后是一直争执的中医药科学性问题。相信中医的人认为只要能解决实际问题就可以，有些人则不仅要求能解决问题，还要明确为什么能解决问题，于是中医药现代化研究如火如荼地开展。中医药学肯定是科学，开展现代化研究也一定不能丢弃中医传统理论，脱离中医药理论指导难以称为中医中药。以上几个问题是笔者认为相对比较突出的制约中医药快速发展的症结所在，中医药想要站稳在更大的舞台中央需要着手去解决这类问题。

四、守正创新，为国际贡献中国医和药

传承精华，守正创新。五千年历史的中医药积累了大量古籍古方，有精华肯

定也有糟粕，应该对古方的科学内涵和思维理念进行研究、消化、吸收，并转化为新的技术成果。正如屠呦呦研究员那样，从道士葛洪《肘后备急方》所载"青蒿一握，以水二升渍，绞取汁，尽服之"中获得灵感，采用低温萃取法提取制备青蒿素，从而显著降低了疟疾患者的死亡率。守正，意味着坚守中医药的辨证思维，坚守中医药天然固本、扶正和未病先治等理念，坚守中医药的理论与特色；创新，意味着与时俱进，综合运用现代科技手段对中医药进行创新完善，对久经临床检验的经典名方进行二次开发，推进中医药现代化进程。守正是中医药的命脉所在，创新是中医药的活力所在。中医药需要追求守正与创新的辩证统一，与时代同发展、共进步。

中医药的现代化进程必然会伴随着中医药的国际化。由于东西方人思维理念的不同，中医理论体系他们很难认可，但对于在中医理论指导下能够治病救人的中药及针灸、推拿等是完全能够接纳的。据不完全统计，目前有十几味药在海外各国进行临床试验，随着与"一带一路"沿线国家深入交流合作，未来将会有更多中成药进入国外市场。中医药在疫情中所发挥的关键作用也受到各国的广泛关注，有着突出表现的连花清瘟胶囊在全球疫情期间出口40多国，积极贡献中国战疫方案，与各国人民共享中医药成果，凸显大国担当，是文化自信的体现。

在中医药走向世界的过程中不仅要与国际接轨，也要保持自身特色。推动中医中药国际标准制定，积极参与国际传统医学相关规则制定，不断拓展中医药走向世界之路，让中医药更多造福人类健康，不仅是中医药产品的输出，更是中国文化的输出。

尽管中医药国际化的路程会铺满荆棘，但在后疫情时代这么特殊的一个时间节点下，国内中医药发展的形势将会一片大好。在国家政策引导下，谋划好中医药发展方向，重视中医药传承和创新，加大中医药科普与中医文化的弘扬，构建中医药标准化、现代化发展体系，在国内甚至国际舞台上彰显中医药的使命与担当。同时，作为中医药的一分子，每个个体都有必要为中医药发展贡献自己的力量，中医药传承创新发展的号角已经吹响，我们将牢记使命，立足自身研究方向，开拓进取，乘风破浪。

（赵洪庆）

参考文献

［1］仝小林，朱向东，赵林华，等. 加强我国新发突发传染病中医药应急防控体系建设的战略思考［J］. 中国科学院院刊，2020，35（9）：1087–1095.

［2］中国中医研究院. 中国疫病史鉴［M］. 北京：中医古籍出版社，2003.

疫情后我国卫生应急管理工作的理性思考

"应急管理"指政府及其他公共机构针对突发公共事件，采取一系列措施，进行事前预防、事发应对、事后妥善处理和恢复的科学应对机制。[1, 2]2020年初暴发的新冠疫情，属于典型的突发公共事件，也是有史以来，感染人数最多、影响时间最长、波及范围最广的一次疫情。[3]抗击疫情，我国取得了举世瞩目的成就，国内虽然疫情趋势向好，但是国际疫情正处于大流行阶段，处于抗疫常态化的我们，应该理性思考，总结我国抗疫经验。本文从应急管理视角着手，理性思考总结我国抗疫特色、抗疫成就，发现我国抗疫过程中应急管理方面存在的不足，并有针对性地提出相关建议。

一、我国抗"疫"特色

1.制度优势

我国是社会主义国家，党的领导是中国特色社会主义最大的优势，也是我国社会稳步发展的保障。从建国初期至今，我国不断建立完善应急管理法制机制，见图1。[4]2020年抗击新冠疫情，以习近平为中心的党中央统一指挥、统一协调、统一调度；全国各省地方政府尽责守土，做到有令必行，有禁必止，严格落实各项防控措施；全国医护人员敬业奉献，全民动员，全社会参与，形成"横向到边、纵向到底"的疫情防控局面。

2.中国担当

中国作为发展中的社会主义大国，向来以"和平发展"为主题，彰显大国情怀。此次疫情，我国从多方面体现大国担当：首先，习近平总书记用大量数据有力阐明，从2020年3月15日至9月6日，总计出口口罩1515亿只、防护服14亿件、护目镜2.3亿个、呼吸机20.9万台、检测试剂盒4.7亿人份、红外测温仪8014万件；[5]其次，新冠疫情发生后，中国政府及时与国际社会交流，报道最新疫情情况，与国际社会分享学术界病毒研究成果；最后，中国在抗击疫情的同时，稳促经济发展，尽量减少对世界经济的冲击，同时对经济和卫生系统较弱的国家提供帮助，例如伊朗，一个新冠感染死亡达到20%的国家。

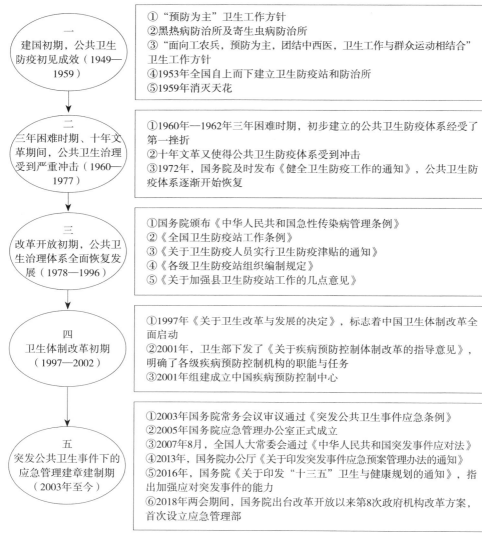

图1 建国初期至今，我国不断建立完善应急管理法制机制情况

3.中国精神

面对突如其来的疫情，全国人民众志成城、万众一心，共同抗疫。武汉人民识大体、顾大局，实施封城管理，为阻断疫情蔓延、为全国抗疫争取了战略主动；全国人民心系武汉，解放军和医护人员，舍生忘死奔赴前线，挽救生命，例如84岁高龄的钟南山院士义无反顾地奔赴前线；物资生产和运输部门职工放弃休息，加班加点给武汉人民和全国人民提供物资保障；公安干警、社区干部全力以赴，维护社会治安，保障百姓正常的生活秩序。

4.中国力量

武汉疫情高峰时期，据统计分析，每天有3000多张床位需求。武汉当时床位不超过1000张，在党中央的领导指挥下，460多万个基层党组织，19个省市冲锋陷阵。在全国人民的努力下，仅用10天左右的时间，先后建成火神山医院、雷神山医院、16座方舱医院，实现6万多张床位数。[6]此外，2020年5月14日至6月1日，武汉地方政府又投入9亿元财政资金，短短19天，完成了近990多万人的集中核酸检测。[7]

二、防控疫情取得的成就

1.全国感染治愈率高

中医药作为我国传统医药，在此次疫情防控中发挥了巨大优势。张伯礼院士说："中国人应该感到幸福，有两套医学保证。"我国坚持中西医结合、中医药早期介入、全程参与、降低轻症转重症率。中医药参与救治确诊病例的占比达到92%，总有效率超过90%。截至10月31日，我国确诊感染治愈率为94.27%，而全球确诊感染治愈率为69.96%，美国和法国这些发达国家确诊感染治愈率分别为64.67%、8.87%。相比之下，我国感染治愈率远远超过全球及发达国家水平。

2.国民生活步入正轨

自2020年1月23日武汉封城至武汉4月8日解封，历时整整76天。武汉的解封，昭示着我国防疫取得了阶段性胜利，全国疫情防治工作取得了巨大的成就。2020年9月17日人民日报发表钟南山重要论述，他称新冠疫情在以习近平为中心的党中央统筹协调下，把人民健康和安全放在第一位，取得了人类抗疫斗争史上的伟大胜利，创造了一个奇迹，使得我国人民生活基本恢复正常秩序，实现了疫情防控常态化。[8]

3.中国经济渐入佳境

改革开放以来，"经济建设"是我国发展围绕的中心。得益于我国实施的强有力经济政策：2000年加入世贸组织；2010年前后着力发展电子商务；2015年以来，我国鼓励并支持人工智能、大数据分析等新兴行业的发展。面对突如其来的新冠疫情，我国临危不惧，抗疫同时，稳抓经济。虽然我国第一季度GDP因新冠病毒蔓延收缩6.8%，但疫情控制后，企业工人复工复产，第二季度GDP实现增长3.2%。目前，相对欧美经济的萎缩，我国成为全球第一个GDP呈正增长趋势的国家。

三、疫情防控中存在的不足

1.公共卫生应急管理体系和应危意识薄弱

新中国成立以来，我国先后制定和颁布关于突发公共事件的法律法规70多部，国家级专项预案25部、国务院部门预案80部，基本形成了比较完备的应急预案体系。[9]
但此次新冠疫情，从2019年12月30日，武汉市卫生健康委发布《关于做好不明原因
肺炎救治工作的紧急通知》，到2020年1月23日实施"武汉封城"处理，历时整整24
天。由于应急管理的不到位，民众对公共危机的意识淡薄，再加上春运，导致错失
了防控疫情的最佳时期。[10]

2.重大卫生事件监测响应系统不够健全

在2003年"非典"之后，我国就打造了传染病疫情和突发公共卫生事件网络直
报系统。[11]现有的直报体系见图2。[12]但在现有属地垂直管理体制下，法律规定
传染病检测需要国家疾病预防控制机构核准，基层机构只能逐级上报，被动等待，
这降低了反应速度。疫情信息只有省级卫生行政部门才有发布权限，一旦上级部门
反馈不及时，就会导致预警滞后。公共卫生信息监测系统过于依赖政府内部单线的
信息来源，如果政府自身监测机制失灵或滞后，容易导致疫情失真误判。此次新冠
疫情，直到1月20日，新冠肺炎被作为乙类传染病纳入甲类管理后，网络直报系统才
开始上传病例。

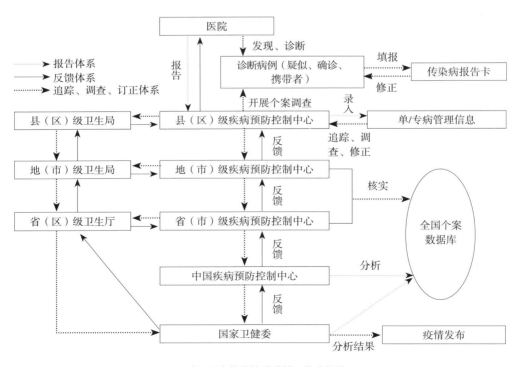

图2　我国现有的传染病疫情网络直报体系

3.卫生应急物资储备和调运能力不足

应急物资，作为抗击疫情的后备力量，在打赢抗疫战中发挥积极重要的力量。[13] 物资能否调得动、调得准、运得出、进得来四个指标，是衡量现代应急管理水平的重要体现。此次疫情中，医疗防护、消杀物资一度全面告急，就拿最普通的防护物资口罩来说，短短数日，急需口罩的一线医护人员，物资告罄，只能向社会求助；参加治安防护、疫情防控的人员，口罩只能多次使用，生命安全得不到保障；大多数百姓，对口罩的需求更是有价无市，而且由于劣质口罩层出不穷，群众颇有微词。以上种种信息，反映了我国应急物资储备不足，没有完全掌握应急物资产能、健全物资追踪数据库，同时，应急物资的调用、物流配送等机制不够健全。

4.卫生部门应急决策能力不强

面对突发公共卫生事件的来临，何时启动响应机制，应该实施几级响应？这需要专业而高超的决策能力。在疫情应对中，暴露出部分政府领导不具备决策所需的专业知识，部分地方卫生管理部门带头人没有专业背景等一系列问题。此外，新冠疫情的防控，还存在依赖自上而下的运动式治理模式，依法决策、依法防控等，应急决策能力存在明显的不足。

四、完善应急管理的几点思考

1.继续发挥我国制度优势，完善应急管理方案

我国是一个发展中的社会主义大国，社会制度具有强大的优越性。首先，具有强大的组织动员能力，一方有难、八方支援；另一方面，在党中央的领导下，我国具有统筹协调、贯彻执行能力。百姓一条心，全国一盘棋，有助于我国构建完善的应急管理体系。具体做法如下：一是建设专业化的卫生应急机构、队伍、基地。国家、省、市、县卫生应急管理机构，各级各类疾病控制和医疗救治队伍和基地。二是修订完善各类突发公共卫生事件专项应急预案，着力提高预案的针对性、操作性和实效性。三是建立专门的应急管理权威专家库。四是形成专业高效的卫生应急机制。

2.强化公共卫生法治保障，加强公共卫生领域相关法律法规建设

为人民服务是党的根本宗旨，2020年2月5日以及2020年2月14日，习近平先后两次强调指出："要在党中央集中统一领导下，始终把人民群众生命安全和身体健康放在第一位，从立法、执法、司法、守纪多环节发力，全面提高依法防控、依法治理能力，为疫情防控提供有力法治保障。""要强化公共卫生法治保障，全面加强和完善公共卫生领域相关法律法规建设。"今后，强化公共卫生法治保障，加强公共卫生领域相关法律法规建设，势在必行。我们要完善卫生应急管理相关法律体系。卫生的相关法律法规多是被动立法，这次新冠疫情暴露出相关法制建设的

滞后性、法律条文操作性不够、不同法律缺乏衔接等问题。为此，抗疫期间通过了《关于依法防控新型冠状病毒感染肺炎疫情，切实保障人民群众生命健康安全的意见》，最高法、最高检等联合制定了《关于依法惩治妨害新型冠状病毒感染肺炎疫情防控违法犯罪的意见》，提出依法严惩疫情防控违法犯罪的十大执法标准和司法政策。今后，我们需要完善相关法律并予以固化。

3.充分利用大数据便利，精准监测把控疫情

大数据又称巨量资料，通常是指以多元形式，许多来源搜集而来的庞大数据组，往往具有实时性。[14]区别以往，此次疫情防控的一大亮点就是采用大数据技术。例如：国务院客户端公众号推行的"翻译行程卡"、湖南湘徽教育推出的"绿色健康码"、浙江利用"大数据"和"网格化"手段推出的"疫情五色图"等等。利用大数据手段实现精密智能防控，这也是未来卫生应急管理的发展趋势和方向。我们可以从以下几个方面着手：一是基于手机GPS技术，构建个体行为轨迹图，整合数据以及梳理分析感染者、密切接触者的生活轨迹，追踪人群接触史，防控疫情扩散；二是利用大数据技术，构建疫情地域空间分布拓展模型，将个人数据整合成群体数据，便可以清晰地显示出哪个时间、地区人流进出状况以及疫情发展规模和趋势[15]。例如：浙江省在2020年1月23日，利用大数据库启动了重大突发公共卫生事件一级响应；三是借助大数据技术推动复工复产。基于"健康码""行程码"等数据分析技术，可以做到疫情早发现、早隔离、早治疗。同时因地制宜、分类指导，搭建"企业复工申报平台"，努力实现"人受控、物畅通"。

4.加快野生动物保护法修订，构建人与自然和谐相处的社会环境

生态文明是党中央、国务院高度重视的话题，生态文明建设更是我国特色社会主义事业的重要内容，关系到人民福祉、民族复兴。生态文明建设，人与自然的和谐相处是关键，通过此次疫情，我们应该深刻地认识到，野生动物的保护不仅仅是与生态环境有关，与我们自身的卫生安全也息息相关。我国学者李凌云，采用风险预防原则的理论框架分析，提出野生动物保护不应局限于生态环境损害，公共卫生安全的风险预防等内容应纳入其中[16]。针对许多疫情病毒多与野生动物有关联性的特点，应启动修改《中华人民共和国野生动物保护法》，严厉打击非法野生动物交易，最终建立全面禁食野生动物制度。

（钟　锭）

参考文献

［1］地方政府应对突发公共事件应急管理机制的研究——基于新冠肺炎疫情的思考［J］.中阿科技论坛（中英阿文），2020（04）：29-31.

［2］Xiuqing Ma MM，Shiyu Li BD，Shaobin Yu MM，etc. Emergency Management of the Prevention and Control of Novel Coronavirus Pneumonia in Specialized Branches of Hospital ［J］. Academic Emergency Medicine，2020，27（4）.

［3］鲁全. 公共卫生应急管理中的多主体合作机制研究——以新冠肺炎疫情防控为例［J］. 学术研究，2020（04）：14-20.

［4］胡晓华，郭达，张曦予. 新冠疫情下我国突发公共卫生事件应急管理体系的回顾与思考［J］. 健康中国观察，2020（07）：84-89.

［5］钱镇. 全球疫情防控中的大国担当.［N］. 光明日报，2020-03-03.

［6］韩辰. 中国精神、中国力量、中国担当.［N］. 求是，2020-10-17.

［7］马建珍. 从抗击新冠肺炎疫情看我国应急管理体系建设［J］. 中共南京市委党校学报，2020（05）：68-71+98.

［8］钟南山. 人民至上生命至上.［N］. 人民日报，2020-09-17（09）.

［9］张亚丽. 加强突发公共事件应急管理体制与能力建设——基于新冠肺炎疫情防控的思考［J］. 山东干部函授大学学报（理论学习），2020（07）：44-46.

［10］孙悦津. 新冠肺炎疫情防控带来的启示与思考［J］. 山东行政学院学报，2020（03）：48-51.

［11］曾振. 传染病与突发公共卫生事件数据交换系统的设计与实现［D］. 济南：山东大学，2012.

［12］财经. 传染病网络直报系统投资了7.3亿，为何失灵了28天［EB/OL］.［2020.08.15］. http://news.caijingmobile.com/article/detail/412803.

［13］刘勇. 应急物资调运问题研究［D］长沙：中南大学，2012.

［14］齐磊磊，段伟文. 大数据时代的哲学透视与揣测大数据经验主义：理论、因果与规律［J］. 中国哲学年鉴，哲学研究杂志社，2016，292-293，年鉴.

［15］薛冰，肖骁，苏芳，等. 地理学在新冠肺炎疫情早期防控中的学术响应及展望［J/OL］. 地理科学：1-8［2020-11-03］. http://kns.cnki.net/kcms/detail/22.1124.P.20201030.1029.002.html.

［16］李凌云. 从损害控制到风险预防：野生动物保护公益诉讼的优化进路［J］. 中国环境管理，2020，12（05）：130-137.

疫情后中医互联网医疗服务发展的思考

一、背景

为了促进医疗行业在互联网环境下的快速发展，国家于2018年4月出台了《国务院办公厅关于促进"互联网+医疗健康"发展的意见》，以促进医疗健康行业能取得健康良好的发展。同年，为了进一步规范互联网的诊疗行为，发挥远程医疗服务的积极作用，提高医疗服务的效率，保证医疗质量和安全，国家卫生健康委员会和国家中医药管理局制定了《互联网诊疗管理办法（试行）》《互联网医院管理办法（试行）》《远程医疗服务管理规范（试行）》三个文件。[1]这些文件办法的出台，很大程度上推动了医疗服务业在互联网环境下的应用与发展。

今年春季，在武汉暴发了新冠肺炎疫情，在本次抗疫过程中，中医药的治疗效果大放异彩，为抗疫胜利起到了非常大的作用，取得了全国人民的信任。随着中医疗效的显现，加上因疫情禁足等客观因素，在疫情期间有很多患者选择中医进行治疗各类疾病，很大程度上促进了中医互联网医疗服务的发展。同时在互联网上开展中医诊疗服务后，也暴露出了许多的问题，有些问题是以前一直存在的问题，比如四诊信息如何在网络上进行客观化的采集等，有些是在疫情的特殊环境下暴露出来的，比如无接触诊疗等。针对这些问题，我们根据互联网诊疗模式的不同阶段出现的不同问题展开探讨，并对这些问题的解决方法提出了一些自己的思考。

二、存在的问题

1.平台众多，标准不一

在这次疫情发生后，由于全国人民的禁足，导致很多医疗资源受限，许多患者只能通过网络的方式，去获得医疗服务。同时，也出现了很多不同的诊疗方式：有的使用电话，有的使用微信等聊天工具，有的使用互联网医疗平台等。通过这些方式来看，可以得知大部分患者、医生对互联网诊疗模式了解较少，在匆忙中选择了自己最熟悉的方式获取医疗服务、开展医疗服务。同时，疫情也使得许多的医生和患者在摸索中认识了互联网医疗模式，使用了一些优秀的互联网医疗平台，比如小鹿医馆等。[2]

2.四诊采集标准不一及便携性不够

在临床上，西医对疾病的诊察是一种"白箱"的方式，诊断很大程度上依赖于许多现代检查手段，如X光检查、B超检查、CT检查等物理设备的检查，同时也很大程度上依赖于病人的生化指标，比如血液指标、尿液指标等。这种对疾病的诊察模式，较大程度地限制了西医在互联网医疗模式下的发展，所以西医的互联网医疗服务特别强调首诊，没有经过首诊的患者往往不给开具处方用药。

相对比而言，中医几千年来的诊断模式就是通过望、闻、问、切等方式获取疾病的信息，以此来诊断疾病和开展疾病的治疗。这是一种典型的"黑箱"模式，[3]其优势在于可以不受许多大型医疗仪器设备的限制，只要能采集到患者的四诊信息，甚至是三诊信息，就可以提供中医的医疗服务。这种模式的优势在于不需要患者到医院、诊室与医生面对面接触，从而比较适合在互联网上开展医疗服务。

但是，从这次疫情中许多中医医师使用互联网工具来给患者提供医疗服务的情况来看，确实还存在许多问题。

第一，望诊信息采集容易颜色失真。望诊通常需要采集患者的面部、舌部、舌下的照片，甚至是眼部双眼眼睑的照片。但是患者在使用手机拍照时，由于光线，或者是不同手机对照片的自动处理（比如有些智能手机为了提高照片的质量效果，会对原始照片进行智能算法的自动处理）等原因，使得拍照得到的照片往往与真实的情况存在色差，这往往容易让医生采集到不真实的望诊信息，从而影响对疾病的诊断。

第二，问诊信息采集可能不全。在网上开展问诊时，目前比较流行的模式是让患者填好事先准备好的在线问诊模板，然后患者将自己的症状填写好之后，发送给医生或者直接传到平台，医生可以直接看到这些信息，也有一些平台可以让患者通过语音描述症状，再把信息汇总发送给医生。

第三，切诊信息采集比较缺失。切诊中脉诊的信息对于中医对疾病的诊断来说具有非常重要的意义，对疾病的诊察以及疾病性质的判断，都需要脉诊的支持。然而，目前还没有一种脉诊设备，能够在很方便地采集患者的脉诊信息后，直接传送给医生或者治疗平台。

3.药品制备与配送不及时

兵贵神速。疾病的治疗就是与时间赛跑，时间往往决定疾病诊治的成败。在网络上通过医生的诊断并开具处方时，处方是针对患者当下的状态而开出药物。但是疾病在发展变化，特别是小孩以及一些流行性疾病的发展变化比较迅速，如何能让医生开具的处方，在第一时间制备成药物（汤液）并送达到患者手中让患者服用，这也是取得良好诊疗效果的关键。在通常情况下，医生开具处方后，需要抓药、熬药，来制备成汤液或其他制剂，这个过程至少需要1～2个小时。药物制备完成之后，一般再通过物流快递方式或同城自取的方式把药送给患者，这个过程通常需要的时间较长，可能是半天，也可能是一天甚至更长的时间。如果是急性病，这个阶段花费的时间往往非常关键。

4.医疗资源的有限性

医疗资源有限，尤其在这次疫情暴发后，更加凸显出这个问题的严重性。对中医来说，资源有限性往往是优秀的、经验丰富的医生的稀缺性。这种稀缺性导致医生远远满足不了患者的需求。尤其在疫情暴发后，全国人民都禁足在家，很多医生也被禁足，无法提供医疗服务，使得本来就很紧张的医疗资源更加雪上加霜。互联网医疗服务的模式，把禁足的医生资源搬到了网上，通过互联网开展医疗服务，很大程度上缓解了这种医生资源的紧张程度。但是，这种资源依旧稀缺。

5.其他问题

在这场抗疫战斗中，抗疫的医生都需要穿戴厚厚的防护服以及防护手套，去查看患者病情、收集患者的四诊信息。在这个特殊的过程中，起雾的防护目镜、厚厚的防护手套、沉重的防护服、疲惫的身体以及沉重的心理压力，每一个方面都影响医生对患者疾病的准确采集、病情的准确分析以及最终的临床诊断。那么有没有一种手段或工具，利用现代先进的、发达的医疗设备、大数据以及人工智能方法，在这种特殊的环境中，代替医生去采集疾病数据，同时能智能化地做出诊断治疗呢？

三、一些思考

1.四诊客观化标准的制定与先进四诊仪器的研究

产业没有标准则寸步难行。制定四诊客观化的标准，能有效规范行业四诊仪器设备的研发，推动产业的发展。比如，困扰现在舌诊的色差问题是医疗界普遍存在的题。可以通过与光学、图像处理界的专家一道，合作解决此难题。上海道生科技在这方面通过多年的研究，取得了比较好的效果。在武汉疫区，就有它们四诊产品在临床使用，取得了不错的效果。

对于问诊信息收集不全的问题，可以利用5G通信技术、视频通信技术，将低延时的视频通话功能融入互联网医疗平台之中，让医生与患者之间进行比较畅通的沟通，充分收集到患者的问诊信息。同时，通过视频通话，还能进一步收集完善望诊的内容，降低误诊。

对于互联网医疗中切诊信息缺失的问题，可以有以下解决思路：第一，小型化、便携化现有的脉诊仪器。只有小型、便携的脉诊设备，才能在实际中推广应用，患者也才会有动力购买。第二，将现有脉诊仪的数据标准化，并纳入互联网医疗平台的采集接口中。脉诊的数据只有纳入医疗平台中，才会传到医生的手中，才能对患者的诊断起到帮助作用。不能采集纳入平台的数据，都是信息的孤岛，不会对在线诊断有任何利用价值。第三，在特殊情形下，可以考虑研发特殊的脉诊仪器。目前的脉诊仪器，也取得了不错的效果。但是，一般都需要穿戴在手腕或者手指部位，在疫情流行时，或者有些特殊的皮肤传染类疾病，使用上会存在比较明显的缺陷。所以，脉诊仪器的研究，可以朝无接触的方向发展。澳大利亚悉尼麦格里大学的AlbertoAvoio教授，利用心血管血流动力学的原理，开展了无接触测量血压和脉搏波速度的研究。可以利用这些无接触监测数据，建立与已有脉象之间的某种联系关联映射，初步建立无接触脉诊模型，再进一步丰富模型数据和构建临床相关的脉诊仪器。

2.药品制备与配送

为了解决处方到药品、药品再到患者手中时间较长的问题，可以重点考虑下面几个方面。第一，药品制备。为了节省从处方到药品制备的时间，可以考虑研究自动化制备处方药物的设备。从平台的处方输出到设备的接口中，设备可以智能输出饮片或颗粒制剂，再到自动封装。第二，为了节省物流时间，可以考虑在每个城市建立药品制备中心或者与本地的药房建立合作，构建网状节点，再引入自动化制备处方药物的设备，让医生的处方能在第一时间变成饮片或颗粒制剂。再利用同城较完备的物流或者快递骑手，保证患者在互联网上完成就诊后能在1～2小时内收到药物。

3.智能化诊疗系统

为了解决优秀中医医师总是稀缺的难题，可以利用目前已有的人工智能技术，比如机器学习、深度学习、增强学习以及大数据挖掘等技术，对中医几千年传承下来的方剂、药物、医案以及诊疗经验进行挖掘和学习，构建一个知识完备、功能齐全、经验丰富、诊断准确的智能化诊疗系统。此智能化的诊疗系统相对是一位优秀的、经验丰富的中医医生，具备几千年的丰富经验。将此诊疗系统部署在云计算平台上，利用超级计算机集群的算力和并发能力，能对数以万计的患者同时展开治疗，大大缓解优秀医疗资源紧缺的问题。病人诊疗过的所有数据都存储在平台上，累积形成大数据，通过智能算法对治疗效果好与不好的病例进行再次反馈自动学习，随时调整智能模型，使得模型的疗效越来越好。当然，这是一种理想，也是一种构想，实现不是一蹴而就，但这必定是未来发展的方向，值得大力投入研究。

四、结论

中医四诊的客观化、标准化采集一直是困扰中医界多年的课题，目前取得了一些积极成果，但还需要努力推广，同时随着新技术的出现，又有力地促使其进一步发展。在国内，中药自动化制备设备有好几家药厂都有销售，但符合新模式的、从处方到抓药再到煎药全环节自动化打通的设备，目前来看还没有成型的设备，需要继续投入研究。用人工智能的方法解放现有医生的智力，让算法学习优秀医生和历史累积的优秀经验，让机器替代医生进行治疗，将会是未来长时间的研究和发展的热点领域，目前在这方面有一些成果，但都没有得到大规模的应用，需要走的路还很长。

（文志华）

参考文献

［1］中国政府网. 关于印发互联网诊疗管理办法（试行）等3个文件的通知［EB/OL］. http://www.nhc.gov.cn/yzygj/s3594q/201809/c6c9dab0b00c4902a5e0561bbf0581f1.shtml，2018.

［2］健康界研究院. 2020年中国互联网医院发展研究报告［EB/OL］. https：//www.cn-healthcare.com/article/20200107/content-528409.html，2020.

［3］赵鼎，翟长云，乐根明，等. 黑箱理论与中医学探析［J］. 四川中医，2019，37（06）：13-15.

中国中医药的现状及疫情之后未来发展趋势

中国传统医学是中国文化中最具实践性和济世精神的。五千年来，它为中华民族的繁衍健康做出了巨大的贡献。但在现代医学进入中国以后，传统医学面临巨大的冲击和挑战，甚至有极端的观点认为传统医学是"伪科学"。而此次新型冠状病毒肺炎疫情则为中国传统医学的复兴和拓展提供了契机。那么，该如何抓住契机使中国传统医学成为中国一个具有战略意义的产业，还有许多困难和问题尚待解决。鉴于此，本文在分析总结中国传统医学现状的基础上，基于习近平总书记指出的中医药发展要"传承精华，守正创新"的指导思想，提出一些观点和思路，以期有助于将这门学科更科学地传承。

一、多歧路——明得失

在中华民族的发展历史中，传染病作为影响人类生存与健康的重要因素一直饱受诟病。根据《中国疫病史鉴》[1]记载，从西汉到清朝末年，中国至少发生过321次大型瘟疫。两千多年前的医著《黄帝内经》中有关于疫病的记载，汉代张仲景创作了我国历史上第一部治疗传染病的专著《伤寒杂病论》。古人说"不为良相，则为良医"，在没有西医的参与下，正是传统的中医药救中华民族于瘟疫的危难之中。

因为新型冠状病毒肺炎（以下简称新冠肺炎）疫情，2020年注定要成为人类发展史中极为不凡的一年。而在这一年，全世界的人民也记住了"中医药"这个名词。中国目前对疫情的防控工作得到了广泛认可、中医药在此次新冠肺炎中的作用有目共睹，但盛赞之下我们回顾一下：在新冠肺炎早期，世界卫生组织（WHO）曾公开在其官网表示服用中药不能有效地治疗新冠肺炎，甚至有害；截止到2020年7月

4日，在PubMed（由美国国家医学图书馆所属的国家生物技术信息中心开发）上搜索到在有关中医药防治新冠肺炎的相关研究仅占总研究数量的0.94%。事实上中医药在传染病防治中一直处于辅助地位，不仅如此，在现代医学（以下简称西医）进入中国以后，中医药面临巨大的冲击和挑战，并且中医药在国际医疗体系中的话语权远远不够。

面对这种局面，习近平总书记[2]在对中医药工作做出重要指示时强调，中医药学包含着中华民族几千年的健康养生理念及其实践经验，是中华文明的一个瑰宝，凝聚着中国人民和中华民族的博大智慧。要遵循中医药发展规律，传承精华，守正创新，加快推进中医药现代化、产业化，坚持中西医并重，推动中医药和西医药相互补充、协调发展，推动中医药事业和产业高质量发展，推动中医药走向世界，充分发挥中医药防病治病的独特优势和作用，为建设健康中国、实现中华民族伟大复兴的中国梦贡献力量。

正如习总书记工作指示中所述，中医药想要在继承经典的基础上，取得进一步的发展与创新，就必须从现代科学汲取方法和手段。这样才能做到中医和西医学科的交叉，宏观与微观的统一，做到真正的融合。而中国的科学家们也用他们的例子告诉我们，疫情之后我们该如何科学地发展中医药事业。

二、屠呦呦荣获诺奖

2015年10月5日，我国药学家屠呦呦荣获诺贝尔生理学及医学奖。此消息一出，立即引起了华人世界的极大关注。屠呦呦先生在获得诺贝尔奖的致辞《青蒿素——中医药给世界的一份礼物》[3]中所诉：在汇集了包括植物、动物、矿物等2000余内服、外用方药的基础上，我编写了以640种中药为主的《疟疾单验方集》。正是这些信息的收集和解析铸就了青蒿素发现的基础，也是中药新药研究有别于一般植物药研发的地方。中国医药学是一个伟大宝库，应当努力发掘，加以提高，青蒿素正是从这一宝库中发掘出来的。通过抗疟药青蒿素的研究经历，深感中西医药各有所长，二者有机结合，优势互补，当具有更大的开发潜力和良好的发展前景。大自然给我们提供了大量的植物资源，医药学研究者可以从中开发新药。中医药从神农尝百草开始，在几千年的发展中积累了大量临床经验，对于自然资源的药用价值已经有所整理归纳。通过继承发扬，发掘提高，一定会有所发现，有所创新，从而造福人类。

由屠呦呦先生的经历我们可以学习到，科学地发展传统中医药事业，其一我们可以站在前人的肩膀上，继承传统医学中的经典，但是要"辩证"地去继承。人们从青蒿素的发现中认识到"中药是尚未充分开发的宝库"。的确，青蒿素是药用植物的一种，而人们从中寻找治疗方法也由来已久，中草药里存在某些有效治疗成分这也不置可否。但是一定要在科学理论指导下，用科学方法加以研究。比如给屠呦呦先生灵感的《肘后备急方》[4]一书，在书中搜集了43个治疗疟疾的偏方，其中有草药，也有巫术，关于青蒿素的记载也不过寥寥。诚然，《肘后备急方》的理论并不是完美的，由于时代局限性，其中也有荒谬之处，比如：朝着日出跪拜然后把墨水灌入双耳、抓蜘蛛配饭、大豆切两半写上日和月然后对着太阳吃下去，早上抱着公鸡向东，然后听公鸡叫……诸如此类让人啼笑皆非缺乏科学依据与理性的民间偏方，缺少实践和检验。但也正如习总书记告诉我们传承中医需要"守正创新"，对于历史遗留给我们的经典要辩证地看待，取其所长，弃其所短，珍惜中国传统医学给人类的这份馈赠，进一步挖掘、探究书中的精华之所在。其二，做到中西医有机的结合，要在科学理论指导下，用科学方法加以研究，就要经过现代工艺的萃取提纯达到有效的药物浓度，再通过动物实验和多期临床实验来验证其有效性和安全性，得到世界公认。BBC同样认为，屠呦呦的成就"跨越东西"。所谓跨越东西是指，科学的认知和成果只有经过全球认可的标准的检验，即现代科学的证实或证伪之后，才能成为所有人共有的财富。青蒿素的发现正是如此，它没有用到阴阳五行、温热寒凉、君臣佐使、性味归经、相生相克、辨证医治等等中医理论，我们可以清楚地看到青蒿素用到的是分子结构分析，动物实验，临床研究，随机双盲验证的现代技术手段。当然这也是传统中药与现代科学的一次幸运而成功的"碰撞"。

三、可以被治愈的癌症

无独有偶的是，我国另一项最接近诺贝尔生理学及医学奖的发现也同样说明了中医实现科学的现代化发展仍需要"守正创新"。2020年未来科学"生命科学奖"颁给了哈尔滨医科大学第一附属医院张亭栋教授和上海交通大学瑞金医院王振义教授，为表彰他们发现三氧化二砷和全反式维A酸对急性早幼粒细胞白血病的治疗作用。早期，在张亭栋教授工作的地区广为流传一个偏方，用砒霜可以治疗某种特殊的疾病，后来经过确认发现这种疾病属于白血病的一种——急性早幼粒细胞白血病（acute promyelocytic leukemia，APL）。后来，张亭栋教授发现，砒霜确实有治疗效果，而且按照偏方里的说法加入了特定的蛇毒和蝎子毒之后，确实能够延缓偏方的副作用，但具体是砒霜当中的什么物质能够对这类白血病产生缓解效果，以及蛇毒和蝎子毒当中的什么物质能够抑制这一服药的副作用，中医传统理论当中并没有给出具体的解答。所以他用提纯和萃取技术确定了砒霜中三氧化二砷作为有效成分可以起到治疗APL效果，并且开始研究最大安全治疗剂量和最小中毒剂量，但是按照传统中医理论是显然不可能做到这一点的。

APL一个最主要的特点就是分化程度很低又无限增殖，是"很年轻、很幼稚的细胞"，面对这一特点，上海交通大学瑞金医院的王振义教授就想，有没有可能把诱导细胞恢复分化、成熟能力，同时又抑制过度增殖作为主要的治疗思路。1979年，王振义教授开创白血病治疗的"诱导分化"理念，尝试将癌细胞改造成正常细胞。1980年，王振义教授最终发现全反式维A酸（all-trans-retinoicacid，ATRA）在破坏白血病细胞分化阻断中的作用，使用了细胞遗传学和分子生物学技术，进一步探索了APL的发病机制以及ATRA的作用机制，第一次成功地将诱导分化的理念用于治疗白血病，并于1988年在国际权威学术期刊《Blood》[5]上发表了第一篇关于全反式维A酸临床应用论文，引起国际血液学界的震动，目前该论文已经被引用了超过1800次，并被选入Blood杂志70周年纪念系列。不过使用该方法联合化疗的许多病人在几个月后出现了不同程度的复发和耐药。在1994年一个会议中，王振义教授的学生陈赛娟从哈尔滨医科大学的同行那里了解到三氧化二砷治疗白血病的早期尝试，就联想到使用三氧化二砷来抵抗ATRA耐药。在经过多次研究之后，王振义和自己的学生陈竺、陈赛娟提出使用全反式维A酸和三氧化二砷两药联合治疗早幼粒细胞白血病，这个治疗方案也被称为"上海方案"，是从中国走向世界的白血病疗法。"上海方案"杜绝了复发和耐药性出现，使这种曾经最为凶险的白血病五年生存率从10%提高到97%以上，成为第一个可被治愈的白血病。[6]最后，陈竺和陈赛娟夫妇2010年在《Nature》[7]上发表文章，阐明了全反式维A酸和三氧化二砷能够通过降解PML-RAR α融合基因产生的融合蛋白，从而治疗APL。

在传统中医理论的指导下，砒霜使用了上千年却进展渺茫，而依靠现代医学研究，短时间就带来了巨大突破，实现了精准医疗，被全世界广泛承认和使用。如果没有现代医学，砒霜怎么起效的依然是个谜。因为传统中医里，没有分子生物学，没有基因突变，更没有PML-RAR α融合蛋白。但不论是屠呦呦先生提纯青蒿素，还是张亭栋教授、王振义教授、陈竺教授联合发现三氧化二砷和全反式维A酸对ALP的治疗作用，在他们的故事里，虽然提纯萃取技术以及药理知识和传统中医药看似无关，但毕竟原理是从中医药来的，这一点不置可否。传统的中医药是一个看不见的箱子，每次用药就等于把手伸进去，可能拿出宝贝也可能碰到毒蛇。现在要用严谨的现代科学技术把这个箱子逐渐变得透明，至少尽量避免摸到毒蛇，让我们从传统药方里淘出了宝贝，最终惠及全世界患者。

陈竺院士在《Cell》[8]中提到，回顾科学生涯，我们从东西方智慧的融合中受益匪浅。一方面，中国哲学教导我们如何以辩证的方式思考，特别是当我们探索毒物的治疗价值的时候。实践"以毒攻毒"的想法似乎有些投机取巧，但如果找对方向，严谨仔细，你可能取得最令人振奋的成功——拯救生命。另一方面，现代的分析思维和西方科学的训练带来越来越先进的技术力量，使我们能够审视病魔的分子轨迹，实现对每一步试验的有效预测，最终自信地拥抱积极的结果，取得突破性成就。确实，新近的系统生物学方法的应用，让我们发现了成千上万个三氧化二砷（Arsenic trioxide，ATO）起作用的靶蛋白，包括影响实体瘤发生的关键角色。我们乐观地认为，"以毒攻毒"治疗病魔的道路还很长，我们现在只是刚刚开始这场旅程。

中医实现现代化仍需"守正创新"，张伯礼院士[9]如是说道：这次疫情对中药来说是一次"难得的机遇"，中药也确实有效，得到广泛共识。以临床科研协作为切入点，让海外病患体验到中医药疗效，同道认知中医药疗效，这是必要的基础。中医走向国际，一看需求，二靠标准，一定是标准先行，而科技是基础，要练好内功，把自己的工作做好了。这样走出去，中医就会飞得更高、飞得更远。

四、知兴替——展未来

中医药想要实现现代化就得将其内容在现代科学的语境下证实和证伪，这是历史留给我们的问题，也是我们这一代人的责任。今天西医学流行于全世界，并与当代自然科学的体系一脉相通，从而不断地吸取自然科学和技术飞速发展的成果，迅速地发展着自己的理论和诊疗技术，日益向更高更深的医学科学层次进军。对于我们中医人来说，当代自然科学只是手段，亦可为中医现代化所用。而中医现代化的主要任务在于：中医理论体系的现代化、中医药诊疗体系的现代化、中药药效物质基础基本明确、药材质量可控。

其一，现代医学讲究循证医学，在它的理论体系里有完整的基础医学架构，从疾病的发生发展转归机制都清楚明了，它的科学性不是表现为一门纯科学，而是一门科学的综合体。落到对于疾病实质的分析上面来，在强大的循证医学的证据支撑下，它的内容都具有"可重复性"，有着自己的统一的"标准"，因此它的可信程度高。反观中医理论体系的核心是"辨证论治"，它的特点是具有整体观和系统观，这与现代医学细分式科学研究方法形成巨大的认知差异。中医在诊断时确定的是证（Zheng），而不只是病（Disease）。证是中医学对病变中机体整体反应状态的阶段性病理本质概括。病是对全过程的特点与规律所做的病理性概括与抽象，强调的是特殊的病因、特殊的病理改变。中医讲的辩证不是哲学课上学的辩证法的"辩证"，是真实存在了许多"证"，需要中医师借由诊断的结果去"辨"别，其实这也就形成一种"差异性""不可重复性"以及"无法标准化"。仁者见仁，智者见智，千人、千证、便会有千方，不同的中医医生面对同一个病人采用不同的辩证方法都会辩出不同的证，每个人的药方都不一样，这样就根本无法做数据对比。但是，无论中医西医描述的都是同一套生理系统，必然不应当存在"语言不通"的问题。而现今中医也正尝试着打开这个黑箱，去描绘这些异常的生理稳态。[10, 11]症状、临床表现到疾病诊断再到证候，目前已经成为现代中医研究的基础模式。而笔者也希望通过现代医学的各种手段，不断地探索，真正能做到学科交叉，实现宏观和微观的诊断结合。我国著名的科学家钱学森[12]曾说过"我认为传统医学是个珍宝，因为它是几千年实践经验的总结，分量很重。更重要的是：中医理论包含了许多系统论的思想，而这是西医的严重缺点。所以中医现代化是医学发展的正道，而且最终会引起科学技术体系的改造——科学革命"。

其二、中药如何科学地实现现代化。中药现代化要开发新中药，提高其科技含量，赋予具有宏观优势的中药以微观优势。由中药开发新药，有临床疗效在前，又有中国传统医药著作的理论指导，有规律可循。现在依靠着现代科技，人类已经告别了盲目寻找药物的阶段，研发新药的主流是理性设计药物，即通过在分子水平上研究疾病的机理，在计算机的帮助下有针对性地设计出药物，然后据此合成一系列化合物进行筛选，我们同样可以把现代科技用于中药上。提起中药可能首先想到的是"复方""草药"这类词汇，确实中药方剂大多是有一味以上草药组成。但是正是由于多种成分，也增加了挖掘中药有效成分的难度。西药出现和发展是很多学科发展共同促成的，化学、生物学、微生物学、医学都参与其中，并且形成了现代药理学。现代药理学基本是建立在一个基因，一个靶标，一种药物，治疗一种疾病的概念上的。但是进入后基因组时代以来，西药或者说化学药物的发展反而进入了一个瓶颈，人们的高通量手段基本已经探索了蛋白质结合内的全部"化学空间"，这基本上宣告了单一成分药物的尾声。中药的药理学研究更可谓是起步阶段，系统生物学的兴起为人类对生命的认知打开了一扇新的窗口，"生命复杂系统的化学调控"也许将会成为困扰人类几个世纪的难题。但是中药正是建立在这样一种复杂的现实之上的一种更为复杂的调控模式。仅就草药而言，其化学成分的种类，平均超过100种，作为一种调控生理机能的化学物质，中药本身就是一个"复合信号"或者也可以称作"复杂系统"。现代系统医药学诞生为中医药复杂系统研究开创了视界，至少现在有个新的合成词汇叫——"Herbiomics"。21世纪始年，美英两国元首发布的人类结构基因组学数据库全球共享的宣言，为功能性基因组学研究奠定了基础；多组学中的高通量技术，将"点科学"研究推向"面科学"，开辟了系统观察的视窗，部分解决了表征分子级别药效的问题；从基因结构、RNA到蛋白的表达组学和调控组学研究，展示了化合物如何调控基因；比较生物学和模式动物学研究，展示了单体化合物和复杂化合物系统（中药单方和复方）对动物基因的调控，用于替代人类进行药物试验；计算机科学、信息学、生物数学已经为"方药证"大数据建库（Databases）和建模（数理模型）建立了条件，所需就是多学科合作以解决无法完成的复杂组合实验。现在比较热门的中成药连花清瘟颗粒，基本是两个经典方合方而成——麻杏石甘汤和银翘散。麻杏石甘汤记载于张仲景的《伤寒论》，银翘散记载于吴瑭的《温病条辨》。得益于现代医学的发展，其毒理病理研究、作用机制研究、再到临床实验、循证研究等都得到广泛认可，可作为中药现代化的一个成功的代表。中药不管是单体还是复方用以治疗，不管是理论基础还是研究手段，都需要进行大量的探索和实验，但是这一切能够实现的基本理论和手段，也仅仅出现了几十年，所以也不要苛求中医药以不切实际的超高速发展，路是人走出来，即使路漫漫其修远兮，中医人也将上下而求索。

其三，中医与西医更应该做到的是"中西医融合"，是哲学的统一和科学的融合。中医应该多些西医的科学观，而西医应该多些中医的整体观。我们不是要机械地去比较中医或者西医哪个疗效更好，而是要将其融合达到一加一大于二的效果，中医我所欲也，西医亦我所欲。举例来说明这个融合的趋势，视线再回到我们这次新冠肺炎上来。今年年初所有人被"不明"肺炎闹得人心惶惶的时候，是依靠现代科学进步，迅速确定病毒的全基因组序列并分离得到新型冠状病毒毒株，但是残酷现实是我们传统抗病毒药物并没有作用。在苦于没有特效药，中医的价值就体现出来了。自然界多数病毒在入侵机体时，机体自身的免疫系统能够及时分泌干扰素从而控制病毒的侵袭，核心点就在于没有及时分泌干扰素，特别是I型干扰素。中药中最有效的干扰素诱导剂就是黄芪，我们针对预防的肺炎一号和二号方，首味药就是黄芪。黄芪中蕴含的黄芪多糖就是自然界中最为有效的天然干扰素诱导剂，还有甘草多糖也是极为有效的天然干扰素诱导剂。其次，病毒诱发机体产生细胞因子炎症风暴从而使整个免疫系统崩溃，因此抑制炎症通路也是重要的一环。对于免疫系统机能的控制我们的传统医学是积累了上千年的经验，这在没有有效西药的时候是最安全的保证。《中国中医药报》专访张伯礼院士，他也深刻的解释了中西医结合的意义所在就是治病救人！他说："在重症、危重症患者救治中，呼吸支持、循环支持、生命支持至关重要，西医为主，中医配合。中医虽是配合，但在某些临床关键环节，中医药也能够四两拨千斤。这次疫情防控救治中，中西医合作得很默契，用事实证明在疾病救治中，中西医是可以很好结合的，也对未来我国医学临床和预防结合、中医与西医结合、实践同教育衔接都有很好的启示。"

五、结语

中医是我国最负盛名的三大国粹之一，它是流淌了几千年的中华医药文明之河，见证着我国历史的变迁，承载着中国古代人民同疾病作斗争的经验和理论知识，在古代朴素的唯物论和自发的辩证法思想指导下，通过长期医疗实践逐步形成并发展成的医学理论体系。但是中医药文化传播之路坎坷崎岖，历经千翻之后，在大健康、大媒体的经济时代下，面对现代医学的"来势汹汹"中医药文化的传播仍然处于滞后的状态。作为炎黄子孙和中医药的传承人，我们应该充分利用优势条件，坚守中医药阵地，继承中医药精神，传播中医药文化。

而这次疫情对传统医学来说无疑是一次"难得的机遇"，在疫情结束之后，我们中医人应该把握住这突破口般的契机"乘胜追击"，直面现代医学的挑战，在"守正"的基础上，得以"创新"。要知道，中华上下五千年，中华文化绵延至今，有些思想从历史奔涌到今天，有些经典从历史传承到当下，有些方法从历史延用到现在。借用央视著名主持人白岩松在疫情之后说的一句话"今年这次疫情过后，我们应该看到中医药的贡献，我认为中医药不是没用，而是我们还没有完全认识清楚中医药，但还好，我们有中医药大学，有国家中医药管理局，有中国中医科学院，还有各种支持中医药发展的法律和制度"。所以我们应该相信中医在我们这代人手中可以利用现代科学的技术将其更好更科学地传承。

虽中医现代化之于我们这代中医人任重而道远，但我们有为天地立心的决心，有为生民立命的勇气。道之所在，虽万人吾往矣；心之所向，虽万里吾至矣。

（李凌倩）

参考文献

［1］中国中医研究院.中国疫病史鉴［M］.北京：中医古籍出版社，2003.

［2］习近平.传承精华守正创新对中医药工作作出重要指示［N］.北京：人民日报海外版，2019.

［3］光明网.致辞屠呦呦的致辞只有一个，2015-12-18.

［4］丁宏武.葛洪论稿［M］.北京：中国社会科学出版社，2013.

［5］Huang ME，Ye YC，Chen SR，et al. Use of all-trans retinoic acid in the treatment of acute promyelocytic leukemia. Blood. 1988；72（2）：567-572.

［6］Shen Z X，Chen G Q，Ni J H，et al. Use of arsenic trioxide （AS_2O_3）in the treatment of acute promyelocytic leukemia （APL）：II. Clinical efficacy and pharmacokinetics in relapsed patients［J］. Blood，1997，89（9）：3354～3360.

［7］de The H，Chen Z. Acute promyelocytic leukaemia：novel insights into the mechanisms of cure［J］. Nat Rev Cancer，2010，10（11）：775～783.

［8］Chen Z，Chen S J. Poisoning the Devil［J］. Cell，2017，168（4）：556～560.

［9］张伯礼.中医药参与武汉抗疫将被载入史册［N］.北京：中国中医药报，2020-04-17.

［10］Wang P，Chen Z. Traditional Chinese medicine ZHENG and Omics convergence：a systems approach to post-genomics medicine in a global world［J］. OMICS，2013，17（9）：

451～459.

［11］Guo R，Luo X，Liu J，et al. Omics strategies decipher therapeutic discoveries of traditional Chinese medicine against different diseases at multiple layers molecular-level［J］. Pharmacol Res，2020，152：104627.

［12］钱学森书信选（上卷）［M］. 北京：国防工业出版社，2008，0191.